Prof. Dr. med. Jörg Dötsch
Johanna Schoener

# GROSSWERDEN

Prof. Dr. med. Jörg Dötsch
Johanna Schoener

# GROSSWERDEN

## GESUNDHEIT UND ENTWICKLUNG IN TURBULENTEN ZEITEN

## DIE ERSTEN 10 LEBENSJAHRE

DUMONT

# INHALT

## IV »ICH KANN DAS!«: DAS KITAKIND (3 BIS 6 JAHRE)



## V SEINER SELBST BEWUSST: DAS SCHULKIND (6 BIS 10 JAHRE)

## ANHANG

# LOS GEHT'S

Es ist schon verrückt. Ein kleines Kind, das heute in Deutschland geboren wird, hat die besten Chancen auf einen guten und gesunden Start ins Leben.

Die Kindermedizin hat enorme Fortschritte gemacht. Impfungen und Medikamente werden immer zielgenauer, die Behandlungen schonender. Mütter und Väter verbringen mehr Zeit mit ihren Kindern denn je. Sie begegnen ihnen liebevoll und zugewandt. Autoritär erziehen? Kommt für die meisten nicht mehr infrage. Die Bedürfnisse von Kindern werden so ernst genommen wie von keiner Generation zuvor. In den Kitas dürfen schon die Kleinsten mitbestimmen, welches Buch gelesen und was gespielt wird. Ihre Meinung zählt – von Anfang an.

So viele positive Entwicklungen! Und trotzdem: Es ist viel schwieriger geworden, ein Kind beim GROSSWERDEN zu begleiten. Wie ist das möglich?

Familien sind heute bunt wie nie. Soziologen würden sagen: superdivers.[1] Immer mehr Kinder wachsen nicht in der klassischen Kernfamilie aus Vater, Mutter, Kind auf, sondern bei Alleinerziehenden und Solo-Eltern, in Patchwork- und Regenbogenfamilien. Über 40 Prozent der Kinder in Deutschland haben einen Migrationsbezug, was nichts über Sprachkenntnisse, Bildung und sozialen Status aussagt. Jedes fünfte Kind ist von Armut betroffen oder bedroht. Doch so verschieden die Konstellationen und ihre Herausforderungen auch sind – eines eint nahezu alle Familien: Sie stehen unter vielfachem Druck.[2]

Mütter und Väter haben hohe Ansprüche an sich selbst. Sie wollen für die Kinder da sein UND beruflich vorankommen, das restliche Leben aber auch nicht völlig vernachlässigen. Noch vor ein, zwei Generationen bedeutete Aufgabenverteilung meist: Er ging zur Arbeit, sie blieb zu Hause. Klar getrennte Sphären. Heute muss unablässig verhandelt werden – mit dem Partner oder der Partnerin, den Vorgesetzten, getrennten Elternteilen und nicht zuletzt mit dem Kind, das bei allem mitentscheiden soll. Das Spielzimmer ist zugleich Homeoffice. Und wenn das Baby nicht aufhört zu schreien, sucht man nicht bei der Großfamilie Unterstützung, sondern bei Google.

Unmengen von Ratschlägen und Hinweisen prasseln im Netz auf Menschen ein, die Kinder begleiten. Oft verunsichern sie mehr, als sie helfen. Je mehr Entscheidungen man bewusst treffen kann, umso öfter kann man sich schließlich irren – oder nicht?

Der Umgang mit Kindern droht so, immer verkopfter zu werden. Vielen Erwachsenen fehlen praktische Vorbilder im Alltag. Bevor sie Eltern wurden, haben sie kaum selbst ein kleines Kind in ihrem Umfeld erlebt, es getragen, gefüttert oder getröstet. Woran es hingegen überhaupt nicht mangelt, sind schöngefilterte Familienfotos auf Instagram: Dort schnullern Babys im crèmefarbenen Strampler friedlich auf einem Schaffell vor sich hin, während Mütter Zeit finden, den frischen Wildblumenstrauß zurechtzuzupfen.

Solche Bilder stehen nicht nur in Kontrast zum eigenen unvollkommenen Leben (hallo Minderwertigkeitskomplex!), sondern erst recht zur krisengeschüttelten Außenwelt. Gestern Pandemie, heute Kriege, Inflation, Fachkräftemangel, morgen Klimakatastrophe. Die Folgen spüren vor allem Familien im Alltag – sei es durch geschlossene Kitas oder Schulen, finanzielle Sorgen, überlastete Kinderstationen oder düstere Zukunftsaussichten.

Allen modernen Errungenschaften zum Trotz: Das Familienleben fühlt sich heute oft fürchterlich kompliziert an. Man muss schon sehr souverän sein, um in diesem ganzen Wahnsinn Ruhe zu bewahren und ein Kind angemessen in seiner Entwicklung zu begleiten.

Damit das gelingt, braucht man meistens gar nicht mehr tun, sondern weniger. Vieles kann man einfach lassen, nicht mitmachen, nicht kaufen, nicht beachten. Sich auf das Wesentliche konzentrieren! Man spart dadurch nicht nur Zeit und Geld, sondern tut dem Kind sogar den größten Gefallen. Für diese Haltung braucht es allerdings Selbstbewusstsein und eine gesicherte Wissensgrundlage. Man muss unterscheiden können: Was ist wichtig und was nicht, damit ein Kind gesund aufwachsen und seinen eigenen Weg gehen kann? An welchen Stellen kann man locker lassen und sich erst mal selbst helfen? Wann muss schnell Unterstützung organisiert werden?

Diese Fragen waren der Ausgangspunkt für unser Buch und in den kommenden Kapiteln beantworten wir sie aus den unterschiedlichsten Blickwinkeln. Unsere Hoffnung ist, dass wir Eltern und allen anderen Menschen, die Kinder begleiten, ein Stück mehr Sicherheit geben können. Damit sie sich selbst und den Kindern mehr zutrauen und der Alltag für alle weniger anstrengend ist.

In 68 Kapiteln befassen wir uns mit den zentralen Themen rund um die Gesundheit und Entwicklung von Kindern. Wir bieten Orientierung – vom ersten Moment im Bauch bis zum Ende der Grundschulzeit. Wie entsteht Fieber? Wann muss man sofort ins Krankenhaus? Warum ist das mit dem Schlafen so kompliziert? Ist es schlimm, wenn das Baby nicht krabbelt? Was ist eine Regulationsstörung, was nur normales Chaos? Wie gelingt ein gesunder Umgang mit den Medien? Welche Empfehlungen sind seriös? Und welchen Trend kann man guten Gewissens ignorieren?

Viele Dinge erklären wir von Grund auf. Denn wenn man besser versteht, was los ist in so einem kleinen Kopf oder Körper, ist allein das oft schon beruhigend und verhilft zu mehr Gelassenheit. Unsere Informationen basieren auf aktuellen wissenschaftlichen Erkenntnissen und wurden nicht nur von uns, sondern zusätzlich von einem erfahrenen kinderärztlichen Team sorgfältig geprüft. Dafür herzlichen Dank an Dr. Anne Stockmann-Schulz, Dr. Burkhard Rodeck und Dr. Christian Plank (→ S. 335).

Wir schreiben hier als Kinderarzt, der forscht, lehrt und täglich mit kleinen Patienten und ihren Eltern zu tun hat; und als Journalistin, die seit vielen Jahren Familien- und Bildungsthemen recherchiert. Wir sind aber auch Vater von drei (fast) erwachsenen Kindern und Mutter von zwei Grundschulkindern. Als Eltern haben wir selbst viele Fehler gemacht und machen sie noch. Wir stoßen auf immer neue Fragen und sind ständig auf der Suche nach Antworten. So manches von dem, was wir in diesem Buch festgehalten haben, hätten wir selbst gern früher gewusst. Doch niemand macht alles richtig. Was zählt, ist die innere Haltung. Oft reicht es zum Glück völlig aus, wenn die Richtung stimmt.

Es braucht dieses bisschen Gelassenheit, um Kinder in ihre Zukunft zu begleiten, gerade heute. Um sie GROSSWERDEN zu lassen.

# I

# WAS PRÄGT:

# DIE MONATE IM BAUCH

## Familiengründung heute – kann man wirklich alles optimieren?

Schwanger?!
War das geplant?
Wisst ihr schon, was es wird?
Machst du einen Pränataltest?
Wolltest du nicht die Probezeit abwarten?
Braucht ihr dann eine größere Wohnung?
Und wie macht ihr das mit der Elternzeit?

Fragen über Fragen, die vor allem eins zeigen: Kinderkriegen ist etwas, das gut organisiert sein will. Der richtige Zeitpunkt zählt. Es einfach mal drauf ankommen lassen? Das ist ziemlich aus der Mode gekommen. Soziologische Langzeitstudien zeigen, dass inzwischen gut 70 Prozent der Schwangerschaften vorher geplant und beabsichtigt sind.[3] Vorbei die Zeiten, in denen Fortpflanzung eine natürliche und obendrein geheimnisvolle Sache war. Heute spricht man von Reproduktion. Und in die kann der Mensch vielfältig eingreifen: Schwangerschaften werden verhindert, abgebrochen und medizinisch unterstützt. Eizellen werden eingefroren, Spermien analysiert und die Befruchtung künstlich vollbracht.

Es sind unglaubliche Freiheiten, die wir in den vergangenen Jahrzehnten dadurch gewonnen haben. Wer möchte schon zurück in Zeiten ohne Verhütungsmittel und Kinderwunschzentren?

Doch hinter jeder Möglichkeit lauern neue Ungewissheiten. Wird die strapaziöse Hormonbehandlung wirklich Elternglück bringen? Was, wenn der Bluttest auf Trisomien auffällig ist? Ein Mehr an Wahlfreiheit zieht immer ein Mehr an Entscheidungen nach sich, die aktiv getroffen werden müssen. Dabei kann man scheinbar unzählige Fehler machen. Das raubt Kräfte und verunsichert. Vor allem, wenn man von klein auf darauf programmiert ist, bei allem das Beste für sich herauszuholen.

### Die eigenen Pläne

Fitter werden, entspannter, erfolgreicher, nachhaltiger, attraktiver – die Gebiete, auf denen man sich verbessern kann, sind schier unendlich in unserer »Multioptionsgesellschaft«[4]. Das Leben selbst gestalten zu können ist ein Geschenk. Doch es ist auch eine Last. Ständig kann man sich optimieren und weiterentwickeln. Sich davon nicht immerfort unter Druck setzen zu lassen ist eine echte Herausforderung.

In den sozialen Netzwerken springt einen das schönere und makellosere Leben unablässig an. Und während man noch Likes verteilt und auf Follower hofft, kontrollieren im Hintergrund irgendwelche Apps, ob man sich auch gesund ernährt, sich genug bewegt und das Gerät achtsam wieder ausschaltet. Bevor man essen geht, checkt man erst mal, wie der Laden im Netz bewertet worden ist. Und auf der Restauranttoilette liest man Arbeitsmails.

Wer heute in seinen Zwanzigern oder Dreißigern ist, hat früh das Ziel verinnerlicht, möglichst selbstbestimmt und flexibel durchs Leben zu gehen. So wird man beruflich erfolgreich. So erlebt man in seiner Freizeit spannende Dinge. So kommt man weit herum. Kein Wunder also, dass im Zweifel lieber noch etwas abgewartet wird mit der Familiengründung. Alle Konstanten des Alltags werden andauernd hinterfragt. Ob Arbeit, Partnerschaft oder Wohnort – was ist schon endgültig? Geht das nicht irgendwie besser, kann man da noch was pimpen?

Seit vielen Jahren steigt das Durchschnittsalter der Eltern bei der Geburt ihres ersten Kindes. Momentan sind Mütter im Schnitt 30 Jahre alt und Väter 33.[5] Nicht nur zeitlich rückt die Familiengründung nach hinten. Immer mehr Paare entscheiden sich bewusst für ein Leben ohne Kinder. »Man kann auch ohne Kinder glücklich sein« – 2012 stimmte dieser Aussage nur ein Drittel der Frauen zu. 2020 waren es bereits mehr als die Hälfte.[6]

### Die äußeren Turbulenzen

Krisen, Kriege, Klimawandel – die Lebensbedingungen verändern sich rapide und einschneidender, als es vor ein, zwei Jahrzehnten denkbar war. Und in diese verrückte Welt soll man nun ein Kind setzen? Das würde ja bedeuten, sich all diesen Ungewissheiten zu stellen …

Wie soll man sich als Paar die Familienaufgaben aufteilen? Ist die Verantwortung auch allein zu stemmen? Woher einen Kita-Platz nehmen? Wird das Leben im Jahr 2050 noch lebenswert sein? Können die Kleinen von heute morgen noch unbeschwert für ein Jahr zum Schüleraustausch nach Kanada gehen oder sich das Wohnen in einer Großstadt leisten? Werden all die Kataststrophen die Menschen irgendwie klüger, solidarischer, stärker machen? Oder muss man das Gegenteil befürchten?

Einmal gestartet, kommt man aus so einem Sorgenkarussell manchmal nur schwer wieder heraus. Die Gedanken drehen sich im Kreis. Doch mal nüchtern betrachtet: Missliche Umstände gab es schon immer. Und trotzdem wurden Kinder geboren. Während man heutzutage am liebsten alles kontrollieren will, pflegten frühere Generationen allerdings ein schicksalhafteres Verhältnis zum Leben. Es blieb ihnen gar nichts anderes übrig. Im Deutschen Kaiserreich etwa erlebte ein Viertel der Kinder den ersten Geburtstag nicht, weitere erreichten nie das Erwachsenenalter. Noch 1938 starben 60 von 1000 Lebendgeborenen, heute sind es nur noch drei![7] Die gesundheitlichen Bedingungen, unter denen die Menschen noch wenige Generationen vor uns aufgewachsen sind, waren also ungleich schlechter. Das gerät leicht in Vergessenheit, wenn man Nachrichten guckt oder durch Schlagzeilen scrollt und das Unglück der Welt über einen hereinbricht.

### Loslassen

Elternwerden ist ein Schritt ins Ungewisse. Immer. Trotz aller medizinischen Fortschritte bleibt eine Schwangerschaft ein unberechenbares Wunder. Modernste Methoden können zwar Krankheitsrisiken kalkulieren (→ S. 37), aber sie vermögen nicht vorherzusagen, ob ein Kind gesund geboren wird oder nicht. Wie es durchs Leben kommt, ob es diese Welt besser macht oder nicht, ist von unzähligen Faktoren abhängig. Völlig unmöglich, sie vollständig im Griff zu haben als Mutter oder Vater. Sicher ist nur eins: Das Kind wird alles durcheinanderbringen – Gewohnheiten, die Wohnung, jegliche Planung, oft auch die Beziehung …

Man kann immer wieder beobachten, wie Eltern ihr eigenes Optimierungsbestreben auf die Kinder ausdehnen, noch bevor sie geboren sind. Alles muss genau nach Plan laufen. Doch so nachvollziehbar das ist – wir kennen es ja selbst –, man sollte sich da wirklich hinterfragen. Möglicherweise ist diese Art von Perfektionismus nämlich genau das Falsche. Auf welche Welt sollen Kinder denn damit vorbereitet werden? Das Leben ist nicht perfekt.

Am besten überlegt man von Anfang an: Was ist wirklich entscheidend, damit das Kind sich gesund entwickeln kann? Wo kann man getrost loslassen? Welche Dinge lässt man vielleicht sogar geschehen, damit das Kind daran wächst?

In unserer westlichen Welt müssen viele Menschen wieder neu lernen, dass Unsicherheit zum Leben dazugehört. Wenn es gelingt, Störungen als normal zu begreifen und damit umzugehen, wird nicht nur das Familienleben entspannter, man vermittelt Kindern auch eine ganz zentrale Zukunftskompetenz.

## Die ersten 1000 Tage

Und – was hat dich so geprägt? Die Streifzüge durch den Wald mit Opa, die Trennung der Eltern, das Outing … Reden wir umgangssprachlich von Prägung, denken wir meistens an Menschen oder Ereignisse, denen wir einen bedeutenden Einfluss auf unseren Lebenslauf beimessen. Dass es neben dieser sozialen Prägung auch eine biologische Prägung gibt, die eine ungeheure Auswirkung auf unser ganzes Leben hat, fasziniert bisher eher Wissenschaftlerinnen und Wissenschaftler.

Das Forschungsfeld der Epigenetik ist noch jung, doch die Erkenntnisse zur frühkindlichen Prägung sind brisant. Man kann sie auf eine plakative Formel bringen: Die ersten 1000 Tage sind maßgebend für die Gesundheit und Entwicklung eines Kindes. Sie beginnen spätestens in dem Moment, in dem Samen- und Eizelle miteinander verschmelzen und enden mit dem zweiten Geburtstag. Das Leben, so könnte man sagen, geht also gleich zu Beginn im Mutterbauch schon in die entscheidende Phase.[8]

Doch was genau ist gemeint mit biologischer Prägung?

Zwei Einflussfaktoren bestimmen darüber, wie gesund ein Mensch durchs Leben geht: die Gene und die Umwelt. Beide kommen von Anfang an miteinander in Berührung. Auf der einen Seite sind da die Erbanlagen des Ungeborenen und auf der anderen Seite die Umwelteinflüsse, denen die Mutter ausgesetzt ist und die sich zum Teil auch auf das Kind übertragen.

Es mag überraschend klingen, doch es ist tatsächlich so: Die Umwelt verändert noch mal etwas an der Möglichkeit der Gene, aktiv zu werden – und zwar dauerhaft. Sie wirkt prägend.[9]

Genau genommen beginnt diese Prägung allerdings lange vor der Zeugung, denn die Eizelle trägt die werdende Mutter schon ihr ganzes Leben lang in sich. Auch die Spermien sind bereits geprägt durch die väterliche Gesundheit, wenngleich sie immer neu produziert werden. Es bleibt also eine gewisse zeitliche Unschärfe in dem griffigen 1000-Tage-Konzept.

Doch das macht nichts. Schließlich geht es vor allem darum zu verinnerlichen, um welch empfindliche Phase es sich handelt. Rund 80 Prozent der biologischen Prägung im Leben findet bis zum zweiten Geburtstag statt. Nie wieder wächst ein Kind so schnell wie in diesem Zeitraum. Das zunächst unorganisierte Gehirn bildet eine Vielzahl von Verbindungen und Synapsen aus. Und bei jedem dieser Schritte können prägende Ereignisse wirksam werden.

Aus dem Biologieunterricht dürfte bei den meisten hängen geblieben sein, dass das Erbgut aus der sogenannten DNA (auf Deutsch: Desoxyribonukleinsäure, DNS) besteht. Wer erinnert sich nicht an die Abbildung der in sich verdrehten Leiter, der Doppelhelix? An diesen kleinen Bausteinchen, aus denen sie sich zusammensetzt, können Umwelteinflüsse Veränderungen vornehmen. Die Ernährung zum Beispiel kann sich positiv auswirken und Krankheitsrisiken senken, sofern sie ausgewogen ist. Sie kann aber auch negative Folgen haben, etwa wenn ein Überangebot an Zucker die Erbanlagen verändert und dadurch das Risiko für Zivilisationskrankheiten steigt (→ S. 28).

Was also kann man tun, um dem ungeborenen Kind gute Grundbedingungen für den Start ins Leben zu schaffen? Diese Frage folgt unmittelbar aus den jüngsten Erkenntnissen der Forschung. Wie so oft ist mehr Wissen hier Fluch und Segen zugleich. Ein Segen, wenn dadurch Krankheitsrisiken verringert werden können. Aber auch ein Fluch, wenn es einem jede Leichtigkeit raubt und die ständige Sorge beschert, dass irgendetwas nicht optimal läuft.

Die Lösung, die wir hier und in den folgenden Kapiteln vorschlagen, ist zu differenzieren. Es gibt Dinge, die in dieser sensiblen Lebensphase dauerhaft Schaden anrichten können. Und es gibt Dinge, die zwar einen gewissen Einfluss haben – aber keinen, bei dem es sich lohnt, sich verrückt zu machen. Am Ende schadet das mehr, als es nützt.

Eine Schwangere, die mitten in der Großstadt wohnt, atmet schlechtere Luft ein als eine werdende Mutter auf dem Land. Das ist nun mal so. Wer Vollzeit in einem belastenden Job arbeitet, hat einen anderen Stresspegel als jemand, für den während der Schwangerschaft ein Beschäftigungsverbot gilt. Doch mal abgesehen davon, dass der weibliche Körper schlaue Wege dafür gefunden hat, das ungeborene Kind vor Stresshormonen zu schützen (→ S. 34): Manche Dinge sind schwerlich zu beeinflussen. Und zum Leben gehört von Anfang an auch, eine gewisse Widerstandsfähigkeit zu entwickeln. Letztlich muss sich der Organismus ja an die real existierenden Bedingungen anpassen.

Es klingt grausam, aber ein Kind kann im Mutterleib sogar lernen, dass es nicht genügend Nährstoffe gibt. Das Kind wird dann kleiner und seine Gene werden darauf geprägt, mit weniger Kalorien auszukommen. Dazu gibt es Studien, zum Beispiel aus den Niederlanden und aus Leningrad, wo während des Zweiten Weltkriegs bittere Hungersnöte herrschten. Die Kinder wurden dort pränatal auf die Mangelsituation, in die sie hineingeboren wurden, vorbereitet.[10] Ungünstige Umstände können ein Kind so prägen, dass es im weiteren Leben ungünstige Umstände besser meistern kann. Das kann überlebenswichtig sein.

Von solchen Extrembeispielen sind wir hierzulande weit entfernt, doch auch in unserem Alltag herrschen keine Idealbedingungen. Darum ist es nicht ratsam, sie während der Schwangerschaft künstlich herzustellen.

## Gut vorbereitet: Folsäure statt Fassbier

Das Wichtigste vorweg: Unter uns befinden sich jede Menge gesunde, lebensfrohe Menschen, die völlig ungeplant auf die Welt gekommen sind. Aus einem Kind kann also durchaus etwas werden, wenn Eltern sich vor der Schwangerschaft und währenddessen nicht streng an jede Empfehlung gehalten haben. Das sei hier einmal betont, denn es kursieren ja epische Listen mit Ratschlägen für werdende Eltern. Da kann man schon mal den Eindruck bekommen: Wie ich's auch anstelle, ich mach bestimmt etwas falsch. Und das ist eigentlich kein gutes Gefühl, wenn man gerade dabei ist, Verantwortung für einen kleinen Menschen zu übernehmen.

Sich gut auf eine Schwangerschaft vorzubereiten soll Stress vorbeugen, nicht zusätzlichen Stress verursachen. Und vieles kann man auch noch positiv für das Baby beeinflussen ab dem Tag, an dem man weiß, dass man schwanger ist.

### Nahrungsergänzung

Allen Frauen mit Kinderwunsch wird empfohlen, *Folsäure* einzunehmen. Das Vitamin ist wichtig für die Neubildung und Teilung von Zellen. Idealerweise beginnt man mit den Tabletten bereits vier Wochen vor dem Start der Schwangerschaft. Exaktes Timing ist in diesem Fall logischerweise schwierig. Das ist nicht weiter schlimm. Wenn man die Folsäure über einen längeren Zeitraum einnimmt, passiert nämlich gar nichts. Was der Körper zu viel hat, scheidet er über den Urin wieder aus. Beim ungeborenen Kind hilft das Vitamin, die Wirbelsäule besser zu verschließen, sodass die Wahrscheinlichkeit für ein offenes Rückenmark abnimmt. Handelt es sich um eine ungeplante Schwangerschaft, beginnt man mit der Folsäure-Zufuhr eben ab dem Zeitpunkt, zu dem sie bekannt ist.[11]

Zusätzlich *Jod* einzunehmen ist häufig ebenfalls sinnvoll. Die Menge hängt allerdings davon ab, wo man wohnt und wie man sich ernährt. Es macht einen großen Unterschied, ob man in einem Jod-Mangelgebiet irgendwo in einem bayerischen Tal lebt oder ob man jeden Tag Seeluft atmet und Fischbrötchen mampft. Eine zu hohe Dosis des Elements ist auf Dauer nicht ganz harmlos, darum sollte man die Menge mit der Frauenärztin oder dem Frauenarzt absprechen.

Es gibt einige weitere Nahrungsergänzungsmittel wie *Omega 3* oder *Vitamin D*, zu denen schwangeren Frauen unter bestimmten Bedingungen geraten wird – etwa wenn sie keinen Fisch essen oder nicht oft genug in die Sonne kommen. Informieren kann man sich dazu etwa auf der Homepage www.gesund-ins-leben.de. Die ärztliche Rücksprache ersetzt das nicht.

Kombi-Präparate, wie sie in Apotheken häufig angeboten werden, sind aus Dosierungsgründen nicht zu empfehlen. Sie gerieren sich als Rundum-sorglos-Pakete, sind es aber nicht.

**Suchtmittel**

Das Kapitel Alkohol und Zigaretten könnte man sehr kurz abhandeln: Beides schadet dem ungeborenen Kind im Bauch extrem, beides wirkt sich langfristig auf sein Leben aus. Beides beeinflusst die Fruchtbarkeit negativ. Beides kann man oft schwer von einem auf den anderen Tag weglassen. Darum ist es äußerst sinnvoll, mit dem Rauchen und Trinken von dem Moment an aufzuhören, in dem man schwanger werden möchte.

So viel zur Theorie. In der Wirklichkeit ist das oft gar nicht so leicht umzusetzen. Die Gründe haben mit Sucht, Gewohnheiten und einer gelernten Form von Geselligkeit zu tun. Und mal ehrlich: Der Versuch, schwanger zu werden, kann sich über Monate und Jahre hinziehen. Viele Frauen möchten ungern so lange auf all das verzichten. Und wenn das Kind erst mal da ist, wird man ja erst recht nicht mehr so unbeschwert feiern gehen können …

Zum *Nikotin* ist zu sagen: Der Körper braucht gar nicht so lange zum Entgiften, das geht relativ schnell. Der Rat, möglichst vor der Schwangerschaft damit aufzuhören, resultiert eher daraus, dass der Verzicht auf den Suchtstoff meist schwerfällt. Zudem schränkt Rauchen die Fruchtbarkeit bei Frauen und Männern erheblich ein. Spätestens wenn der Schwangerschaftstest positiv ist, sollte man die Zigaretten weglassen.

*Alkohol* ist bereits in sehr geringen Mengen ein Gift. Damit stellt er ein großes Problem für das ungeborene Kind dar – vor allem für seine Nervenentwicklung, doch auch für viele andere Körperfunktionen. Hier gilt es, kein Risiko einzugehen: Wer schwanger sein könnte, sollte nichts mehr trinken. Und zwar gar nichts. Erst noch entspannt den positiven Schwangerschaftstest abzuwarten ist keine Option.

Alkohol kann problemlos jede Grenze im Körper überwinden. Die kleinen Mikroteilchen dringen sofort überall ein, in die Gleichgewichtsorgane zum Beispiel, darum wird uns ja schwindelig, wenn wir zu viel getrunken haben. Sie gelangen auch in jede Zelle des Fötus. Unser Körper hat zwar Mechanismen gefunden, den für ihn unnatürlichen Stoff abzubauen, aber zunächst ist er erst mal in uns. Und in den Stunden, in denen der Alkohol sich in einer Körperzelle befindet, richtet er Schäden an. Angenommen er randaliert in einem Mini-Baustein, der sich noch Tausende Male teilen muss, weil da gerade ein neuer Mensch zusammengebaut wird, bedeutet das: Der Schaden wird ebenfalls Tausende Male reproduziert und breitet sich nach dem Schneeballprinzip aus.

Im schlimmsten Fall kommt das Kind mit einem Fetalen Alkoholsyndrom (FAS) zur Welt, das mit Fehlbildungen und einer verzögerten und gestörten Entwicklung einhergeht. Ausschließen lassen sich diese Gefahren nur durch den konsequenten Verzicht auf Alkohol zu jedem Zeitpunkt der Schwangerschaft.

Damit ist übrigens nicht gemeint, dass man keine überreife Banane mehr essen darf. Auch der Restbestand in alkoholfreiem Bier ist kein Problem, solange man keinen ganzen Kasten trinkt. Solche wirklich minimalen Alkoholmengen sind gewissermaßen natürlich – darauf ist unser Körper seit Millionen Jahren vorbereitet.

**Impfungen**
Wer vorhat, seinen Kinderwunsch zu verwirklichen, sollte vorher zur Hausärztin, um den Impfstatus zu checken und zu aktualisieren. Das gilt nicht nur für die Mutter in spe, sondern ausdrücklich auch für die Person, die mit ihr zusammenlebt.

Einige Krankheiten können das Ungeborene im Bauch schwer schädigen, weshalb die Impfungen vor der Schwangerschaft vervollständigt werden sollten. Dazu zählen vor allem die *Röteln*. Krankheiten wie *Masern* oder *Windpocken* können in den ersten Lebenswochen sehr kritisch für einen Säugling werden. Das gilt übrigens auch für *Keuchhusten*, der – das ist vielen nicht bekannt – wieder auf dem Vormarsch ist. Die heutige Elterngeneration ist in der Kindheit gegen Keuchhusten geimpft worden. Die Impfung erzeugt aber keine lebenslange Immunität, sodass der Schutz im Erwachsenenalter nicht mehr ausreichend ist. Hier ist eine erneute Impfung in der Schwangerschaft sinnvoll, da sie den Nestschutz (→ S. 92) des Babys verbessert.

**Medikamente**
Welche Wirkstoffe sind mit einer Schwangerschaft vereinbar und welche nicht? Dazu sollte sich jede Frau, die regelmäßig Medikamente einnimmt, frühzeitig ärztlich beraten lassen. Es gibt Substanzen, die für Erwachsene völlig harmlos sind, für das werdende Leben aber ein riesiges Problem darstellen, weil sie die kleinsten sich teilenden Zellen schädigen können. Informieren kann man sich darüber in großen Datenbanken wie www.embryotox.de. Dort oder in der gleichnamigen App ist für jedes einzelne Medikament exakt nachlesbar, welche Konsequenzen die Einnahme in der Schwangerschaft hat.

**Partnerarbeit**
Das Kind wächst zwar im Bauch der Frau heran, trotzdem ist weder die Vorbereitung noch die Schwangerschaft selbst allein ihre Sache. Was also kann der Partner oder die Partnerin (neben der Kontrolle des eigenen Impfstatus) konkret Gutes für das Baby tun?

Von Suchtmitteln wie Nikotin, Alkohol und Anabolika würde man Männern mit Kinderwunsch allein schon deshalb abraten, weil sie die Fruchtbarkeit einschränken können. Passivrauchen wirkt sich darüber hinaus negativ auf die werdende Mutter und damit auch auf das Kind aus.

Vieles ist eine Frage der Solidarität: Fällt es der werdenden Mutter leichter, ihre Ernährung umzustellen, wenn die Person, die mit ihr zusammenlebt, mitzieht? Sind die Erfolgsaussichten besser, wenn man sich gemeinsam einschränkt? Diese Dinge muss jedes Paar für sich aushandeln – besser früher als später.

Aus der jüngeren Forschung wissen wir, dass auch die Ernährung des biologischen Vaters vor der Schwangerschaft eine Rolle spielt. Seine Lebensgewohnheiten haben einen Effekt auf die Entwicklung des Fötus, da eine Prägung des Erbgutes in den Spermien stattfindet. Wenn der Vater Übergewicht oder Diabetes hat, wirkt sich das auf sein ungeborenes Kind aus. Ein normales Ausgangsgewicht wäre darum ideal, genau wie bei der Mutter (siehe nächstes Kapitel).

## Die Macht der Ernährung

Du bist, was du isst. Dieser Spruch gilt heute mehr denn je. Bist du Veganerin oder Flexitarier? Ernährst du dich glutenfrei oder Low Carb? Isst du noch Fleisch oder jetzt erst recht Fleisch? Kaufst du auf dem Biomarkt oder im Discounter ein? Am Essen hängen jede Menge Identitätsfragen.

Ganz neu ist das Phänomen nicht. Vor bald 200 Jahren prägte der deutsche Philosoph Ludwig Feuerbach jenen Satz, der später sprichwörtlich wurde: »Der Mensch ist, was er isst.« Inzwischen kann man ihm eine epigenetische Dimension hinzufügen, denn Wissenschaftlerinnen und Wissenschaftler wissen heute, dass die Ernährung die Gene maßgeblich mitbeeinflusst.

Ein Beispiel aus dem Tierreich: Ob eine Bienenlarve mal eine Bienenkönigin oder eine Arbeiterin wird, hängt davon ab, was sie frisst. Die Bienenkönigin hat ein sogenanntes Gelée Royale bekommen, nachdem sie aus dem Ei geschlüpft ist. Diese Nahrung enthält Bestandteile, die das Erbgut so prägen, dass sich das Insekt zur Königin entwickelt. Das zeigt, wie wichtig Ernährung sein kann.

Ganz so plakativ kann man den Zusammenhang zwischen Nahrungszufuhr und Entwicklung bei Babys zwar nicht herstellen, doch Fakt ist: Er besteht. Darum ist eine ausgewogene Ernährung besonders in der Schwangerschaft wichtig. Was das bedeutet, ist vielen aber gar nicht so klar. Den ganzen Tag nur grüne Smoothies zu trinken oder Obst zu snacken ist zum Beispiel nicht gesund. Ein Blick auf die zehn Regeln der Deutschen Gesellschaft für Ernährung lohnt sich.[12] Denn frei nach Feuerbach könnte man sagen: Der kleine Mensch wird, was der große Mensch isst.

**Das prägt!**

Konkret gibt es drei Risikofaktoren für das ungeborene Kind, die mit der Ernährung zusammenhängen:

1. ein zu hohes Ausgangsgewicht der Mutter (und des Vaters → S. 26) vor der Schwangerschaft
2. eine zu starke Gewichtszunahme während der Schwangerschaft
3. eine Mangelernährung der Mutter

Wie wirken sich diese Faktoren aus?

Zunächst kann es sein, dass der Mutterkuchen, also die Verbindungsstelle zwischen dem Ungeborenen und der Mutter, schlechter ausgebildet wird. Wesentlich häufiger passiert es, dass zu viele Nährstoffe von der Mutter übertragen werden. Der kindliche Organismus registriert dieses hohe Kalorienangebot. Dadurch wird das Erbgut, das ja eigentlich von vornherein festgelegt ist, noch einmal verändert und in Teilen überschrieben. Die Gene werden also geprägt durch die belastende, zu kalorienangereicherte Umgebung. Später kann das zu Erkrankungen wie Bluthochdruck, Adipositas und Diabetes führen. Andersherum kann sich auch eine Mangelernährung langfristig auswirken, wenn dem Ungeborenen wichtige Stoffe fehlen, die es für seine Entwicklung braucht.

Was macht man nun mit diesem Wissen?

Das *Ausgangsgewicht* ist ein etwas heikles Thema, denn üblicherweise sucht sich niemand sein Übergewicht aus. Es gibt dafür vielfältige Gründe, die nur bedingt beeinflussbar sind – und das erst recht nicht kurzfristig. Sich unmittelbar vor der Schwangerschaft mit strikten Diäten runterzuhungern ist nicht zu empfehlen. Besser wäre es, schon ein, zwei Jahre vorher ein angemessenes Ausgangsgewicht anzustreben. Und zwar nicht nur, weil sich das langfristig positiv auf das Kind auswirkt: Zu viele Kilos auf der Waage mindern auch die Fruchtbarkeit und können die Schwangerschaft und die Geburt erschweren.

Doch um realistisch zu bleiben: Viele Frauen starten leichter oder schwerer in eine Schwangerschaft, als es medizinisch wünschenswert wäre. Das ist kein Grund zur Panik! Während der Schwangerschaft kann man noch vieles positiv beeinflussen.

Ermutigend sind in dieser Hinsicht Erkenntnisse, die man aus Versuchen mit Mäusen gewonnen hat: Wurden Mäusemütter vor und während der Schwangerschaft ungesund mit viel zu viel Fett ernährt, entwickelten die Nachkommen Zivilisationskrankheiten wie Diabetes oder Bluthochdruck. Stellte man die Mäusemütter jedoch mit Beginn der Schwangerschaft auf eine Standardernährung um, kamen ihre Mäuschen völlig gesund zur Welt. Es deutet viel darauf hin, dass sich beim Menschen vergleichbare Effekte erzielen lassen.

Damit sind wir beim nächsten heiklen Thema, der *Gewichtszunahme* in der Schwangerschaft. Fast alle werdenden Mütter kennen die Kommentare zu ihrem Bauch, der in den Augen der Mitmenschen meistens zu groß oder zu klein erscheint – gern auch beides an einem Tag. Es nervt!

Hier ein paar nüchterne Fakten dazu: Zunächst muss man einen völlig überholten Glaubenssatz entsorgen, der immer noch kursiert. Du musst doch jetzt für zwei essen … Das ist (leider) Unsinn. Im ersten Teil der Schwangerschaft braucht eine Frau überhaupt nicht mehr Kalorien, denn es findet fast kein Gewichtsaufbau statt beim Kind. Die extremen Frühchen, die manchmal in der Klinik auf der Neugeborenenstation sind, wiegen 300 bis 400 Gramm, wenn sie in der 22. oder 23. Schwangerschaftswoche zur Welt kommen. Das entspricht gerade mal dem Gewicht von vier Tafeln Schokolade – nach mehr als der Hälfte der Schwangerschaft. Erst am Ende steigt der zusätzliche Energiebedarf der Frauen um etwa 10 Prozent an. Von den Kalorien her ist auch das nicht mehr als ein großes Glas Milch. Dazu kommen das Fruchtwasser und die Anpassungen, die der weibliche Körper etwa bei der Gebärmutter und beim Becken vornimmt.

In Kilogramm ausgedrückt bedeutet das: Normalgewichtige Frauen sollten in der Schwangerschaft etwa zwischen 10 und 16 Kilogramm zunehmen. Wer übergewichtig ist, visiert am besten die untere Grenze an. Wer mit Untergewicht startet, die obere.

Last but not least das wichtige Thema *Mangelernährung*: Anders als man annehmen könnte, ist diese nicht nur in den Ländern des globalen

Südens ein Problem, sondern auch in unseren Breiten. Verursacht wird sie hierzulande meist durch eine nicht sachgerechte vegane Ernährung. Womit wir wieder bei Feuerbach wären: Du bist, was du isst.

Eine wachsende Zahl von Menschen lebt heute vegan. Es sind vor allem viele junge Frauen, die auf jegliche tierische Produkte verzichten, während Vegetarier nur kein Fleisch essen. Für die vegane Ernährungsform gibt es unterschiedliche Gründe. Häufig ist sie Ausdruck einer ethischen Einstellung. Wer keine Tiere isst, möchte verhindern, dass andere Wesen für die eigene Lebensweise sterben oder ausgebeutet werden. Wer tierische Produkte meidet, legt Wert darauf, sorgsam mit den Ressourcen des Planeten umzugehen. Eine Haltung, die allen Respekt verdient hat. Doch die Ausgangssituation verändert sich, sobald man Verantwortung für einen anderen Menschen übernimmt. Einen kleinen Menschen, der noch im Entstehen ist – und der durch eine vegane Lebensweise extrem belastet werden kann.

Schon vor der Schwangerschaft sollten Veganerinnen sich darum Gedanken machen, wie sie essen möchten in dem (begrenzten) Zeitraum, in dem ihr Körper ein Kind miternähren muss. Das Thema ist zu wichtig, als dass man es einfach auf sich zukommen lassen kann. Um es einmal ganz deutlich zu sagen: Eine vegane Ernährungsweise der Mutter birgt enorme Risiken für das Ungeborene. Aus kinderärztlicher Perspektive ist davon abzuraten. In den Kliniken kommen seit einigen Jahren immer häufiger Kinder zur Welt, die dadurch irreparable Schäden davongetragen haben.

Für das sich entwickelnde Baby im Mutterleib ist die vegane Kost eine Mangelversorgung, die schwere körperliche und geistige Beeinträchtigungen nach sich ziehen kann. Dem Kind können dadurch eine Reihe von Substanzen fehlen, die es für eine gesunde Entwicklung braucht: Vitamine, Fettsäuren, Zink, Eisen, Kalzium, Jod und Protein. Das Vitamin B12 zum Beispiel ist notwendig für die Gehirn- und Nervenentwicklung. Und das sind nur jene Substanzen, von denen man überhaupt weiß.

Wer es überhaupt nicht mit sich vereinbaren kann, seine Ernährung für die Zeit der Schwangerschaft und gegebenenfalls für die ersten Monate des Stillens umzustellen, sollte sich der Probleme und Risiken bewusst sein. Außerdem ist eine Beratung von qualifizierter Seite unverzichtbar. Eine vegane Ernährung in der Schwangerschaft ist nicht unmöglich, aber äußerst kompliziert. Man muss eine Unmenge von Ersatzstoffen zu sich nehmen, die im Verlauf der neun Monate permanent variieren. Eine engmaschige ärztliche Überwachung ist erforderlich.

Eine gute Anlaufstelle, um sich weiter zu informieren, ist die Deutsche Gesellschaft für Ernährung (DGE). Gemeinsam mit der Österreichischen und der Schweizerischen Gesellschaft für Ernährung gibt sie als D-A-CH auch abgestimmte Empfehlungen für die deutschsprachigen Länder heraus.

Im internationalen Vergleich – das sei zumindest einmal erwähnt – ist die DGE eher konservativ, was ihre Haltung zur veganen Ernährung in der Schwangerschaft anbelangt. Andere Ernährungsgesellschaften, etwa in den USA, in Kanada und auch in Nordeuropa haben mit einer gut geplanten veganen Ernährung weniger Schwierigkeiten. Die Betonung liegt auf gut geplant.

Solange die Studienlage unklar ist, bleibt unsere Empfehlung: Wer es irgendwie vertreten kann, in den Monaten der Schwangerschaft (und in den ersten Monaten der Stillzeit) nicht vegan, sondern vegetarisch zu essen, sollte das tun. Es muss ja nicht jeden Tag sein. Die vegetarische Ernährungsform ist in der Regel mit der Schwangerschaft gut zu vereinbaren.

Vielen werdenden Müttern ist nicht bewusst, wie sehr ihr Ernährungsverhalten das Kind prägt.[13] Dieser aus medizinischer Sicht brisante Zusammenhang spielt zu Unrecht eine Nebenrolle, wenn es ums Essen in der Schwangerschaft geht. Im Vordergrund stehen meistens Listen mit genauen Hinweisen für die Frauen, was sie jetzt noch zu sich nehmen dürfen und welche Lebensmittel zu meiden sind. Nicht selten sagen dann die eigenen Mütter: Ich hab das alles gegessen, bei uns wurde nicht so ein Trara gemacht. Die medizinisch korrekte Entgegnung auf solche Lebensweisheiten wäre: Wir wissen es heute eben besser als damals.

Dennoch kann man die Ernährungsempfehlungen insgesamt vereinfachen, wenn man nicht vom einzelnen Produkt ausgeht, sondern sich einmal klarmacht, vor was es sich eigentlich zu schützen gilt. Ziel ist: nichts zu essen, was Krankheitserreger enthalten könnte. Für Erwachsene sind diese zwar oft unproblematisch, für das Kind im Mutterleib bergen sie jedoch Risiken.

**Das ist zu meiden!**

*Toxoplasmen* können dazu führen, dass sich bei der Ausbildung der kindlichen Organe Fehler einschleichen oder es zur Entzündung des Gehirns kommt. Die kleinen Erreger tummeln sich gelegentlich auf ungewaschenem Salat oder Gemüse. Auch rohe, geräucherte oder halbgare Wurst- und Fleischwaren, ungekochtes Ei und Rohmilchkäse sollten Schwangere ihretwegen meiden. Es gilt die Faustregel: Roh macht nicht froh!

Ähnliche Probleme wie die Toxoplasmose verursacht übrigens das *Zytomegalie*-Virus, das durch Speichel übertragen wird – insbesondere von älteren Geschwisterkindern. Für die Zeit der Schwangerschaft sollte man darum besser auf die üblichen Elternhacks verzichten: nicht den gleichen Breilöffel benutzen, keine runtergefallenen Schnuller ablecken, sprich: keinen Speichel austauschen.[14]

Zu Beginn der Schwangerschaft testet die Frauenärztin, ob man immun gegen diese beiden Erreger ist. Falls ja, hat man eine Sorge weniger. Das heißt aber trotzdem nicht, dass man munter blutige Steaks oder Rohmilchkäse verzehren darf. Es gibt ja auch noch andere Biester: zum Beispiel *Listerien*, die insbesondere in ländlichen Gegenden rund um Bauernhöfe vorkommen. Diese Bakterien können nach der Geburt schwere Erkrankungen auslösen.

Zum Abschluss noch zwei Hinweise zur Getränkekarte:

Während Substanzen wie Alkohol und Nikotin tabu sind, ist *Koffein* kein Problem für die Entwicklung des Babys. Der Kaffee- oder Schwarzteekonsum sollte allerdings im Rahmen bleiben, die Empfehlung lautet: nicht mehr als zwei Tassen täglich. Für Cola gilt Ähnliches, allerdings muss man da zusätzlich den enormen Zuckergehalt im Auge behalten.

Insgesamt bitte nicht zu viel trinken. Für Schwangere sind wie für alle Erwachsenen 1,5 bis 2 Liter täglich vollkommen ausreichend. Gelegentlich liest man anderslautende Empfehlungen, doch zu viel *Flüssigkeit* kann zu einer echten Gefahr werden. In der Klinik kommen gelegentlich Babys mit Krampfanfällen oder einer Gehirnblutung zur Welt, deren Mütter kurz vor der Geburt solche Unmengen Wasser getrunken haben, dass die Blutsalze verdünnt wurden.

Jenseits dieser klaren Empfehlungen sollte man in der Schwangerschaft mit gesundem Menschenverstand an den Kühlschrank oder die Süßkramschublade gehen. Eine ausgewogene Ernährung ist das Ziel, ein paar Chips oder ein Spaghettieis sind kein Drama. Grundsätzlich gilt bei diesen Dingen: Die Dosis macht die Wirkung.

## Sport und seine Grenzen

Der Alltag geht weiter, auch in der Schwangerschaft. Es ist nicht nötig und sogar kontraproduktiv, jede Anstrengung zu vermeiden. Lange lautete die Devise: Schonung! Bloß kein Stress! Heute aber wissen wir, dass mentaler Stress allein – sei es durch die Arbeit oder durch die Schwangerschaft selbst – kein Risiko für das heranwachsende Kind im Bauch darstellt. Wundersamerweise hat der Mutterkuchen eine Art Schranke eingebaut: Das Stresshormon Cortisol wird dort umgewandelt in ein inaktives Hormon und tritt üblicherweise nicht auf das Ungeborene über. Das ist nicht als Aufforderung zu verstehen, lebensumwälzende Ereignisse in die 40 Wochen der Schwangerschaft zu legen, aber durchaus eine Ermutigung zur Normalität: Niemand muss in Watte gepackt werden.

Das gilt auch fürs Thema Sport. Studien belegen, dass sich regelmäßige Bewegung in der Schwangerschaft äußerst positiv auswirkt – auf das Wohlbefinden der Mutter und auf das Ungeborene. Die gesunde Lebensweise überträgt sich: Das Kind hat dadurch ein geringeres Risiko, im späteren Leben an den typischen Zivilisationskrankheiten wie Übergewicht, Bluthochdruck und Diabetes zu erkranken.[15] 140 Minuten Sport in der Woche senken das Risiko für Komplikationen wie einem Schwangerschaftsdiabetes (→ S. 39) im Schnitt um 25 Prozent – das ist nachgewiesen.

Wenn wir von Sport reden, meinen wir hier moderate Bewegung: Fahrradfahren, Joggen, Schwimmen. Es ist keine Empfehlung, sich komplett auszupowern. Auch von Kontaktsportarten, bei denen man starke Stöße abbekommen kann, ist abzuraten.

Mit der Zeit werden Schwangere von Natur aus unbeweglicher und tendieren dann dazu, Aktivitäten entsprechend zu reduzieren. Da geht es Menschen genauso wie Mäusen, bei denen man gut beobachten kann, wie die Bewegungsfreude im Laufe ihrer 21-tägigen Schwangerschaft abnimmt. Am Anfang flitzen sie noch ihre zehn Kilometer am Tag im Laufrad. Aber nach zehn, zwölf Tagen laufen sie immer weniger.[16]

Menschenmütter dürfen es gern genauso halten. Gut ist: sich weiterhin regelmäßig zu bewegen und entspannt spazieren zu gehen. Schlecht ist: sich unter Druck zu setzen und sich durch die alte Joggingrunde zu quälen.

Eine Sorge, die viele werdende Mütter haben, ist übrigens unbegründet. Das Hin- und Herwackeln im Mutterleib beim Sport erhöht das Risiko einer Frühgeburt nicht, das belegen eine Reihe von Untersuchungen. Im Gegenteil: Wer mit Übergewicht in eine Schwangerschaft geht, kann dieses Risiko durch Bewegung sogar vermindern.

## Das gläserne Baby

Kann man heute noch einfach guter Hoffnung sein? Oder ist diese schöne Umschreibung einer Schwangerschaft in Zeiten der Pränataldiagnostik hoffnungslos veraltet?

Selbst in frühen Phasen der Schwangerschaft ist es inzwischen möglich, sehr viel über das entstehende Leben zu erfahren. Ein paar Tropfen Blut der Mutter reichen aus, um genetische Veränderungen des Fötus zu entdecken. Welche Chancen und welche Risiken birgt das für werdende Eltern, für die zukünftigen Kinder, für uns alle? Das sind Fragen, mit denen sich nicht nur der Deutsche Ethikrat regelmäßig befassen muss. Sie stellen auch Paare und Familien vor Herausforderungen, die noch vor Kurzem undenkbar waren, als man schlicht nicht hineingucken konnte in den Bauch.

Heute gibt es im Wesentlichen zwei Wege, um sich ein Bild des Ungeborenen zu machen. Auf der einen Seite sind da die *Ultraschalluntersuchungen*, die fest in den Mutterschaftsleitlinien verankert sind. Das Verfahren hat in den vergangenen 20, 30 Jahren große Sprünge gemacht. Beispielweise ist nun bereits sehr früh erkennbar, ob da ein Mädchen oder ein Junge heranwächst. Vor Ablauf der 13. Schwangerschaftswoche dürfen Ärzte diese Entdeckung allerdings nicht mitteilen, um zu verhindern, dass Eltern aufgrund des Geschlechts einen Schwangerschaftsabbruch erwägen.

Die Sonografie allein rechtfertigt jedoch nicht den Begriff vom »gläsernen Baby«. Mittels Ultraschall können Herzfehler oder Fehlbildungen der Organe mitnichten exakt erkannt werden. Die Aufnahmen geben also keinen sicheren Aufschluss darüber, welche Probleme nach der Geburt entstehen können. Trotzdem sind sie fixer Bestandteil der Schwangerschaftsvorsorge, denn sie liefern wertvolle Anhaltspunkte. Kommt dabei etwa ein Verdacht auf einen Herzfehler heraus, ist es ratsam, an einem Zentrum zu entbinden, das auf Herzerkrankungen bei Neugeborenen spezialisiert ist.

Auch in anderen Fällen ist der Ultraschall unmittelbar relevant. Etwa wenn er ein Problem offensichtlich macht, das bereits im Mutterbauch behandelt werden kann. Ein Beispiel: In einer Zwillingsschwangerschaft, in der sich zwei heranwachsende Kinder den Mutterkuchen teilen, kann es vorkommen, dass sich eines die gesamte Nährstoffversorgung sichert, während das andere leer ausgeht. Fällt diese Laune der Natur – hier geht es noch nicht um Geschwisterkonkurrenz – im Ultraschall auf, kann der Mutterkuchen mit einem speziellen Laser geteilt werden, sodass das unterversorgte Kind auch zum Zuge kommt.

Neben solchen ernsten Situationen sind die drei großen Ultraschalluntersuchungen für werdende Eltern vor allem deswegen aufregend, weil sie ihnen das abstrakte Wunder nahebringen, das sich im Bauch der Mutter vollzieht. Nicht selten warten Familie, Freundinnen und Kollegen gespannt auf die neuesten Aufnahmen aus dem Babyfernsehen. Sie werden ja auch immer besser. Seit einigen Jahren gibt es 3D- und 4D-Ultraschalls, die erstaunlich genaue Bilder liefern, an denen sich die Geister jedoch scheiden. Die einen lieben sie, weil dadurch ihre Verbindung zum Baby gestärkt wird. Die anderen empfinden sie als Entzauberung dieser geheimnisvollen Zeit im Mutterbauch. Tatsache ist: Seit 2021 ist der 3D-Ultraschall nur noch zu medizinischen Zwecken erlaubt. Nicht weil von dem bildgebenden Verfahren eine Gefahr für das Baby ausgeht, sondern weil man zunehmend kommerziellen Anbietern einen Riegel vorschieben wollte. Das Babyfernsehen zu Unterhaltungszwecken gibt es also nur noch, wenn die Frauenärztin bereit ist, sich einen triftigen Grund dafür auszudenken.

Der zweite Weg, das Baby im Bauch zu durchleuchten, ist die *molekulare Genetik*. Die Forschungserfolge auf diesem Feld waren in den vergangenen Jahren gigantisch. Ein paar Tropfen Blut der Mutter, ein Stückchen aus der Plazenta oder eine Fruchtwasseruntersuchung reichen inzwischen aus, um genau bestimmen zu können, ob das Ungeborene einen Gendefekt hat. Trisomie 21 etwa ist durch einen nichtinvasiven Pränataltest (NIPT) feststellbar. Auch viele andere Erkrankungen sind relativ früh im Mutterleib bestimmbar.

Doch so atemberaubend diese Erkenntnismöglichkeiten erscheinen: Die Tests können die schwerwiegende Entscheidung für oder gegen das Leben eines Kindes nach sich ziehen. Oftmals überlegen sich werdende Eltern vorher nicht ausreichend, was für sie aus den Ergebnissen folgen könnte. Dazu kommt, dass bei den Tests auch Erbgutveränderungen festgestellt werden, bei denen völlig unklar ist, ob sie jemals eine Konsequenz haben. Die Gefahr ist groß, dass man sich unnötig sorgt und womöglich die falschen Schlüsse daraus zieht. Muss Plazentagewebe oder Fruchtwasser entnommen werden, birgt das zudem das Risiko, dass es zu einer Fehlgeburt kommt.

Der Deutsche Ethikrat beschäftigt sich also aus gutem Grund immer wieder mit den Pränataltests. Ein Dilemma, auf das er aufmerksam macht, ist: Je breiter untersucht wird, umso mehr Daten werden generiert, die schwer interpretierbar sind und deren klinische Relevanz nicht eingeschätzt werden kann.[17] Die Befunde, die aus einem Gentest entstehen, sind heikel, auch weil sie viele Fragen offenlassen.

Unser Rat an werdende Eltern ist, hier nicht zu sehr voranzupreschen und zu fragen: Begrüßen die verantwortlichen Ärztinnen und Ärzte diese Untersuchung überhaupt? Aus welchem Grund?[18]

Klar zu empfehlen sind alle Vorsorgeuntersuchungen, durch die man positiv etwas für das Baby im Bauch bewirken kann. Bei allen anderen Untersuchungen sollte man sich vorher fragen, welche Konsequenzen man bereit wäre zu ziehen. Obwohl es heute prinzipiell möglich ist, sehr viel über das Baby zu erfahren, gibt es gute Gründe zu sagen: Wir wollen es lieber gar nicht so genau wissen. Wenn ein Schwangerschaftsabbruch ohnehin gar nicht infrage käme, ist es womöglich besser, sich nicht einem irritierenden Ergebnis und einer weiteren Diagnostik auszusetzen, sondern weiterhin guter Hoffnung zu bleiben.

## Schwangerschaftskomplikationen

Im eigenen Körper nicht mehr allein zu sein ist für viele Frauen ein unvorstellbares Gefühl. Auf einmal hat man einen kleinen Mitbewohner, der vollkommen von einem abhängt. Auch medizinisch gesehen ist eine Schwangerschaft hoch spannend: Da ist die Mutter, deren Körper sich darauf einstellen muss, ein kleines Wesen rundum zu betreuen. Und da ist das Kind, das ja nicht nur Teil der Mutter ist, sondern auch Teil des biologischen Vaters. In ein und demselben Körper befinden sich zwei Individuen mit unterschiedlichen Immunsystemen, die sich nicht immer vertragen.

Dem mütterlichen Körper muss es einerseits gelingen, das Kind gut zu versorgen, andererseits muss er verhindern, dass es abgestoßen wird oder es der Mutter Schaden zufügt. In diesem komplexen Wechselspiel kommt es gelegentlich zu Schwierigkeiten.

Eine Komplikation kann aufseiten der Versorgung entstehen: Nämlich dann, wenn die Mutter eine Stoffwechselerkrankung entwickelt, einen sogenannten *Schwangerschafts- oder Gestationsdiabetes.*

Eigentlich wird die Versorgung durch die Plazenta gesichert, die Mutter und Kind gemeinsam ausbilden. Durch dieses wichtige Organ überträgt die Mutter die Nährstoffe auf das Kind und übernimmt Gifte, die im kindlichen Körper entstehen, um diese über ihre Niere oder ihre Leber auszuscheiden. Entscheidend ist, dass die Mutter die richtigen Nährstoffe übergibt – ausgeglichene Zucker, Fette, Vitamine, ausgeglichenes Eiweiß und so weiter. Ausgeglichen heißt in dem Fall: So, wie diese Stoffe bei einem gesunden Menschen normalerweise im Körper vorkommen.

Dieser Prozess geht schief, wenn durch einen Diabetes der Mutter zu viel Zucker an das ungeborene Kind weitergegeben wird. Dann wächst das Kind stärker und produziert mehr Insulin, um den Zucker zu verarbeiten und den Körperzellen zur Verfügung zu stellen (→ S. 154). In der Folge wird es dicker und trägt mitunter Organschäden davon. Auch nach der Geburt kann es Probleme geben. Bleibt der mütterliche Zucker nämlich dann auf einmal aus, kommt es zu einer Unterzuckerung, die sich zum Beispiel in Krampfanfällen äußern kann.

Um diese Komplikation zu vermeiden, werden die Blutzuckerwerte von Schwangeren regelmäßig kontrolliert. Ein Zuckerbelastungstest hilft zusätzlich, Risiken einzuschätzen. Wenn die Gefahr einer Blutzuckererkankung tatsächlich besteht, kann man rechtzeitig mit diätetischen Maßnahmen oder Insulin gegensteuern, um die Übertragung auf das Kind zu vermeiden. Nach der Schwangerschaft pegelt sich der Blutzucker der Mutter gewöhnlich wieder auf ein Normalmaß ein.

Eine weitere Komplikation ist die *Schwangerschaftsvergiftung*, Mediziner sprechen von Präeklampsie. Diese Erkrankung hängt damit zusammen, dass das Kind im Bauch in Teilen ein fremdes Wesen ist. Sie zeigt sich in hohem Blutdruck und vermehrter Eiweißausscheidung im Urin der Mutter. Auf beides wird in den Vorsorgeuntersuchungen geachtet, um etwaige Probleme frühzeitig zu erkennen. Auf Dauer können sich sonst die Blutgefäße verändern, vor allem auch jene im Mutterkuchen. Dadurch wird das Ungeborene nicht mehr richtig versorgt, es bleibt zu klein und zu leicht. Wird die Präeklampsie nicht behandelt, endet sie bei der Mutter schlimmstenfalls in Krampfanfällen bis hin zum Koma. Die genauen Ursachen für ihre Entstehung kennt man noch nicht.

Da die Krankheit aus einer fehlgeleiteten Kommunikation zwischen eigenem und fremdem Gewebe resultiert, ist die einzig nachhaltige Behandlung hier, das Kind zur Welt zu bringen. Meistens tritt sie im zweiten oder dritten Trimester der Schwangerschaft auf. Da gilt es sehr genau zu gucken, dass man den richtigen Moment abpasst. Einerseits darf die Frühgeburt dem Kind nicht zu sehr schaden, andererseits muss auch die Mutter entlastet werden, in der sich unterschiedliche Gewebe bekämpfen. Häufig sind die Symptome jedoch gar nicht so stark und es genügt, den erhöhten Blutdruck zu behandeln, bis das Kind reif genug ist.

# Hauptsache natürlich?
# Die Geburt

Fast ein Drittel der Kinder kommen heute in Deutschland per Kaiserschnitt zur Welt. Zwei Drittel werden auf natürlichem Wege geboren.[19] In dem Wort »natürlich« schwingt gewissermaßen mit, dass die Entbindung per chirurgischem Eingriff unnatürlich ist, irgendwie schlechter, eine Geburt zweiter Klasse. Umfragen zeigen, dass viele Mütter, die ursprünglich spontan gebären wollten, damit hadern, wenn es doch ein Kaiserschnitt wurde.[20] Sie sorgen sich um die Gesundheit des Kindes und empfinden Schuldgefühle. Dabei macht die Statistik es ja deutlich: Beide Geburtsformen sind inzwischen normaler Alltag. Beide sind auf ihre Art ein Wunder – und genau so sollte man sie auch behandeln. Eine Sectio caesarea, wie der Eingriff im Fachjargon genannt wird, kann Leben retten. Sie ist kein Makel, sondern ein Fortschritt.

Neben dem Mythos der natürlichen Geburt gibt es allerdings auch die Legende vom entspannten Wunschkaiserschnitt, der im Gegensatz zur vaginalen Entbindung perfekt planbar, schmerzfrei und unkompliziert sein soll. Dieses Versprechen ist so nicht haltbar, denn es unterschlägt die Nachteile einer Sectio-Geburt. Es ist aber ein Teil der Erklärung dafür, dass sich hierzulande die Zahl der Kaiserschnitte in den vergangenen 30 Jahren verdoppelt hat. Auch weltweit beobachtet die Weltgesundheitsorganisation (WHO) steigende Kaiserschnittraten. In einzelnen Ländern kommen bereits mehr Kinder per Sectio zur Welt als durch eine spontane Geburt. Die WHO sieht das kritisch. Denn wenn es keine medizinische Notwendigkeit für einen Kaiserschnitt gibt, kann er für Frauen und Babys unnötige Gesundheitsprobleme mit sich bringen.[21]

So weit also der gesellschaftliche Rahmen, in dem sich werdende Eltern heute befinden. Um die Entscheidung für die Geburtsart und den

Geburtsort persönlich gut treffen zu können, empfehlen wir, sich von ideologischen Diskussionen möglichst freizumachen und sich auf drei Fragen zu konzentrieren:

- Was spricht für welche Art der Geburt?
- Wo kann das Kind sicher auf die Welt kommen?
- In welchen Fällen wird einem die Entscheidung abgenommen?

Zur Erinnerung: Wir argumentieren auch beim Thema Geburt aus einer kinderärztlichen Perspektive. Nicht immer muss die Entscheidung, die im Sinne des Babys empfehlenswert ist, sich für die werdenden Eltern, in dem Fall vor allem für die Mutter, auch am besten anfühlen. Im Zweifel gilt es, diese Argumente abzuwägen – in Kenntnis der Risiken.

**Was spricht für welche Art der Geburt?**

Angenommen die Schwangerschaft ist unkompliziert verlaufen, es gab weder große Komplikationen, noch bestehen besondere Risikofaktoren für Mutter und Kind: Dann ist der beste Weg auf die Welt für das Kind durch den Geburtskanal. Warum? Erstens wird dadurch die Entfernung des Fruchtwassers aus der Lunge des Kindes begünstigt, was das eigenständige Atmen nach der Geburt deutlich erleichtert. Zweitens wird die Milchproduktion der Mutter angeregt. Drittens gehen viele Wissenschaftler davon aus, dass das Kind unterwegs die Bakterienflora der Mutter aufnimmt. Das klingt vielleicht nicht so schön, aber die meisten Bakterien sind gute Begleiter. Sie wandern in den Darm des Kindes und vermehren sich dort. Wir alle brauchen die Bakterien, die unseren Darm besiedeln. Sie helfen uns beispielsweise bei der Vitamingewinnung und bei der Zersetzung von Nahrungsmitteln. Wichtig zu erwähnen ist allerdings, dass eine neuere Studie berechtigte Zweifel hegt, ob die spontane Geburt für die Aufnahme der Bakterien wirklich so entscheidend ist. Es bleibt abzuwarten, was sich am Ende als richtig erweist. Doch es gibt auch noch weitere positive Effekte des Geburtsstresses für das Baby.

Es können während der Geburt allerdings auch Situationen entstehen, in denen es überhaupt nicht vorangeht oder in denen Mutter und/oder Kind sehr belastet sind. In diesen Fällen ist es in Absprache mit dem Geburtshelfer möglich, sich für einen Kaiserschnitt zu entscheiden. Damit sich eine solche Planänderung während der Geburt hinterher nicht wie ein Scheitern anfühlt, ist es ratsam, dieses Szenario bereits vorher einmal durchzuspielen.

Manche Mütter wünschen sich von vornherein eine Geburt per Sectio, was prinzipiell möglich ist. Ein Wunschkaiserschnitt sollte aber auf keinen Fall vor der 39. Schwangerschaftswoche gemacht werden. Eine frühere Entbindung ist immer mit einem Erkrankungsrisiko für das Neugeborene verbunden. Das sollte man nicht eingehen, nur damit der Sohn noch Löwe statt Jungfrau wird oder die Tochter an Weiberfastnacht das Licht der Welt erblickt. Hat es alles schon gegeben …

**Wo kann das Kind sicher auf die Welt kommen?**

Diese Frage kann zum abendfüllenden Programm werden, besonders in Großstädten. Die meisten Kliniken bieten inzwischen Infoabende für werdende Eltern an, bei denen man Kreißsäle besichtigt und das medizinische Personal Rede und Antwort steht. Auch Geburtshäuser öffnen regelmäßig ihre Türen.

Bei solchen Gelegenheiten werden viele Detailfragen zur Zahl der Gebärwannen, dem Einsatz von Lachgas und den Farben an der Wand gestellt. Doch die machen eher für die werdenden Eltern als für das Kind einen Unterschied. Pauschal gilt: Wenn keine besonderen Risiken zu erwarten sind, ist jede *Geburtsklinik* in der Lage, das Kind unter der Geburt und danach gut zu versorgen und zu begleiten.

Eine hundertprozentige Sicherheit, dass es bei diesem existenziellen Ereignis nicht zu Komplikationen kommt, besteht allerdings nie. Darum sollten die Eltern sich bei der Klinik erkundigen, wie ihr Versorgungskonzept aussieht, falls das Neugeborene zum Beispiel Schwierigkeiten mit der Atmung hat. Wie lange es dauern würde, bis eine Kinderärztin da ist. Gerade wenn man ein hohes Sicherheitsbedürfnis hat, ist es im Zweifelsfall ratsam, in einer Klinik zu entbinden, an der eine kinderärztliche Versorgung existiert. Sollten Komplikationen zu befürchten sein, schreiben die medizinischen Leitlinien das sogar vor. Je nach Situation bedarf es dann einer Neugeborenenspezialistin vor Ort.

Mit großen Kliniken verbinden manche Eltern nicht nur Sicherheit, sondern auch die Sorge, dass sie in eine maschinenhafte Medizin hineingeraten. Sie fürchten etwa, es könnte zu früh in den natürlichen Ablauf der Geburt eingegriffen und eine Situation vorschnell als krankhaft bewertet werden. Richtig ist: In großen Häusern werden medizinische Prioritäten gesetzt, die für die einzelne Frau in den Wehen sehr belastend sein können. Da muss dann schnell ein Kreißsaal geräumt und jemand anderes vorgezogen werden. Oder die Hebamme hat gerade keine Zeit, weil eine andere Frau dringender Beistand benötigt, während sie selbst noch recht weit von der Geburt entfernt ist. Das kann aus psychologischer Perspektive ein Nachteil sein und das Wohlbefinden werdender Eltern verschlechtern. Medizinisch gesehen ist es ein Vorteil: Es wird priorisiert, wer Versorgung braucht, damit erst gar keine krisenhafte Situation entsteht. In der Schnelligkeit können das nur größere Kliniken gewährleisten, in denen es mehrere Kreißsäle und Teams gibt.

Nun möchten manche werdenden Eltern Krankenhäuser lieber meiden, weil sie sich vor allem eine natürliche Geburt wünschen. Die riskanteste Variante, für die man sich in diesem Fall entscheiden kann, ist sicherlich eine *Hausgeburt*. Wenn dabei etwas Unvorhergesehenes passiert, ist die Hebamme in der Regel ganz allein, bis ärztliche Unterstützung kommt. Selbst wenn diese binnen 10 bis 15 Minuten eintrifft, ist die Sauerstoffversorgung beim Neugeborenen in der Zwischenzeit nicht gewährleistet. In diesen Minuten können große Teile des Gehirns absterben. Kinder überleben solche Situationen oft nur mit einem schweren Hirnschaden. Bei den meisten Hausgeburten geht zwar alles gut, doch bei der Geburt ist es ein bisschen wie beim Fliegen. In der Luft sind die Sicherheitsbedingungen ja deshalb so extrem hoch, weil die Folgen eines Absturzes so gravierend sind.

Welche Alternativen also gibt es, um die Risiken zu minimieren und gleichzeitig dem Wunsch nach möglichst viel Natürlichkeit zu entsprechen?

Da sind zum einen die *Geburtshäuser* zu nennen, in denen sich Hebammen zusammenschließen. Idealerweise befinden sie sich am Standort einer Frauen- und Kinderklinik, sodass die Entbindung zwar in einer nicht klinischen Atmosphäre stattfindet, man gleichzeitig aber die Sicherheit hat, dass Mutter und Kind zur Not sofort ärztlich versorgt werden könnten. Gerade bei Erstgebärenden kommt es recht häufig vor, dass sie während der Geburt verlegt werden müssen.[22]

Zum anderen gibt es in vielen Kliniken *hebammengeleitete Kreißsäle*. Das heißt: Dort ist zunächst kein Arzt, keine Ärztin anwesend. Normalerweise braucht man sie auch gar nicht, weil die Hebammen sehr erfahren sind und einen hervorragenden Job machen. Im Fall der Fälle ist die ärztliche Versorgung jedoch jederzeit verfügbar.

**In welchen Fällen wird einem die Entscheidung abgenommen?**

Nicht frei in der Entscheidung, wie und wo ihr Kind auf die Welt kommen soll, sind Eltern, wenn von der Fortführung der Schwangerschaft eine Gefahr für die Mutter oder für das Kind ausgeht.

Ein typisches Beispiel dafür ist die *Schwangerschaftsvergiftung* (→ S. 40). Diese Komplikation kann dazu führen, dass die Mutter ernsthaft erkrankt oder das Kind im Mutterleib nicht mehr richtig ernährt wird. Unter Umständen muss es zu einem relativ frühen Zeitpunkt per Kaiserschnitt geholt werden.

Auch ein *vorzeitiger Blasensprung* kommt anderen Entscheidungen zuvor. Wenn die Haut um die Fruchtwasserhöhle platzt und dadurch Fruchtwasser abgeht, ist das akut meist nicht schlimm. Die Situation muss aber klinisch überwacht werden. Sollten durch die Vagina Bakterien eindringen, kann das zu einer Entzündung beim Kind oder bei der Mutter führen und brenzlig werden. Sobald die Mutter Fieber kriegt oder man bei den Ultraschalluntersuchungen feststellt, dass es dem Ungeborenen nicht gut geht, ist der Zeitpunkt gekommen, es zu holen. Im Extremfall kann das bereits in der 22. oder 23. Schwangerschaftswoche sein.

In beiden Szenarien kommt das Kind meist zu früh zur Welt und muss dementsprechend in einer Klinik entbunden werden, die darauf spezialisiert ist.

In seltenen Fällen kann der Mutterkuchen vor dem Ausgang der Gebärmutter liegen und den *Geburtsweg versperren*, was ebenfalls einen geplanten Kaiserschnitt erforderlich macht.

Etwas häufiger passiert es, dass das Baby sich kurz vor dem errechneten Geburtstermin in *Steißlage* befindet und sich somit nicht mit dem Köpfchen voran auf den Weg machen kann. Diese sogenannte Beckenendlage spricht oft für einen Kaiserschnitt, auf jeden Fall aber für eine Klinik, in der man viel Erfahrung mit dieser Geburtsposition hat.

Allen geschilderten Situationen gemeinsam ist: Hier wird Eltern die Entscheidung, wo und wie die Entbindung stattfindet, weitgehend abgenommen. Sie sind allerdings die Ausnahme, nicht die Regel. 90 Prozent der Geburten verlaufen komplikationslos.

**Endlich da!**

Und dann ist er da, der ersehnte Moment des Kennenlernens. Gleich nach der Geburt wird man versuchen, das Kind auf die Brust der Mutter zu legen. Selbst bei Frühgeborenen, die sehr unreif zur Welt kommen, sind viele Kliniken inzwischen dazu übergegangen, diesen engen Kontakt wenigstens kurz zu ermöglichen, sofern es die Versorgung des Kindes erlaubt. Man weiß heute, dass diese ersten Momente unschätzbar wertvoll für die Bindung sind. Übrigens gar nicht in erster Linie für die Bindung des Kindes an die Mutter, sondern vor allem andersherum. Und selbstverständlich auch für das begleitende Elternteil, das ebenfalls oft die Gelegenheit bekommt, das Baby zum ersten Mal Haut an Haut zu spüren.

Wichtig sind direkt nach der Geburt drei Dinge.

1. Gelegentlich wird dieser erste Lebensmoment etwas mystifiziert, womöglich auch, weil die Erkenntnisse der Bindungsforschung noch recht jung sind und manchmal in etwas absoluter Form bei den werdenden Eltern ankommen. Wenn die ersten Lebensstunden nicht so ablaufen wie erhofft, weil Mutter oder Kind ärztlich versorgt werden müssen,

ist dadurch nicht gleich das Urvertrauen erschüttert. Der erste Moment ist besonders, aber er ist nur einer von vielen Momenten, die letztlich die Beziehung zwischen Kind und Eltern ausmachen. Wenn sich diese Nähe erst ein paar Stunden oder auch Tage später realisieren lässt, bedeutet das nicht, dass die Beziehung dadurch Schaden nimmt. Eltern und Kind haben sich ja auch schon vor der Geburt aneinander gebunden.

2. Was man bei allem Glück und aller Erleichterung nicht vergessen darf: Mutter und Kind sind nach der Geburt extrem erschöpft. Die Familie sollte jetzt nicht im Kreißsaal einschlafen. Es muss immer jemand wach bleiben und einen Blick auf das Kind haben, denn in äußerst seltenen Fällen kann ein Neugeborenes vergessen zu atmen. Hilfreich ist im Zweifel ein kleiner Sensor, der an den Zeh geklemmt wird und die Sauerstoffversorgung überwacht. Je nach Situation kann man das medizinische Personal darum bitten. Später und zu Hause ist eine solche Überwachung nur in Ausnahmefällen und auf ärztlichen Rat hin sinnvoll. Die meisten frei erhältlichen Geräte sind unzuverlässig und rauben Schlaf und Nerven durch Fehlalarme. Sie bieten bloß eine Scheinsicherheit.

3. Der kindliche Organismus vollbringt nun eine unglaubliche Leistung. Durch die eigenständige Atmung wird zum ersten Mal die Lunge durchblutet. Diese Kreislaufumstellung – vorher war das Kind ja Teil des Blutkreislaufs der Mutter – dauert zwei bis drei Tage. Kinderärzte raten darum meist dazu, in dieser Zeit im Krankenhaus zu bleiben. Einfach, weil dort geschultes Personal das Neugeborene beobachtet. Gelingt die Kreislaufumstellung nicht gut, kann das Herz überfordert werden. Eltern, die das Krankenhaus gleich nach der Geburt verlassen wollen, sollten sich dieses Risikos bewusst sein. Wenn das Kind ihnen zu Hause abgeschlagen vorkommt, es nicht trinkt, blass ist oder sich die Haut um die Lippen oder im Mund blau verfärbt, müssen sie sofort handeln und sich wieder auf den Weg in eine Kinderklinik begeben oder den Notarzt rufen. Nach der zweiten Vorsorgeuntersuchung (→ S. 126) können sie beruhigt ins heimische Familienleben starten, das gerade im ersten Lebensjahr noch genug Abenteuer bereithält.

# II

# UMWELTEINFLÜSSE: DAS ERSTE LEBENSJAHR

## Neue Rollen – über die rasante Entwicklung von Kind und Eltern

To do: Wickelkommode aufbauen, Kinderwagen kaufen, Bodys waschen, Essen vorkochen … Alles abgehakt? Glückwunsch. Doch egal, wie gewissenhaft man sich vorbereitet. Das Kind kommt und – zack! – das Durcheinander zieht mit ein.

Jeder Tag läuft anders als geplant. Das Kind schläft nicht im Wagen, sondern beim Tragen. Es will hundertmal am Tag an die Brust und verweigert Papas Flasche mit der mühsam abgepumpten Milch. Es schaut beim Wickeln nicht beeindruckt aufs Mobile, sondern brüllt. Währenddessen geben Großeltern Tipps, die heute gar nicht mehr gehen. Der Partner oder die Partnerin zieht nachts aufs Wohnzimmersofa um in der Hoffnung auf ein paar ruhige Stunden. Man streitet, wer vergessen hat, welche Anträge auszufüllen. Oder ächzt, weil man sie allein bewältigen muss. Standesamt, Krankenkasse, Familienkasse, alle wollen was!

Wie kann man nur so erschöpft, verliebt, müde, einsam, glücklich, überfordert, aufgedreht und wütend zugleich sein?! Ist das jetzt dieses neue Leben? Bleibt das etwa so? Aber ach, wie süß, niedlich und lustig das Baby schon wieder aussieht. Was es schon kann. Es fängt an zu lächeln. Es will schon greifen. Es versucht sich zu drehen.

Die Entwicklung, die ein Kind im ersten Lebensjahr hinlegt, ist in der Tat beeindruckend. Anfangs tut es nichts außer schlafen, trinken, schreien und ein bisschen herumschauen. Bis zum ersten Geburtstag hat es einen Tagesrhythmus, isst mit den eigenen Händen, steht auf seinen eigenen Füßen und läuft sogar manchmal schon los. In der Zwischenzeit verdreifacht es sein Gewicht und legt etwa die Hälfte seiner Geburtsgröße obendrauf. Es macht Fortschritte in der Bekämpfung von Krankheiten und lernt, vertraute und fremde Menschen voneinander zu unterscheiden.

Die Entwicklung, die Eltern im ersten Jahr mit Baby durchmachen, haut einen zunächst weniger um. Sie vollzieht sich eher im Inneren – doch dort ist bei den meisten mächtig was los. Individuelle Freiheiten, die bis dahin selbstverständlich schienen, sind auf einmal weg. Das Baby bestimmt den Takt des Alltags. Gerade in den ersten Lebensmonaten scheint keines seiner Bedürfnisse aufschiebbar zu sein. Selbst mal in Ruhe duschen, schlafen, essen? Ist fast schon Luxus. Damit muss man erst mal zurechtkommen. Auch mit der großen Verantwortung, die man auf einmal für einen anderen Menschen trägt. Das alte Leben fühlt sich gerade zu Anfang oft sehr weit weg an – noch immer vor allem für Frauen, zunehmend aber auch für Männer.

Paare müssen sehen, wie sie die Aufgaben untereinander verteilen. Wer mit dem Kind allein ist, muss frühzeitig Hilfe organisieren. In welcher Konstellation auch immer man ein Kind bekommt, als junge Familie kann man gar nicht zu viel Unterstützung haben. Manchmal stellen Großeltern die spitze Frage: Warum ist das bei euch eigentlich alles so viel komplizierter als bei uns damals? Antworten gibt es darauf wohl viele, ganz entscheidend sind jedoch zwei.

**1. Es wird viel mehr verhandelt unter Eltern.**

Die meisten Mütter wollen heute nicht mehr für mehrere Jahre raus aus ihrem Beruf.[23] Und die meisten Väter möchten das Aufwachsen ihrer Kinder miterleben. Jeder zweite Mann würde sogar gern die Hälfte der Kinderbetreuung übernehmen, am Ende macht es aber nur jeder fünfte.[24] Von der Einstellung her hat sich viel getan in den letzten Jahren, noch trifft man die »neuen Väter« allerdings häufiger in den Medien als auf der Straße. Männer nehmen nach wie vor deutlich seltener und kürzer Elternzeit als Frauen. So kommt es, dass eine Menge Paare sich in Klischees wiederfinden, über die sie sich vorher lustig gemacht haben. Oder sie entscheiden sich bewusst für eine eher traditionelle Aufgabenverteilung und haben den Eindruck, sich dafür rechtfertigen zu müssen.

Nicht nur die Wünsche der Eltern, auch Erwartungen und Zwänge haben sich verändert. In den meisten Paarhaushalten mit minderjährigen Kindern sind heute beide Eltern berufstätig. Arbeitgeber zeigen sich verhandlungsbereit, was Teilzeitmodelle betrifft – sie können es sich oft nicht leisten, auf Mitarbeiter zu verzichten. Und die Mehrheit der Familien kann oder möchte es sich nicht leisten, auf ein Gehalt zu verzichten.

Wie sich Paare genau aufteilen, hängt von vielen Faktoren ab. Wohnt man in der Großstadt oder auf dem Land? Ist man ausgebildet oder studiert? Vermögend oder armutsgefährdet?

Aus Perspektive des Kindes sind die Rollen- und Gewissenskonflikte, die Erwachsene dabei zuweilen haben, völlig irrelevant. Ein Baby hat klare Erwartungen: Wenn es gestillt wird, braucht es seine Mutter. Wenn die Windel nass ist, braucht es jemanden, der es wickelt. Und wenn es irgendwann in eine Krippe kommt, braucht es feinfühliges Personal mit ausreichend Zeit, um sich mit ihm zu beschäftigen. Die gegenwärtigen Umstände in den stark überlasteten Kitas sind darum gerade für ganz kleine Kinder oft alles andere als optimal.

Wie auch immer man sich letztlich aufteilt: Die neuen Rollenbilder und die damit verbundenen Erwartungen führen dazu, dass bei der Familiengründung kaum noch jemand an einer Verhandlung vorbeikommt. Wer bleibt wann und wie lange mit dem Baby zu Hause? Wer arbeitet danach Vollzeit, wer reduziert seine Stelle? Auch auf Dauer erfordert es eine ständige Abstimmung und Organisation, wenn beide Eltern fürs Geldverdienen *und* für die Kinderbetreuung zuständig sind. Das kostet Zeit und Nerven.

### 2. Es wird feinfühliger auf Kinder eingegangen.

Nicht nur die Beziehung der Erwachsenen untereinander, auch die Beziehung zum Kind hat sich verändert. Die Ansprüche an Eltern sind gestiegen. Es gibt viel mehr wissenschaftliche Erkenntnisse dazu, wie wichtig die ersten Lebensjahre sind, welch enormen Einfluss sie darauf haben, ob ein Mensch gesund, gebildet und gut gelaunt seinen Weg geht.

In westlichen Kulturen orientiert man sich stark an der Bindungstheorie. Zentral ist dabei, eine sichere emotionale Bindung zum Kind aufzubauen, indem man verlässlich für es da ist und feinfühlig auf seine Signale reagiert. Auf Basis dieses sicheren Fundaments kann das Kind dann mit der Zeit anfangen, die Welt zu erkunden. Im Leben der Eltern nehmen Kinder inzwischen oft eine zentrale Position ein. Historisch gesehen ist es ein Fortschritt, dass man stärker darauf achtet, wie es ihnen geht. Doch leichter wird die Erziehung dadurch nicht immer.

Familienforscherinnen beobachten seit Längerem eine »Intensivierung von Elternschaft«[25]. Eltern, insbesondere Mütter, beschäftigen sich heute viel aktiver mit ihrem Kind, fördern es gezielter, achten auf sogenannte »quality time« miteinander. Das ist auf den ersten Blick überraschend, weil sie gleichzeitig mehr Zeit mit Erwerbsarbeit verbringen. Auf den zweiten Blick ist möglicherweise genau das ein Teil der Erklärung. Wenn man schon so oft weg ist (schlechtes Gewissen?), soll das Kind in der verbliebenen Zeit nicht nebenher laufen.

Derart engangiert können sich allerdings längst nicht alle Menschen um ihre Kinder kümmern. Manchen Eltern fehlt die Zeit, etwa wenn sie allein für alles verantwortlich sind. Auch ist nicht jeder und jede gleich talentiert in Sachen Zeitmanagement. Andere haben nicht die entsprechenden Verbindungen und Fördermöglichkeiten, sind zum Beispiel noch nicht lange in Deutschland und verstehen die Sprache nicht. Wieder andere verfügen nicht über die finanziellen Mittel, um höheren Anforderungen gerecht zu werden. Für einige liegen die Probleme tiefer: Sie werden als Eltern von ihrer eigenen, nicht so glücklichen Kindheit eingeholt und geraten an ihre Grenzen, wenn sie weitergeben sollen, was sie selbst nicht erfahren haben.

Auf diese Weise wird der Abstand zwischen den Familien größer: Für die einen ist das Elternsein herausfordernd, weil sie versuchen, alles perfekt zu machen. Für die anderen ist es herausfordernd, weil sie überhaupt nicht mehr hinterherkommen.

Mit zunehmendem entwicklungspsychologischen Wissen ist eine Flut von Ratgebern aufgekommen, seriöse und weniger seriöse. In der

Summe sind die Ratschläge häufig verwirrend und widersprüchlich. Einerseits geistern noch die autoritären Erziehungsmethoden vorheriger Generationen herum. (Nun stell dich nicht so an. / Jetzt lass das Kind doch mal schreien. / Es wird gegessen, was auf den Tisch kommt.) Andererseits verlangen bedürfnisorientierte Ansätze (Attachment parenting) maximale Zugewandtheit – am besten mit viel Körperkontakt, langem Stillen und ständigem Tragen. Die Ansprüche sind gewaltig und können einen großen Druck auslösen, besonders auf gut vorbereitete Mütter, die alles richtig machen wollen. Traumatisiere ich mein Kind, wenn es sich mal ein paar Minuten beschwert, bevor es im Kinderwagen in den Schlaf findet? Verliert es sein Urvertrauen, während ich endlich mal in Ruhe dusche? Der Kopf überstimmt in solchen Fragen so manchen ursprünglichen Instinkt.

Nicht selten dreht sich dann das Führungsprinzip um. Statt mit ihrer Erfahrung und ihrem Einschätzungsvermögen Entscheidungen zu treffen, lassen Eltern sich die Richtung von ihren Kindern vorgeben. Es kommt vor, dass ein Elternteil mit einem sechs Monate alten Säugling im Arm in der Kinderklinik erklärt, sich auf eigene Verantwortung entlassen zu wollen. Mit dem Argument: »Mein Kind möchte nach Hause.«

Dass sich unter Eltern immer stärker eine zugewandte, kinderfreundliche Grundhaltung verbreitet, ist ein großes Glück. Doch gelegentlich driftet sie in Grenzenlosigkeit und die Mütter und Väter stehen permanent unter Zugzwang. Das kann auf Dauer zu Regulationsstörungen (→ S. 75) und zu großer Unzufriedenheit und Erschöpfung bei den Eltern führen.

In Kinderarztpraxen, Kitas und Schulen kann man seit einigen Jahren vermehrt Mütter und Väter beobachten, die nicht nur glauben, alles für ihre Kinder tun zu müssen, sondern auch, dass sie sich keinerlei Fehler erlauben dürfen. Sie lesen sich akribisch ein und wenden sich sofort an Fachleute, sobald etwas nicht optimal läuft.

In vielen Situationen wäre der Rat eines erfahrenen Familienmitglieds oder einer Freundin hilfreicher. Die verkopfte Herangehensweise an Kinder ist nämlich auch die Folge eines Mangels: Es fehlt an Rollenvorbildern. Früher konnte man die Uroma und die Oma dabei beobachten, wie man ein Kind anfasst und bei welchem Infekt man noch gelassen bleiben kann. Mit Mitte dreißig hat man diese Erfahrung meist nicht. Doch man kann sie sich zurückholen, indem man bewusst Menschen fragt, die schon Kinder haben. Echter Austausch hilft oft mehr als theoretisches Wissen. Dafür muss man allerdings Raum schaffen und bereit sein, sich von eigenen Vorstellungen zu lösen.

## Die Minipubertät

Zu Beginn sind Mütter und Väter meist fasziniert von jedem Zucken des Babys. Doch nach der Geburt hat sich die Natur gleich mal etwas besonders Verrücktes »ausgedacht«, was Eltern einen gehörigen Schrecken einjagen kann: Bei weiblichen Neugeborenen kann es zu Schmierblutungen aus der Scheide kommen, bei männlichen Säuglingen schwellen Hoden und Penis an und das Genital färbt sich dunkler.

Was ist da los? Um das zu verstehen, muss man in der Schwangerschaft beginnen, in der unglaublich viele Hormone produziert werden. Hormone sind Botenstoffe: Ein Teil des Körpers, oft gesteuert vom Gehirn, übermittelt einem anderen Teil des Körpers die Nachricht, eine Aktion in Gang zu setzen. Über das Blut werden die Botenstoffe dafür an eine bestimmte Stelle gebracht. Bei der werdenden Mutter ist das vor allem Östrogen – das in den Eierstöcken produzierte weibliche Geschlechtshormon. Es bereitet den Körper auf die Schwangerschaft vor und sorgt dafür, dass sie erhalten bleibt. Zum Teil geht dieses Östrogen aber auch auf das Ungeborene über. Mädchen und Jungen bekommen also während der Schwangerschaft sehr viele weibliche Geschlechtshormone.

Das hat drei erstaunliche Effekte:

1. Bei Mädchen und Jungen wachsen im Mutterleib die Brüste.
2. Bei Mädchen vergrößert sich die Gebärmutter.
3. Die Hirnanhangdrüse des Ungeborenen, die üblicherweise die Produktion von Botenstoffen anregt, kriegt gemeldet: Es reicht!

Die körpereigene Hormonproduktion wird somit unterdrückt. Wenn das Kind zur Welt kommt, sind die ganzen Östrogene, die mit der Nabelschnur übertragen wurden, mit einem Schlag weg. Den Mädchen ergeht es dann wie erwachsenen Frauen: Die Schleimhaut, die in der Gebärmutter aufgebaut wurde, wird abgestoßen. Dabei kann es zu einer Abbruchblutung kommen, einer Art Mini-Menstruation. Meistens ist das eine einmalige Sache und nach ein bis zwei Tagen ist der Spuk wieder vorbei. Nichts daran ist schlimm, man muss es nur einzuordnen wissen. Auch die relativ großen Brustdrüsen bei Mädchen und Jungen brauchen Eltern nicht zu beunruhigen, sie bilden sich zurück. Manchmal entstehen dort sogar einzelne Tropfen Milch.

Jetzt zum wichtigsten Punkt: Nachdem die mütterlichen Östrogene weg sind, wird die Hirnanhangdrüse nicht mehr in ihrer Funktion gehemmt. Sie denkt: Huch, da sind nur noch so wenig Östrogene, jetzt muss ich etwas tun und den Eierstöcken oder den Hoden signalisieren, dass wieder Hormone gebildet werden müssen. In diesem Moment setzt die Minipubertät ein. Nun entstehen ganz früh im Leben Pubertätshormone, die danach erst wieder ab dem elften oder zwölften Lebensjahr produziert werden. Die Jungen erhalten zum ersten Mal männliche Geschlechtshormone. Durch das Testosteron beginnen ihre Hoden zu wachsen und werden so groß wie bis zur Pubertät nicht mehr. Auch der Penis wächst und das Genital verfärbt sich dunkler, wie beim geschlechtsreifen Mann. Die Mädchen bekommen derweil erneut Östrogene.

Die Minipubertät wirft eine spannende Frage auf: Wird das Gehirn schon im Mutterleib und in den ersten Lebenstagen weiblich oder männlich geprägt? An ihr wird intensiv geforscht. Es gibt Tierversuche, die ein stark männliches oder weibliches Verhalten in dieser Zeit tatsächlich nachweisen konnten. Die Tiere mussten für diese Studien zum Teil kastriert werden. Bei Menschen ist das nicht einfach zu untersuchen. Darum gibt es in der Forschung auch unterschiedliche Standpunkte zu der Frage, ob die Minipubertät bereits einen Einfluss auf die Geschlechtsidentität hat oder nicht. Letztlich wissen wir es nicht, die Phase bleibt bis heute rätselhaft. Bei den Jungen geht sie etwa bis zum dritten Lebensmonat, bei den Mädchen wird das Östrogen manchmal sogar bis zum dritten Lebensjahr produziert.[26]

## Wie viel Schreien ist normal?

Ein schreiendes Neugeborenes ist eigentlich etwas Wunderbares! Schreien ist ein Zeichen von Leben, von Kraft. Kommt ein Baby auf die Welt, warten alle auf den ersten Schrei. Doch kaum ist er verklungen, möchte man weitere lautstarke Äußerungen am liebsten vermeiden.

Durch die Erwachsenenbrille betrachtet ist Schreien etwas Negatives. Geschrien wird in Extremsituationen: aus Angst, Wut, Verzweiflung. Dann, wenn es irgendwie existenziell zu werden droht. Brüllt ein Baby im Supermarkt, fragt mit Sicherheit jemand: Was hat es denn? Hat es Hunger? Bauchweh? Die Windel voll? Ist es müde? Solche Nachfragen sind für die Mutter oder den Vater oft zusätzlicher Stress. Man ist gerade in der Anfangszeit noch nicht routiniert darin, alles gleichzeitig zu machen – bezahlen, Zeug einpacken, Baby beruhigen ... Meistens ist man zudem müde und leicht reizbar. Kein Wunder, dass man dann schnell einen Vorwurf heraushört. Man fragt sich ja selbst die ganze Zeit, ob man irgendetwas falsch macht.

Die kurze Antwort lautet: Nein. Dass ein Säugling schreit, ist normal und muss Eltern erst einmal nicht beunruhigen. Die kindlichen Möglichkeiten, sich zu äußern, sind begrenzt. Es bleibt ihm nicht viel anderes übrig, als seine Stimme zu erheben, wenn es der Umwelt etwas signalisieren möchte. Das scheint gelegentlich etwas in Vergessenheit zu geraten.

Nur in seltenen Fällen ist Geschrei wirklich beunruhigend: Wachsam sollte man etwa sein, wenn das Baby auf einmal ganz anders klingt als sonst, es kläglich und kaum wahrnehmbar weint oder sehr schrill auf eine Berührung reagiert. Treten dazu noch weitere Symptome auf, ist es etwa sehr blass, wirkt abgeschlagen oder mag nicht trinken, muss das sofort kinderärztlich abgeklärt werden.

In den meisten Fällen ist das Problem eher, dass das Schreien schrecklich an den Nerven zehrt. Man hat das Baby auf dem Arm, versucht es zu beruhigen und es schreit und schreit und schreit. Natürlich möchte man unbedingt dahinterkommen, was los ist. Doch das ist gar nicht so leicht.

Erstens kann das Schreien bei einem Neugeborenen alle möglichen Gründe haben: Ich bin wach, der Bauch drückt, ich habe Hunger, ich habe die Windel voll, ich möchte Nähe, es ist mir zu laut, ich fühle mich schlecht … Und die sind anfangs nur schwer zu unterscheiden. Wenn Eltern ein bisschen Erfahrung haben, berichten sie oft, dass sie gelernt haben zu differenzieren, aus welchen Gründen ihr Baby Alarm schlägt.

Zweitens gibt es häufig gar keinen konkreten Grund – zumindest keinen, gegen den man irgendetwas unternehmen könnte. Die richtige Antwort auf die »Warum-schreit-es-denn?«-Frage an der Supermarktkasse lautet somit in vielen Fällen: Es ist halt ein Baby. Es muss sich noch an diese Welt anpassen. Wenn wir in ein tropisches Land reisen, müssen wir uns ja auch akklimatisieren und uns an die veränderten Lebensbedingungen gewöhnen, an die Hitze, die Luftfeuchtigkeit, all die neuen Einflüsse. Die Reise eines Kindes aus dem Mutterleib in die Welt ist ungleich aufregender. Es dauert, bis es sich auf die neue Umgebung eingestellt hat. Dagegen kann man gar nicht viel machen.

Wie lange es dauert, bis das Baby richtig angekommen ist und wie viel es dabei schreit, ist sehr unterschiedlich. Meist ist der Höhepunkt des Schreiens in der Mitte der ersten drei Lebensmonate erreicht und danach wird es besser. Gerade um die sechste Lebenswoche herum variiert der normale Schreianteil enorm.

Es kann dennoch zermürbend sein: Warum schreit die eigene Tochter den gesamten Babykurs zusammen und den halben Abend noch dazu, während der Nachbarsjunge höchstens mal unzufrieden grunzt, wenn er Hunger hat?

Lange suchte man die Gründe in dem noch »unreifen Darm« der Neugeborenen: Noch immer geistert die Theorie herum, dass es sich hierbei um *Dreimonatskoliken* handele. Als gesichert kann bei dieser »Diagnose« aber nur der erste Teil des Wortes gelten. Tatsächlich erstreckt sich die schreiintensive Phase bei den meisten Säuglingen etwa über die ersten drei Monate. Für den zweiten Teil des Wortes, die Koliken, gibt es keine medizinischen Belege.

Was heißt das nun für besorgte Mütter und Väter?

Zunächst leider: Man kann nicht viel tun gegen das Schreien. Man kann und sollte das Baby dabei trösten und begleiten, aber ändern kann man es nicht. Es kursieren unzählige Mittelchen, um jene angeblichen Dreimonatskoliken zu bekämpfen: Salben, Tropfen, Tees, Öle, Massagen. Doch nichts davon bringt eine Familie schneller durch diese manchmal sehr anstrengende Anfangsphase. Sie dauert so lange, wie sie dauert – die Entwicklung ist nicht abzukürzen. Eine Bauchmassage (am besten im Uhrzeigersinn) kann dem Kind dennoch guttun, allein schon durch die Zuwendung. Sämtliche Empfehlungen nervös durchzuprobieren kann dagegen auch kontraproduktiv sein, weil statt Beruhigung noch mehr Unruhe entsteht. Eine Zeit lang war man überzeugt davon, dass es die Schreimenge reduziert, wenn das Kind vorbeugend mehrere Stunden am Tag am eigenen Körper getragen wird. Doch auch diese Annahme gilt inzwischen als widerlegt. Wichtig sind einigermaßen stabile Tagesroutinen und Einschlafrituale.

Wem die Schreiphasen sehr lange vorkommen, der kann prüfen, ob die sogenannte *Dreierregel* erfüllt ist: Schreit das Kind an drei Tagen in der Woche mehr als drei Stunden am Tag über einen Zeitraum von drei Wochen hinweg? Dann ist die Definition für exzessives Schreien erfüllt. Erfahrungsgemäß zeigt sich jedoch, dass Eltern die Schreidauer (verständlicherweise!) oft überschätzen, bevor sie beginnen, die Zeiten zu dokumentieren. Wenn sie dann schwarz auf weiß sehen, dass sich ihr Baby im Normbereich bewegt, fühlen sich viele bereits erleichtert.

Um für Entlastung zu sorgen, ist es häufig sinnvoll, das Familienleben anders zu organisieren. Möglicherweise kann das Elternteil, das bereits wieder arbeitet, eine Zeit lang kürzertreten und zu Hause mehr Aufgaben übernehmen. Oder die Großeltern schieben das Baby regelmäßig zwei Stunden im Kinderwagen herum. Oder eine Nachbarin bringt Mittagessen.

Wenn der Leidensdruck oder die Verunsicherung zu groß werden, kann man sich an die Kinderarztpraxis wenden oder an eine sogenannte Schreiambulanz. Dieses Beratungsangebot ist oft an eine Kinderklinik oder eine Erziehungsberatungsstelle angegliedert. Dorthin kann man sich auch wenden, wenn die Schreidauer den Normbereich überschreitet.

In Momenten großer Hilflosigkeit kann einen auch das Gefühl überwältigen: Ich halte es nicht mehr aus. Am liebsten würde ich das Kind nehmen und es schütteln. Wer in eine solche Situation kommt, sollte das Kind an einem sicheren Ort ablegen, in einen anderen Raum gehen und zum Beispiel einen Nachbarn um Unterstützung bitten und sich danach professionelle Hilfe suchen. Jedes Schütteln kann das Gehirn des Kindes massiv und für immer schädigen.

Für das Baby selbst scheint das Schreien in der Regel gar nicht so belastend zu sein. Jedenfalls sind keine langfristigen Folgen bekannt. Ob es viel oder wenig schreien muss, ist einfach eine Laune der Natur. Das klingt nicht befriedigend für Eltern, die nach Lösungen suchen. Dafür ist aber auch sicher: Der Zustand geht vorbei, man braucht nur etwas Geduld und hat daran für gewöhnlich keine Schuld.

Schreien in den ersten Monaten gehört zum Leben wie später die Stimmungsschwankungen in der Pubertät (→ S. 327).[27]

# »Blockaden« – ein Fall für den Osteopathen?

»Der hat aber einen schiefen Kopf.« – »Die ist aber unruhig.« – Wenn Freunde, Geschwister oder Bekannte beim Babygucken solche Beobachtungen machen, ist es meist nicht mehr weit bis zu der Frage: »Wart ihr schon mal beim Osteopathen damit?«

Die Osteopathie boomt hierzulande, speziell für Säuglinge. Laut einer Umfrage, die der Verband für Osteopathen Deutschland beim Meinungsforschungsinstitut Forsa in Auftrag gegeben hat, war 2018 knapp jeder fünfte Deutsche in einer osteopathischen Behandlung, darunter viele Kinder. 2021 war es schon fast jeder Vierte, Tendenz steigend.[28] So manche Hebamme, die im Wochenbett nach Mutter und Kind guckt, empfiehlt, mal osteopathisch abklären zu lassen, ob nicht vielleicht »ein Geburtstrauma« oder »eine Blockade« beim Baby vorliegt. »Auch bei Neugeborenen, die keine Beschwerden aufzeigen, kann sich ein Besuch beim Osteopathen in den ersten drei bis vier Wochen nach der Geburt auszahlen«, heißt es auf der Homepage des Bundesverbandes Osteopathie.[29] Schließlich mache sich nicht jede Einschränkung sofort bemerkbar. Nach dem Motto: Sicher ist sicher. Kann ja nicht schaden.

Doch ganz so einfach ist es nicht.

Entwickelt wurde die Osteopathie als manualmedizinische Technik von dem Amerikaner Andrew Taylor Still im vorletzten Jahrhundert. Zu einer Zeit also, in der die Medizin noch wenig Antworten und Therapiemöglichkeiten zu bieten hatte. Osteopathen wollen bestimmte gesundheitliche Beschwerden lösen, indem sie mit den Händen Blockaden und Gewebespannungen aufspüren und beseitigen, damit die körperlichen Selbstheilungskräfte wieder wirken können. Eine tastende Behandlung als sanfte Alternative zu Medikamenten oder Operationen – so das Versprechen. Aber ist es auch haltbar?

Gemessen an wissenschaftlichen Kriterien gibt es keinerlei Nachweise dafür, dass die osteopathische Behandlung von Säuglingen einen Effekt hat. Die wenigen bisher existierenden Studien sind zudem widersprüchlich und häufig mangelhaft durchgeführt.[30] Eltern, die sich gegen einen Besuch beim Osteopathen entscheiden, sind somit auf der sicheren Seite. Sie müssen sich dem Gruppendruck, der gelegentlich vor allem in Mütterkreisen herrscht, nicht beugen. Die anderen konsultieren alle einen Osteopathen? Keine Sorge, wer darauf lieber verzichtet, enthält dem Kind nichts Entscheidendes vor.

Das bedeutet im Umkehrschluss aber nicht, dass Eltern, die gern eine Osteopathin aufsuchen möchten, etwas falsch machen. Viele Mütter und Väter fühlen sich verständlicherweise gerade am Anfang rasch verunsichert und wünschen sich einen genauen Blick auf ihr Kind. Das Neugeborene hat eine Lieblingsseite und dreht das Köpfchen immer in die eine Richtung? Selbst wenn der Kinderarzt ausschließt, dass das behandelt werden muss, gelingt es ihm im Gespräch mit den Eltern möglicherweise nicht, ihnen ihre Sorgen zu nehmen. Sie sind weiterhin auf der Suche nach Hilfe. Gleichzeitig schnappen sie in Babykursen von Hebammen oder anderen Müttern Begriffe wie Blockade, Dreimonatskoliken und KiSS-Syndrom (Kopfgelenk-induzierte Symmetrie-Störung)[31] auf. Diese »Diagnosen« klingen zwar, als müsse man sie medizinisch ernst nehmen – sie lassen sich aber nicht seriös auf anatomische Problematiken zurückführen. Eher entspringen sie einem Gefühl der Verunsicherung, das viele Neueltern teilen: Vielleicht stimmt etwas nicht mit dem Baby, weil es so viel schreit / spuckt / den Kopf schiefhält.

Doch in den allermeisten Fällen handelt es sich dabei um typisches Säuglingsverhalten – sofern die Kinderärztin ausgeschlossen hat, dass etwas Krankhaftes vorliegt. Um besser damit zurechtzukommen, wünschen sich manche Eltern dennoch einen Besuch beim Osteopathen. Vielleicht auch einfach, weil da jemand ist, der sich Zeit nimmt und einem etwas beibringt im Umgang mit dem Baby. Zudem hat jede Behandlung einen gewissen Effekt, allein weil irgendetwas gemacht wird. Dass sie meistens selbst etwas dafür bezahlen müssen, erhöht für manche Eltern noch ihren Wert. Auch die Möglichkeit, einmal nicht nur rein wissenschaftlich und sachbezogen auf das Neugeborene zu gucken, kommt einem Bedürfnis nach Ganzheitlichkeit und Natürlichkeit entgegen, das viele Menschen haben.

Wichtig sind zwei Dinge:

1. Eltern sollten sich nur an eine Osteopathin wenden, die eine schulmedizinische Grundausbildung hat, idealerweise sogar Kinderärztin ist. Dafür muss man zwar eventuell einen längeren Weg in Kauf nehmen, hat aber die Sicherheit, dass keine medizinischen Möglichkeiten übersehen werden. Meist sind es allerdings Physiotherapeuten und Orthopädinnen mit entsprechender Zusatzausbildung, die osteopathisch tätig sind. Wichtig ist dann, dass sie über eine nachweisbare Qualifikation zur Behandlung von Säuglingen und Kindern verfügen.

2. Es sollte Offenheit für einen Austausch zwischen Kinderärztin, Osteopath und Eltern herrschen. Das ist häufig nicht so einfach und alle Seiten müssen sich Mühe geben. Doch nur so erhält das Baby sicher die beste Behandlung.

## Das erste Lachen

Es fühlt sich an, als zöge man nach einem langen Winter eines Morgens müde die Jalousien hoch und plötzlich scheint einem die Frühlingssonne ins Gesicht. Das Baby lächelt, endlich. Viele warten sehnsüchtig auf diesen Moment. Nachdem man das eigene Leben komplett umgekrempelt hat und dieses kleine Wesen seit Wochen stillt, wickelt, wippt und wiegt, kommt auf einmal etwas zurück. Klappt das noch mal? Man strahlt das Kind an und das Lächeln wird erwidert. Unglaublich! Jetzt beginnt die Zeit des Faxenmachens – ist da noch eine Reaktion, die man herauskitzeln kann?

Das soziale Lachen im Alter von sechs bis zehn Wochen ist oft die erste Entwicklung, die Mütter und Väter so richtig wahrnehmen bei ihrem Baby. Weil dieser Moment so bewegend ist, schenkt man ihm besonders viel Aufmerksamkeit.

Dabei wird sogar im Mutterleib schon gelächelt. Manchmal hält der Ultraschall das im Bild fest. Es handelt sich zu diesem Zeitpunkt aber noch um ein reflektorisches Lächeln, es geschieht automatisch. Die Muskeln verziehen sich und die Augen scheinen zu lächeln. In den ersten Lebenswochen bleibt diese Art des Lächelns oft noch erhalten. Die Bezeichnung Engelslächeln hat vermutlich den tragischen Hintergrund, dass früher viele Neugeborene in dieser Anfangsphase gestorben sind. Jene Zeiten liegen hierzulande zum Glück mehr als ein Jahrhundert zurück. Doch der Begriff passt auch so. Denn die lächelnden Neugeborenen wirken, als wären sie nicht von dieser Welt – auf jeden Fall noch nicht ganz angekommen.

Das erste zielgerichtete Lächeln scheint dagegen zu signalisieren: Ich bin da! Wie bei allen folgenden Entwicklungsschritten ist auch hier die zeitliche Bandbreite groß. Niemand muss enttäuscht sein, wenn das Nachbarskind schon früher lächelt. Und man muss sich auch nichts vormachen: Zu diesem Zeitpunkt lächelt das Kind nicht, weil es sich so doll freut, seine Bezugsperson zu sehen. Es lächelt, weil es die Gesichtsform mit den Augen und dem Mund erkennt und sie sozusagen imitiert. Das funktioniert sogar, wenn man dem Baby ein Bild oder eine Strichzeichnung vorhält. Hauptsache, da sind diese besonderen Konturen. Sozial ist dieses Lächeln dennoch, denn es braucht irgendeine Art von Gegenüber.

Oft wird dann monatelang alles, jeder und jede angelächelt: Die Leute im Bus, Kassierer, Kinder, Hunde und natürlich auch die näheren Bezugspersonen. Für die meisten Eltern ist das eine sehr schöne Phase, weil von ihrem Kind immer mehr zurückkommt und die Beziehung tiefer und vielfältiger wird. Man hat nicht nur anstrengende Nächte, sondern auch ein glucksendes Baby, das sich freut, wenn man es an den Füßen kitzelt, ihm etwas vorsingt, Geschichten erzählt, in der Badewanne planscht.

Auf welche Weise man sich mit dem Baby beschäftigt, kann man seinen Impulsen überlassen. Es ist nicht nötig, irgendwelche Programmpunkte abzuspulen, die empfohlen werden. Der einen graust es schon beim Gedanken daran, Babyreime vorzusingen, die andere ist auch bei der fünften Runde von »Große Uhren machen ticktack« noch motiviert. Der eine geht am liebsten spazieren und lässt das Baby einen Baum anfassen. Der andere schaut ausdauernd Pappbilderbücher an. Alles okay – die Beziehung lebt davon, dass beide Spaß dabei haben.

Mit circa sieben bis neun Monaten kann es passieren, dass ein Kind die Freundin oder den Opa nicht mehr mit einem Lächeln begrüßt, sondern zu weinen anfängt und sich auf dem Arm der Eltern versteckt. Wie toll, der nächste soziale Entwicklungsschritt ist da: das Fremdeln. Jetzt beginnt das Baby zwischen Fremden und Vertrauten zu unterscheiden. Plötzlich kann es die Konturen der Gesichter zuordnen. Mit persönlicher Ablehnung hat das nichts zu tun. Kein Opa muss beleidigt sein, das geht wieder vorbei. Wie stark sich diese Phase zeigt, ist individuell verschieden – von extremem Weinen bis zu einem skeptischen Blick ist alles dabei. Sollte das Kind nicht wahrnehmbar fremdeln, bedeutet das übrigens nicht, dass es später nicht weiß, wer nah und wer fern ist. Da muss man sich keine Sorgen machen.

Ist das Fremdeln überwunden, fängt das konkrete Erkennen an. Und dann kommen meist auch schon die ersten Vorstufen von Worten. Mama-ma-ma-mam, pa-pa-pa-pap, beginnen die Kinder zu lautieren. Eine neue Ebene der Kommunikation ist erreicht (→ S. 171).

## Schlaf, Kindlein, schlaf!

Treffen sich zwei Neu-Eltern. Sagt die eine: »Jetzt weiß ich, warum Schlafentzug eine Foltermethode ist.« Sagt der andere: »Echt? Unsere Kleine hat schon mit zwei Monaten durchgeratzt!«

Der Kinderschlaf – ein Thema mit gigantischem Dramenpotenzial unter jungen Müttern und Vätern. Da werden kriegerische Metaphern herangezogen, da wird gelogen und angegeben, da greifen Verzweiflung, Wut und Erschöpfung um sich. Dabei ist die Sache letztlich banal: Jeder Mensch, ob groß oder klein, muss schlafen. Allerdings ist das Skript für diese Ruhephasen bei Groß und Klein sehr unterschiedlich. Damit sind wir eigentlich schon beim Knackpunkt: Ganz viele Probleme rund ums Schlafen entstehen, weil die Erwartungshaltung der Eltern schlicht unrealistisch ist. Schließlich möchten sie auf die inflationär gestellte Und-schläft-es-schon-durch?-Frage irgendwann mal mit Ja antworten können. Die anderen Babys tun es doch auch, oder nicht?

Es ist sinnvoll, sich an dieser Stelle einmal zu vergegenwärtigen, was Säuglinge physiologisch können und was nicht. Dann muss man sich nicht mit Dingen verrückt machen, die von ihrer Entwicklung her noch gar nicht möglich sind.

Zwei Besonderheiten sind charakteristisch für den Babyschlaf:

Erstens ist zu Beginn des Lebens der *REM-Schlaf* von großer Bedeutung. Im Volksmund bezeichnet man diese Schlafphasen als Traumschlaf, weil sie besonders traumintensiv sind. Man erkennt sie an den raschen Augenbewegungen, die unter den geschlossenen Lidern sichtbar sind, im Fachjargon *Rapid Eye Movement* (REM). Dass auch die ganz Kleinen schon in diesen REM-Phasen träumen, ist schwierig nachzuweisen, man kann sie ja nicht fragen. Aber man geht davon aus.

Was wir sicher wissen: In den REM-Schlafphasen wird das Gedächtnis ausgebildet und verfestigt, insbesondere das emotionale Gedächtnis. Dazu gehört, das eigene Selbst zu erkennen, zwischen Bezugspersonen und Fremden zu unterscheiden und sich Zusammenhänge zu erschließen. Was ist schädlich, was ist gut für mich? Diese Schlafphasen sind somit relevant für die Vertrauensbildung, den Beziehungs- und Bindungsaufbau. Was da im Gehirn abgeht, kann man mit einem Computernetzwerk vergleichen. Wer ganz viele Rechner miteinander verbinden möchte, muss eine Menge Kabel legen. Im Kopf sind es unzählige Nervenzellen, die miteinander verbunden werden müssen. Biologisch ausgedrückt: Es bilden sich Synapsen.

Die zweite Besonderheit im ersten Lebensjahr ist, dass Babys insbesondere in den ersten sechs Monaten noch *keinen Tag-Nacht-Rhythmus* haben. Das Tageslicht spielt für ihren Schlaf keine Rolle. Anfangs schlafen Kinder im statistischen Mittel 16 bis 18 Stunden. Dieser Schlaf verteilt sich irgendwie über Tag und Nacht. Sinnlos, da vor Ablauf der ersten sechs Lebensmonate auf einen Rhythmus zu hoffen oder darauf hinzuarbeiten. Ebenso gut könnte man von einem sechs Monate alten Säugling erwarten, dass er aufsteht und läuft.

Wichtig ist nun, wie man reagiert, wenn das Baby aufwacht. Zunächst sollte man sich immer fragen: Wechselt es gerade vielleicht einfach nur die Schlafphase und schläft gleich von selbst wieder ein? Wenn nicht, reicht es womöglich, ein wenig beruhigend auf das Kind einzuwirken, indem man leise spricht, summt, es streichelt. Oder ist es wach, weil es Hunger hat oder die Windel voll ist? Diese Anlässe zu unterscheiden ist die größte Herausforderung für Eltern. In der Theorie lässt sich leicht alles Mögliche empfehlen, in der Realität steht man schlaftrunken und übernächtigt vor seinem Kind, hat keine Ahnung, was jetzt schon wieder los ist, und möchte einfach nur Ruhe und weiterschlafen.

Etwas Hintergrundwissen ist dennoch hilfreich, um die nächtliche Lage einzuschätzen und die Nachtruhe für alle zu verbessern.

Thema *Füttern*: Neugeborene brauchen physiologisch gesehen in der Regel nur eine nächtliche Mahlzeit – wenn man von einer Erwachsenennacht von acht Stunden ausgeht. Natürlich kann das mal ein bisschen abweichen oder das Kind hat am Abend schlecht getrunken und schon früher wieder Hunger. Doch grundsätzlich können Eltern guten Gewissens davon ausgehen, dass sie ihrem Baby nichts Schlimmes antun, wenn es nur einmal nach vier Stunden Milch bekommt. Es steckt längst nicht immer Hunger dahinter, wenn ein Säugling aufwacht. Dennoch – das wissen stillende Mütter nur zu gut – passiert es recht schnell, dass man bei jedem Aufwachen versucht, das Baby mit der Brust zu beruhigen. Weil es funktioniert und in dem Moment die bequemste Lösung zu sein scheint. Daran ist auch nichts auszusetzen, solange es allen gut damit geht. Häufig ist das aber irgendwann nicht mehr der Fall, weil Mütter durch das ständige Stillen selbst kaum mehr zur Ruhe kommen. Zudem können sie auf diese Weise auch nicht entlastet werden. Wenn man dem Kind also nicht jedes Mal gleich die Brust geben möchte, ist das in Ordnung. Mit Hunger kann das Dauernuckeln wenig zu tun haben.

Thema *Durchschlafen*: Bevor ein Kind ein halbes Jahr alt ist, wird es nicht durchschlafen, realistischerweise klappt das sogar meist erst nach dem ersten Geburtstag. In den ersten Monaten tut man darum gut daran, gar nicht erst zu erwarten, dass das Baby durchschläft. Besser stellt man sich von vornherein darauf ein, dass die Nacht mit Füttern verbunden ist. Mit Glück ist dazwischen Ruhe, doch Babys liegen auch mal länger wach und brabbeln oder quengeln vor sich hin. Sie machen eben keinen Unterschied zwischen Tag und Nacht. Man kann nicht mehr tun als versuchen, sie zu beruhigen.

Auch beim älteren Kind ist der Begriff Durchschlafen womöglich irreführend. Damit ist nämlich nicht gemeint, dass es schläft wie ein Stein und keinen Mucks macht. Zwischen den Schlafphasen kurz aufzuwachen ist weiterhin die Regel. Für Erwachsene gilt das übrigens ebenso. Wir alle wachen zwischen unseren Schlafphasen auf, nur meist erinnern wir uns am nächsten Morgen nicht mehr daran.

Thema *Sicherheit*: Es gibt ein paar Grundregeln zum sicheren Babyschlaf, die es zu beachten gilt, um dem plötzlichen Kindstod vorzubeugen. Doch vorab eine wunderbare Nachricht: Die Zahl dieser Todesfälle ist in den vergangenen 30 Jahren um über 90 Prozent gesunken.[32] Das ist vor allem den Präventionsmaßnahmen zu verdanken, über die Familien heute intensiv aufgeklärt werden.

- Babys sollten auf dem Rücken schlafen. Bevor sich die Kinder nicht sicher vom Bauch auf den Rücken drehen können, dürfen sie nicht allein in Bauchlage liegen. Die Gefahr besteht, dass sonst die Nase in der Unterlage versinkt, die Neugeborenen nicht genügend Luftaustausch haben und so viel Kohlendioxid einatmen, dass sie in eine $CO_2$-Narkose fallen.
- Babys sollten in einem Schlafsack schlafen. Kissen und Decken, die über ihr Gesicht geraten könnten, haben in ihrem Bettchen ebenso wenig zu suchen wie Kuscheltiere.
- Im Schlafzimmer darf auf keinen Fall geraucht werden. Rauchen erhöht das Risiko für den plötzlichen Kindstod erwiesenermaßen. Auch sonst sind Zigaretten zu meiden, da der Rauch rasch überall in der Wohnung festhängt und sich in Stoffen und Kleidung verfängt.
- Eine Überwärmung sollte nach Möglichkeit vermieden werden. Diesen Rat zu beherzigen ist in den immer wärmeren Sommern, die wir in unseren Breiten erleben, mitunter schwierig. Aber auch im Winter werden Babys heute oft noch zu warm eingepackt. Empfohlen wird eine nächtliche Raumtemperatur von 16 bis 18 Grad. Säuglinge dürfen ruhig kalte Händchen haben. Das ist kein Zeichen dafür, dass sie frieren. Am besten testet man mit den eigenen Lippen an ihrer Stirn, ob sie sich warm anfühlen. Unsere Lippen haben das beste Temperaturempfinden und die Stirn gehört im Gegensatz zu den Händen zu den zentralen Körperteilen. Um die Wärme der Babystirn zu prüfen, eignet sich auch der Handrücken.
- Das Baby gehört – solange es sich nicht drehen kann – in sein eigenes Bett. Ansonsten besteht die Gefahr, dass die Eltern im Tiefschlaf nicht bemerken, dass sie vor das Gesicht ihres Kindes rutschen oder das Kind unter die eigene Decke gerät. Das Bedürfnis nach Nähe vieler Mütter und Väter ist richtig und natürlich. Darum

> wird auch dazu geraten, das Kind mindestens im ersten Lebenshalbjahr im Elternzimmer schlafen zu lassen. Doch es sollte im eigenen Bettchen oder in einem Beistellbett liegen, aus dem es nicht allein ins elterliche Bett herüberrollen kann.

Selbst wenn Mütter und Väter verstanden haben, dass der Babyschlaf völlig anderen Regeln gehorcht als der eigene, und selbst wenn sie alle Empfehlungen für die Nachtruhe beachten, ist das leider keine Garantie für entspannte Nächte. So viel Ehrlichkeit muss sein.

Kinder sind extrem unterschiedlich. Wenn das eigene Baby Nacht für Nacht Rambazamba macht und man sich zwischen anderen Eltern wie ein Zombie fühlt, ist das verdammt hart. Verständlich, dass die eine oder der andere mit der Situation hadert und in der Folge aktivistisch wird. Schlafen ist ein Grundbedürfnis. Wird einem der Schlaf geraubt, ist man zu allem möglichen bereit, um ihn sich zurückzuholen. Entsprechend riesig ist das Ratgeberangebot zum Babyschlaf – analog und digital. Zum Teil bekommt man dort sehr gute Informationen und Tipps. Es besteht aber auch die Gefahr, dass man sich noch mehr verrückt machen lässt.

Wie Eltern mit den Herausforderungen des Kinderschlafs umgehen, ist stark von Erziehungsmoden und Zeitgeist geprägt. Das ist der Grund, warum viele Großeltern heute nur verständnislos den Kopf schütteln, wenn sie miterleben, wie umständlich ihre Enkelkinder manchmal in den Schlaf begleitet werden. Sie selbst kamen als Kind zum Schlafen womöglich einfach in einen anderen Raum, Tür zu, fertig. 1995 erschien der Ratgeber »Jedes Kind kann schlafen lernen«, in dem die Autoren ein striktes Schlaftraining propagieren. Der umstrittene Bestseller hat sich mehr als eine Million mal verkauft und steht auch heute noch in vielen Bücherregalen. Dagegen legen moderne, bedürfnisorientierte Ansätze viel Wert auf Nähe und Körperkontakt. Dazu gehört oft das Stillen nach Bedarf, ein häufiges Tragen der Kinder und das gemeinsame Schlafen im Familienbett. Gern werden dafür evolutionsbiologische Argumente bemüht: Früher, als man noch in Höhlen lebte, sei die verlässliche Nähe zu den Eltern schließlich überlebenswichtig gewesen. Solche archaischen Vergleiche sind allerdings mit Vorsicht zu genießen. Da werden Zusammenhänge aus archäologischen Indizien konstruiert – in der Höhle dabei war schließlich niemand. Was ein solcher Vergleich impliziert, ist, dass ein weinendes Baby im Bettchen Todesangst hat. Mütter und Väter sind in ihrer Kindheit womöglich selbst noch mit Druck, Drohungen und Liebesentzug erzogen worden. Mit diesen Schreckgespenstern im Hintergrund fürchten sie dann, dass das eigene Kind sein Urvertrauen verliert, wenn sie nicht aktiv auf jede seiner Äußerungen reagieren.

Ein Säugling hat kaum eine andere Möglichkeit, sich zu äußern, als zu weinen. Nicht immer heißt das: Mir geht es schlecht – oder gar: Ich habe Todesangst. Es kann auch einfach signalisieren: Ich bin noch da. Und die elterliche Antwort: Ich bin auch noch da, ist womöglich schon ausreichend.

Einige Hebammen empfehlen, unruhige Kinder in den ersten Lebensmonaten zu pucken, sprich: sie eng in ein Tuch zu wickeln. Auch das ist ein Rückgriff auf historisch und kulturell überlieferte Methoden der Säuglingspflege. Mit solchen Wickeltechniken soll die Enge und Geborgenheit der Gebärmutter simuliert werden. Wissenschaftliche Untersuchungen zur Wirksamkeit gibt es nicht.

Die Empfehlungen zum Thema Babyschlaf sind vielfältig, teils widersprüchlich und oft ideologisch gefärbt. Aus kinderärztlicher Perspektive bleibt zum Schluss vor allem ein wichtiger Hinweis: Im ersten Lebenshalbjahr bringt es gar nichts, am Schlaf herumzuoptimieren. Am besten stellt man sich auf unruhige Nächte ein und akzeptiert sie als normal. Ein weiterer Rat ist: Nicht zu viel machen. Natürlich sollte man feinfühlig reagieren, wenn das Baby weint. Doch Eltern brauchen nicht jedes Mal sofort die ganze Batterie an Stillen, Föhngeräuschen, Herumtragen, auf einem Pezziball hopsen, Wippen in der Federwiege und so weiter auffahren, um es zu beruhigen. Man kann Kinder auch überversorgen – jede Reaktion ist ein neuer Reiz. Ein Baby muss die Chance bekommen, sich selbst zu beruhigen.

## Regulationsstörungen

Kaum ist die Geburt geschafft, beginnt schon die Beziehungsarbeit für Eltern und Kind. Ja, es ist Arbeit. Wir haben hierzulande einen Hang dazu, das Kleinfamilienglück zu romantisieren. Insbesondere die Rolle der Mutter wird weiterhin idealisiert, als würde ihr im Umgang mit dem Baby alles natürlich und intuitiv von der Hand gehen. Doch das ist Unsinn. Woher soll diese Intuition kommen, wenn man selbst keine jüngeren Geschwister hat und nicht in einer Großfamilie aufgewachsen ist? Wenn man also nicht beobachten konnte, wie Väter, Omas und Tanten die ersten Monate mit Kind gehändelt haben?

Wie in jeder anderen Beziehung kann auch in der Beziehung zum Baby mal etwas schieflaufen. Gerade wenn man zum ersten Mal Eltern wird, ist Trial und Error oft die Methode der Wahl. Und auch beim nächsten Kind bleibt einem häufig nichts anderes übrig, als nach dem Prinzip Versuch und Irrtum vorzugehen. Jedes Kind hat sein eigenes Temperament. Vielleicht ist es vollkommen anders als das Bild, das man sich vorher von ihm gemacht hat. Man muss sich erst mal kennenlernen. Ein Kennenlernen übrigens, das niemals aufhört. Es geht immer weiter, durch all die verschiedenen Entwicklungsphasen hindurch.

Die Beziehung zum Baby ist auch deswegen so besonders, weil es sich nur eingeschränkt äußern kann. Ein Säugling, der viel schreit, nur schwer in den Schlaf findet oder nicht richtig trinkt, kann Eltern in Sorge versetzen. Wenn medizinisch abgeklärt ist, dass nichts Organisches vorliegt und das Kind sich trotzdem kaum beruhigen lässt, stehen verständlicherweise eine Menge Fragen im Raum: Was hat es denn dann? Könnten es nicht doch Koliken sein? Mache ich etwas falsch? Bin ich eine schlechte Mutter, ein schlechter Vater? An dieser Stelle besteht die Gefahr, dass

Eltern in Panik geraten und nicht mehr adäquat auf ihr Baby reagieren können. Doch Säuglinge und Kleinkinder brauchen ein Gegenüber, um ihr eigenes Verhalten zu regulieren. Wenn die Reaktion ausbleibt oder dauerhaft falsch ausfällt, kann eine Regulationsstörung entstehen.

Eine Regulationsstörung ist keine Störung des Kindes. Es ist eine Störung in der Interaktion zwischen Kind und Bezugsperson. Im Wesentlichen tritt sie in vier Bereichen auf: beim Schreien, Schlafen, Füttern und im zweiten Lebensjahr beim Trotzen (→ S. 178).

Um von einer Regulationsstörung im medizinischen Sinne sprechen zu können, müssen drei Kriterien erfüllt sein:

1. Das Kind hat ein Regulationsproblem: Es schläft und trinkt nicht so, wie man es sich vorstellt, oder es schreit exzessiv. Oft gehen diese Schwierigkeiten miteinander einher.

2. Die Bezugspersonen antworten darauf nicht in einer beruhigenden Art und Weise, sondern vernachlässigen das Kind oder reagieren angstgesteuert. Sie tragen es zum Beispiel panisch herum und probieren wild alles mögliche durcheinander. Ihre Reaktion ist dysfunktional.

3. Das Problem verstärkt sich und es kommt zu einer massiven Überforderung der Eltern und des Kindes. Ein Teufelskreis!

Hat sich ein ungutes Verhaltensmuster erst einmal etabliert, ist es kaum möglich, da ohne Hilfe von außen wieder herauszukommen. Der Rat an Eltern wäre darum, sich lieber früher als später Unterstützung zu suchen. Zunächst ist die Kinderarztpraxis die richtige Adresse – auch um organische Ursachen für das Verhalten auszuschließen. Es kann zudem hilfreich sein, eine erfahrene Person aus dem eigenen Umfeld um eine ehrliche Einschätzung zu bitten: Wie erlebt sie die Beziehungsdynamik zwischen Eltern und Kind? Wenn die Rückmeldung kommt: Irgendwie hakt es da im Miteinander, ist es an der Zeit, dem nachzugehen. Inzwischen gibt es eine ganze Reihe von psychosozialen Beratungsstellen etwa an Kinderkliniken oder Kinder- und Jugendpsychiatrien, die sich auf das Thema Regulationsstörungen eingestellt haben. Wenn Eltern sich unsicher im Umgang mit dem Baby fühlen oder sehr überlastet sind, kann ihnen auch eine psychotherapeutische Begleitung helfen.

Doch wieso ist das Thema überhaupt so groß geworden?

Auf der Seite des Kindes lässt sich feststellen: Die Schwierigkeiten eines Säuglings, auf der Welt anzukommen, sind selbstverständlich nicht neu. Das Bewusstsein für diesen Zustand hat sich aber geschärft. Früher hätte man solche Anpassungsschwierigkeiten auf die sogenannten Dreimonatskoliken geschoben, die wissenschaftlich nicht erwiesen sind (→ S. 60). Bei den etwas älteren Kindern hätte man wahrscheinlich einfach gesagt, sie seien schlecht erzogen.

Auf Seite der Eltern aber hat sich etwas verändert: Zum einen lebt häufig keine Oma in der Nähe, die einfach mal sagt: So geht das nicht weiter, gib mir das Baby und lass mich mal machen. Und selbst wenn da eine ältere Verwandte ist, möchte man sich vielleicht lieber abgrenzen von ihrem Erziehungsstil. Zum anderen sind Mütter und Väter es heute gewöhnt, sich in allen Lebensbereichen zu optimieren. Das bringt ein ständiges Vergleichen mit sich. Läuft es beim eigenen Kind nicht so gut wie bei dem der anderen, wird man schnell nervös. Und dann gibt es ja auch noch diese Unmengen an Tipps und Ratschlägen, die man durchprobieren kann. Nicht, dass man etwas verpasst. Enthalte ich dem Kind etwas vor, wenn ich jetzt nicht x, y und z versuche? Wie wirkt es sich auf unsere Bindung aus, wenn ich es nicht gleich beruhigt bekomme? Könnte es nicht doch Hunger haben?

Was bei alldem gelegentlich verloren geht, ist die eigene Intuition. Manche Eltern gestatten es sich kaum mehr, auf ihr Bauchgefühl zu hören, weil sie so viele Stimmen und Ratschläge verinnerlicht haben.

## Milch, Milch und noch mal Milch

Der Säugling heißt nicht zufällig Säugling. In den ersten Lebensmonaten ist Trinken der Hauptjob eines jeden Babys. Nicht umsonst kommt es mit einem Saugreflex zur Welt, der durch Berührungen an der Lippe oder der Wange ausgelöst wird. Im Verlauf des ersten Lebensjahres lässt dieser Reflex nach und das Baby beginnt seine Trinkbewegungen aktiv zu steuern.

Die große Frage lautet nun: Was trinkt das Baby? Und wie schön wäre es, wenn man darauf einfach »Milch!« antworten könnte. In der Realität ist es leider etwas komplexer. Die Diskussionen rund ums Thema Säuglingsnahrung werden seit jeher von ideologischen und kommerziellen Interessen bestimmt – und entsprechend unsachlich geführt.

Nahrungsmittelhersteller haben jahrzehntelang damit geworben, dass ihre industriell hergestellte Säuglingsfertignahrung (Formula) »sauberer« sei als Muttermilch. Gegen die Auswirkungen dieser skrupellosen Werbestrategien kämpfen Medizinerinnen und Mediziner weltweit. Noch nie wurden global mehr Babys mit Formula-Nahrung versorgt als heute.[33] Auch in manchen radikalen feministischen Kreisen steht das Stillen in der Kritik. Mütter würden dadurch ans Zuhause gefesselt und eine gleichberechtigte Aufteilung zwischen den Eltern verhindert, heißt es. Dazu kommen regelmäßig kleine mediale Aufschreie rund ums Stillen in der Öffentlichkeit.

Tatsächlich hat die Stillrate in Deutschland in den letzten drei Jahrzehnten kontinuierlich zugenommen. Inzwischen planen etwa 90 Prozent der Mütter vor der Geburt, ihr Kind zu stillen. Gut zwei Drittel der Mütter setzen dieses Vorhaben um und stillen voll. Danach sinkt die Zahl rapide. Bis zum vierten Monat stillt nur noch jede vierte Frau.[34]

**Muttermilch**

Aus wissenschaftlicher Sicht gilt die Empfehlung, den Säugling in den ersten Lebensmonaten voll zu stillen – wenn es möglich ist. Ein wenig Uneinigkeit herrscht über die genaue Dauer, darum empfiehlt die Nationale Stillkommission auch vier *bis* sechs Monate. Nach gegenwärtigem Wissensstand raten wir, den exakten Zeitraum davon abhängig zu machen, ob das Kind noch gut satt wird an der Brust und wie neugierig es auf feste Nahrung ist (→ S. 118).

Das Stillen bietet eine Reihe von Vorteilen, die inzwischen gut erforscht sind. Daher wird das Neugeborene, sofern es möglich ist und die Eltern es möchten, direkt nach der Geburt an die Brust angelegt. Zum einen wird dadurch die Milchbildung bei der Mutter angestoßen. Zum anderen bekommt das Baby so gleich zu Beginn seines Lebens stark konzentrierte Frühnahrung (Kolostrum). Sie enthält Stoffe, die unter anderem den Aufbau der kindlichen Darmflora unterstützen. Das Argument der Säuglingsnahrungshersteller, die Muttermilch sei nicht so sauber wie industriell gefertigte Säuglingsmilch, ist übrigens nicht völlig verkehrt: Natürlich enthält die Milch aus der Brust auch Stoffe, welche die Mutter im Laufe ihres Lebens aufgenommen hat (etwa Pestizide oder fettlösliche Substanzen). Doch erwiesenermaßen hat das keinerlei negative Folgen für das Kind.

Stillen wirkt sich nicht nur psychologisch positiv auf die Bindung zwischen Mutter und Kind aus, die Muttermilch beinhaltet auch einige prägende Faktoren. Sie können das spätere Leben zum Guten beeinflussen, etwa weil sie das Allergierisiko senken. Besonders eindrücklich ist, dass gestillte Kinder später im Durchschnitt einen etwas höheren Intelligenzquotienten (IQ) haben. Das klingt überraschend, aber tatsächlich zeigen Studien einen mehrfach belegten positiven Effekt auf den IQ.[35] Für andere Effekte, mit denen gern fürs Stillen geworben wird (etwa dass es die Gefahr für Übergewicht und bestimmte Erkrankungen reduziert), gibt es zwar Hinweise, die Studienlage ist aber weniger eindeutig.

Warum sich das Stillen positiv auf die Intelligenz auswirkt, ist bisher noch nicht ganz klar. Eventuell spielt der engere Kontakt zwischen Mutter und Kind eine Rolle. Zudem wissen wir, dass die Muttermilch zahlreiche Faktoren beinhaltet, die wichtig für das Nervenwachstum sind. Sie enthält zudem Stammzellen, aus denen sich verschiedene Körperzellen, auch Gehirnzellen, entwickeln können.

In Panik verfallen angesichts dieser Erkenntnisse sollte allerdings niemand. Ein Kind wird nicht dumm, bloß weil es nicht gestillt wird. Das ist Unsinn. Intelligenz wird von vielen Faktoren beeinflusst, sowohl durch die Gene als auch durch Umweltbedingungen. Wie ist der Bildungsgrad der Eltern? Wann kommt das Kind in die Kita? Wie wird es mit neuen Inhalten konfrontiert? Und so weiter …

Schädlich für die Entwicklung ist dagegen zu viel Stress in der Familie. Insofern ist es sicherlich nicht der richtige Weg, sich unter Druck zu setzen und um jeden Preis zu stillen. Langfristig gibt es so viel entscheidendere Einflüsse als die Muttermilch: Wie viel Zeit verbringe ich mit meinem Kind, wie viel erkläre ich ihm, wie gehe ich auf seine Sorgen und Nöte ein?

Ein Vorteil des Stillens für die Frauen selbst gehört hier allerdings noch erwähnt: Es senkt erwiesenermaßen das Risiko, an Brustkrebs zu erkranken.[36] Zudem gelingt es vielen Müttern dadurch schneller, nach der Geburt ihr Normalgewicht wieder zu erreichen.

### Säuglingsmilch

Industriell hergestellte Babynahrung wird sehr stark kontrolliert. Strenger werden nur Medikamente überwacht. Insofern kann man sein Baby gut damit ernähren, ohne sich Sorgen über die Qualität zu machen. Früher war die künstliche Nahrung oft sehr eiweißreich, was zu Übergewicht führen konnte. Da ist man heute schlauer. Ein Pluspunkt für Auslandsreisen ist: Die Richtlinien für Säuglingsnahrung gelten inzwischen EU-weit, man braucht also nicht paketeweise Milchpulver mitzuschleppen.

Durch die einheitlich strengen Standards gibt es zwischen den Produkten einzelner Anbieter keine entscheidenden Unterschiede. Die Hersteller denken sich zwar etliche Wortneuschöpfungen aus, werben mit Probiotika, Präbiotika und Combiotika – doch für die Entwicklung des Kindes ist das alles unerheblich. Wer zu den günstigeren Produkten greift, muss somit kein schlechtes Gewissen haben. Entgegen anderslautender Werbeversprechen ist es nach aktuellem Wissensstand auch nicht möglich, durch spezielle Anfangsnahrung Allergien zu vermeiden. Teure, als hypoallergen angepriesene Produkte kann man sich also ebenfalls sparen.

Neben der Frage, was in der Säuglingsnahrung drinsteckt, ist auch relevant, wie sie verabreicht wird. Fläschchengeben kann wie das Stillen sehr beziehungsfördernd sein, wenn man es nicht auf einen mechanischen Vorgang reduziert. Man kann das Baby dabei im Arm halten, zwischendurch mal Blickkontakt herstellen – ihm Zuwendung entgegenbringen.

Es ist schade, dass Babyernährung heute meist als Entweder-oder-Frage betrachtet wird. Denn man kann viele gute Zwischenlösungen finden, wenn das reine Stillen nicht klappt, aus welchen Gründen auch immer. Da ist die Möglichkeit, das Baby anzulegen, selbst wenn keine oder nur wenig Milch kommt, und ihm danach die Flasche zu geben. Im Krankenhaus legt man sogar Kinder bei der Mutter an, die über eine Magensonde ernährt werden müssen, um dennoch positive Effekte des Stillens mitzunehmen. Es kann auch sinnvoll sein, nur ein paar Wochen zu stillen oder nur zu bestimmten Tageszeiten, weil sonst das andere Elternteil mit dem Fläschchen übernimmt. Das Wichtigste ist, das alle Beteiligten sich wohlfühlen mit der Situation und weder die kindlichen noch die elterlichen Reserven überstrapaziert werden. Ein ideologisches Verfechten des Stillens ist sicherlich kontraproduktiv. Es frühzeitig aufzugeben wäre aus medizinischer Sicht aber ebenso verkehrt.

### Kuhmilch und Kuhmilchersatz

Was viele überrascht: Kuhmilch sollte in den ersten Lebensmonaten unbedingt vermieden werden. Sie enthält nicht nur deutlich mehr Eiweiße als Muttermilch, sie sind auch viel fremder. Diese Fremdeiweiße gehen durch die sehr dünne Darmschleimhaut direkt auf das Neugeborene über und können dazu führen, dass sich Allergien entwickeln. Das gilt es unbedingt zu vermeiden. Ist die Barriere im Darm etwas dichter, kann man Kuhmilch geben. Das ist etwa der Fall, wenn der Getreide-Milch-Brei eingeführt wird, frühestens also mit fünf, sechs Monaten.

Bei etwa zwei bis drei Prozent der Kinder tritt auch dann noch eine Intoleranz gegen Kuhmilch auf, die sich in blutigem Stuhl äußert. Der Schreck ist groß, wenn das beim Wickeln entdeckt wird. Doch meistens ist die Sache harmlos. Man sollte das weitere Vorgehen mit der Kinderärztin besprechen. Normalerweise lässt man die Kuhmilch noch mal eine Weile lang weg und die Intoleranz legt sich häufig von selbst wieder.

Vor dem Hintergrund, dass man tierische Lebensmittel heute sehr viel bewusster konsumiert, wird auch Kuhmilchersatz immer wichtiger. Viele der Produkte sind aber neu und noch nicht erprobt. Darum raten wir zum aktuellen Zeitpunkt davon ab, dem Baby im ersten Lebensjahr Hafer-, Mandel-, Reis- oder Sojamilch zu geben.

## Wachstum und Verdauung

Das erste Lebensjahr steckt voller Superlative: Im Schnitt legt das Baby in dieser Zeit 25 Zentimeter an Länge zu, die Hälfte seiner Geburtsgröße. Nach vier bis fünf Monaten hat es sein Startgewicht verdoppelt und bis zum ersten Geburtstag verdreifacht.

Du bist aber groß geworden. Dieser Satz ist nicht rauszukriegen aus den Menschen. Wahrscheinlich, weil Erwachsene ehrlich staunen, wie rasant sich Kinder verändern. Doch die Haltung, alle Kinder müssten möglichst eine bestimmte Größe im Leben erreichen, gilt inzwischen als überholt (→ S. 247). Noch zu Beginn der Nullerjahre gab es die Tendenz, bei Kindern auf eine mittlere Größe hinzuwirken. Das ist zum Glück vorbei. Heute hat man medizinisch ein ganz anderes Verständnis für die Unterschiedlichkeit der Menschen entwickelt. Es ist normal, verschieden zu sein.

Tendenziell freuen sich Eltern dennoch, wenn ihr Kind im Mittel liegt. Bei der Vorsorgeuntersuchung (→ S. 126) kreuzt die Ärztin im gelben Heft hinten auf den Tabellen für Gewicht / Größe / Kopfumfang irgendetwas im mittleren Bereich an? Prima, Mittelfeld klingt beruhigend, doch eigentlich ist das Unsinn.

Was man auf den Tabellen sieht, sind sogenannte Perzentilkurven. Mit ihnen können Mediziner die körperliche Entwicklung des Kindes einordnen. Das Kreuzchen zeigt, wo das eigene Kind im Verhältnis zu seinen Altersgenossen liegt. Befindet sich ein Kind vom Gewicht her auf der zehnten Perzentile, sind 90 Prozent der Kinder schwerer und 10 Prozent der Kinder leichter. Liegt das Kind unterhalb der dritten Perzentile, gehört es zu den kleinsten Kindern. Doch auch das ist erst mal nur eine statistische Auffälligkeit, es muss nicht auf eine Erkrankung hindeuten.

Anders als es die Darstellung auf den ersten Blick vermuten lässt, geht es bei den Wachstumskurven nicht in erster Linie um den Vergleich mit anderen Kindern. Die Perzentilen sind vor allem ein Beobachtungsinstrument, um ein Kind in seiner spezifischen Entwicklung zu beurteilen: Nimmt es altersgemäß zu? Bleibt es seiner Wachstumskurve treu? Gibt es extreme Ausreißer nach oben oder nach unten? Das könnte auf eine Gedeihstörung oder eine beginnende Adipositas hinweisen. Wohlgemerkt: Wenn das Kind von der elften auf die neunte Perzentile wechselt, ist das noch nicht beunruhigend. Es muss seinen Bereich schon deutlich verlassen.

Gedeiht das Kind gut, gibt es wenig Grund, sich Gedanken über seine Verdauung zu machen. Dennoch existiert dieses Klischee, dass es ständig um Körperflüssigkeiten geht, wenn das Baby erst mal da ist. Hat es schon einen Stinker gemacht? Wie viele waren es heute? An dem Klischee ist definitiv etwas dran. Nie wieder wird man die körperlichen Regungen eines anderen Wesens so interessiert beobachten und zu lesen versuchen wie beim eigenen Kind in den ersten Lebensmonaten.

Hier ein paar Richtwerte, damit niemand beunruhigt ist, wenn die Verdauung des Säuglings von dem abweicht, was man selbst kennt.

Den ersten Stuhlgang sollte das Kind in den ersten zwei Lebenstagen haben. Zuerst scheidet es das sogenannte Kindspech aus, ein sehr klebriges schwarzes Zeug. Es handelt sich dabei um abgestorbene Zellen, die sich im Darm des noch Ungeborenen durch die permanente Erneuerung von Darmzellen angesammelt haben. Kaum ein Gewebe im Körper erneuert sich schneller, auch in höherem Alter.

Danach hängt der Windelinhalt von der Form der Nahrung ab. Bei gestillten Babys ist er gelblich, relativ dünn, aber nicht wässrig und riecht eher angenehm. Bei Neugeborenen herrscht die Faustregel: Zwischen fünf bis sieben mal Stuhlgang am Tag und einmal Stuhlgang alle fünf bis sieben Tage ist alles normal. Bei Babys, die Flaschennahrung bekommen, erinnert der Windelinhalt an den Stuhlgang von Erwachsenen: Er ist fester, kann eine bräunliche bis dunkelgrünliche Farbe annehmen und riecht schon strenger.

Was auf Eltern manchmal besorgniserregend wirkt, meistens aber harmlos ist: Viele Kinder erbrechen einen Teil der Nahrung wieder. Zu diesem Phänomen existiert ein alter, treffender Spruch: Speikinder sind Gedeihkinder. Und tatsächlich lautet die Regel: Solange ein Kind gut gedeiht, macht es nichts aus, wenn ein Teil der Milchmahlzeit wieder herauskommt. Während ältere Kinder und Erwachsene merken, wenn ihr Magen voll ist, trinkt ein Neugeborenes oft immer weiter. In diesem Alter ist der Schließmuskel, der normalerweise den Rückfluss verhindert, noch recht schwach ausgeprägt. Dadurch fließt alles, was das Baby zu viel zu sich genommen hat, einfach wieder heraus. Wenn der Schließmuskel im Laufe des ersten Lebensjahres stärker wird, legt sich das von selbst. Zudem ändert sich auch der Winkel zwischen Speiseröhre und Magen und erschwert den Rückfluss. Schädlich ist das Spucken nicht, weil in diesem Alter kaum Säure im Mageninhalt ist. Darum wird die Speiseröhre weder geschädigt noch fühlt sich das Spucken so unangenehm an wie bei uns.

Bleibt die Frage, wann man sich um die Verdauung Gedanken machen muss.

1. Wenn der *Stuhl entfärbt* ist und sich zusätzlich der Urin gelb verfärbt, der bei Neugeborenen eigentlich komplett durchsichtig ist. Das könnte bedeuten, dass Bestandteile des Stuhls über den Urin ausgeschieden werden, was extrem selten ist, aber auf jeden Fall der Kinderarzt sehen sollte.
2. Bei *Blutauflagerungen* im Stuhl, die häufig auf eine Kuhmilch-Unverträglichkeit hindeuten (→ S. 81).
3. Bei mehr als fünfmal am Tag *wässrigem Stuhlgang*. Dann spricht man beim ungestillten Kind von Durchfall.
4. Wenn die *Gewichtszunahme ausbleibt*. In diesem Punkt sollte man sich aber nicht verrückt machen. Tagesschwankungen beim Gewicht haben wir alle. Doch wenn man die Entwicklung über die Wochen betrachtet und das Gewicht nicht nach oben geht, muss man abklären, ob etwas nicht stimmt mit der Verdauung.
5. Wenn zusätzliche *Störungen an anderen Organen* auftreten.

Sollte das Kind chronische Durchfälle haben oder nicht richtig wachsen, ist eine Sache ganz entscheidend: *Nicht selbst herumexperimentieren* mit der Ernährung. Wenn Eltern in Eigenregie beginnen, irgendetwas zu vermeiden – sei es Weizen, Lactose, Fructose oder Gluten – erschweren und verzögern sie dadurch häufig nur die Diagnose.

Um in puncto Verdauung nicht vorschnell nervös zu werden, kann man sich auch hier noch mal bewusst machen, was für eine Leistung der Darm eigentlich vollbringt in den ersten Lebenswochen. Von jetzt auf gleich muss er arbeiten wie verrückt.

Die unterschiedlichen Abschnitte des Darms haben dabei ganz unterschiedliche Funktionen. Zunächst hilft uns, dass wir mit dem Magen einen Speicher haben und somit nicht permanent etwas zu uns nehmen müssen. In diesem wird mit zunehmendem Lebensalter Säure zugesetzt und die Nahrung ein wenig vorverdaut. Dann kommt der Zwölffingerdarm, ganz kurz, aber sehr wichtig. Ohne ihn könnten wir das Eisen, das wir zur Blutbildung brauchen, nicht verarbeiten. Der folgende Dünndarm ist der längste Teil, er liegt in Schlingen im Bauch und nimmt all die wichtigen Nahrungsmittel auf: Eiweiße, Kohlenhydrate, Fette und den Großteil der Vitamine. Der Dickdarm hat danach die Aufgabe zu entwässern und der anschließende Mastdarm speichert den Stuhl, damit man nicht permanent zur Toilette muss.

Zum Abschluss eine letzte beeindruckende Zahl: Am ersten Geburtstag misst der Darm bereits vier Meter, bei der Geburt waren es noch unter drei.

## Babyhaut und ihre Tücken

Es ist ein Anblick, der im wahrsten Sinne des Wortes unter die Haut geht: Wenn ein Baby als Frühchen zur Welt kommt, in der 22. oder 23. Schwangerschaftswoche, dann ist die Haut so dünn, dass man hindurchsehen und fast die Organe darunter erkennen kann. Dieses extreme Beispiel zeigt eindrücklich, wie langsam der Hautaufbau vonstatten geht. Es dauert eine ganze Weile, bis die Haut eines Kindes von Dicke und Verhornungsgrad her annähernd der Erwachsenenhaut gleicht. Man spricht schließlich nicht ohne Grund von »zarter Babyhaut« – sie ist einfach viel verletzlicher.

Kommt ein Baby um den errechneten Termin herum zur Welt, fällt gleich nach der Geburt als Erstes die *Käseschmiere* auf, jene weißliche Schicht, die im Mutterleib aus Absonderungen der Haut entstanden ist. Sie ist völlig harmlos und braucht keineswegs gleich entfernt zu werden. Die Schmiere ist ein Zeichen von Gesundheit und schützt das Kind vor Auskühlung. Man muss sich klarmachen, dass seine Hautfläche im Verhältnis zum restlichen Körper riesig ist. Es ist ein Gesetz der Physik: Je kleiner der Körper, umso größer seine Oberfläche im Vergleich zum Gesamtvolumen. Darum besteht bei Babys die Gefahr, dass sie rasch auskühlen. Insbesondere ihr Kopf ist riesig im Vergleich zum Körper und damit stark an der Auskühlung beteiligt. Noch dazu ist die Haut nach der Geburt nass, und das Neugeborene ist daran gewöhnt, dass die Mutter die Temperatur regelt. Die körpereigene Regulation muss erst noch anspringen. Das bedeutet: Abtrocknen, ab auf Mamas oder Papas Brust und in nächster Zeit mehr Mütze tragen als alle anderen.

In den ersten Wochen nach der Geburt bemerken Eltern oft allerlei harmlose Auffälligkeiten der Haut.

Bei mehr als der Hälfte der Neugeborenen verfärbt sich in den ersten Lebenstagen die Haut gelblich – am besten sieht man das im Weiß der Augen. Der Grund dafür ist der Umbau ihres Blutes. Wir alle erneuern täglich fast ein Prozent unserer roten Blutkörperchen. Als Abfallprodukt bildet sich dabei ein gelber Farbstoff (Bilirubin), der von der Leber abgebaut und mit der Gallensäure ausgeschieden wird. Babys kommen mit besonderen roten Blutkörperchen auf die Welt, die sie im Bauch brauchten, um den Sauerstoff aus dem mütterlichen Blut aufzunehmen. Sobald sie selbst atmen, werden diese Spezial-Blutkörperchen nicht mehr gebraucht, sie müssen schnell weg. Bei der Zerstörung entsteht sehr viel Bilirubin: gleich ein Großauftrag für die Leber! Vorher konnte diese noch schlummern, weil die mütterliche Leber die Hauptarbeit gemacht hat. Nun ist die kleine Leber auf sich gestellt und kommt nicht immer hinterher, eine *Neugeborenen-Gelbsucht* entsteht.

Gewöhnlich kommt der Körper damit gut zurecht, solange die Gelbfärbung gewisse Grenzen nicht überschreitet. Die Hebamme achtet in den ersten Lebenstagen sehr genau darauf. In seltenen Fällen muss das Baby beim Abbau durch eine Blaulichtlampe unterstützt werden und dafür zurück ins Krankenhaus. Besondere Aufmerksamkeit ist notwendig, wenn schon am ersten Lebenstag (extrem starker Blutabbau) oder noch nach dem 14. Lebenstag (bei gestillten Neugeborenen nach dem 21. Tag) eine Gelbsucht besteht. Am ersten Tag wird das Kind meist ohnehin in der Klinik im Blick behalten. Später ist es wichtig, dass die Kinderärztin Blut entnimmt.

Eine andere Auffälligkeit der ersten Lebenstage sind *rote Flecken* im Gesicht oder am Körper. Das können rote Pünktchen sein, manchmal wirken sie auch fast wie Eiterpickelchen. Sie sind in den allermeisten Fällen ein Zeichen der Anpassung. Die Babyhaut gewöhnt sich an das Leben außerhalb der Bauchhöhle. Möglicherweise spielt dabei auch die Hormonumstellung in der Minipubertät eine Rolle (→ S. 57). Auf der Nase erscheinen bei einigen Babys kleine Weißköpfchen, sogenannte *Milien*. Dabei handelt es sich um Rückstände, weil sich die Talgdrüsen noch nicht geöffnet haben. Keine Sorge, das gibt sich von selbst.

Sehr verbreitet sind *Feuermale* im Nacken, an der Stirn oder am Augenlid – im Volksmund Storchenbiss genannt. Die roten Flecken sind üblicherweise harmlos und verblassen mit der Zeit, oder es wachsen Haare darüber. Manchmal tauchen sie im hohen Alter wieder auf, wenn Männer eine Glatze bekommen.

Häufig kann man bei Babys auch kleine *Blutschwämmchen* beobachten. Der Fachausdruck »Hämangiom« klingt weit schlimmer als es ist, denn die gutartigen Wucherungen machen nur selten Probleme. In den ersten Lebensmonaten wachsen sie zwar noch, doch nach dem ersten halben Jahr entwickeln sie sich üblicherweise zurück. Aktiv werden muss man erst, wenn sie an einer ungünstigen Stelle sitzen – etwa direkt am Augenlid oder an der Nase – oder wenn sie nach den ersten neun Monaten weiterwachsen. Inzwischen gibt es gute Behandlungsmöglichkeiten, die man mit der Kinderärztin besprechen kann.

Nur selten sieht man bei Säuglingen alarmierende Hautbilder: Wenn sich die Haut großflächig *abschält* und wenn *große Blasen* entstehen, sollte man sofort einen Arzt oder eine Klinik aufsuchen – auch abends oder am Wochenende. Ein feines Abschuppen der Haut ist ganz normal, weil sich die Hautzellen erneuern. Es darf allerdings nicht aussehen wie bei einer Schlange, die sich häutet.

### Waschen, pflegen, cremen

Bei der Hautpflege ist vor allem eins wichtig: Nicht zu viel machen! Es ist noch gar nicht so lange her, da gehörte das Baden fest zum Abendritual. Heute raten Expertinnen vom täglichen Bad ab und empfehlen, das Baby höchstens zweimal in der Woche in die Wanne zu setzen. Anfangs tut es oft auch das Waschbecken, was nebenbei den Rücken der Eltern schont. Beim Waschen sollte keine Seife beziehungsweise allenfalls ein pH-neutraler Badezusatz verwendet werden, um den Säureschutzmantel der Haut nicht zu verletzen.

Eine Bodylotion ist danach nur notwendig, wenn die Haut wirklich sehr trocken ist. Wer auf das Eincremen nicht verzichten möchte, weil es Spaß macht und man dem Baby gern etwas Gutes tun möchte, sollte darauf achten, dass das Produkt pH-neutral und für Säuglingshaut geeignet ist. Die Haut sollte nicht zu dick eingeschmiert werden, sie muss noch atmen können.

Zwei Körperregionen benötigen in der Anfangszeit besondere Aufmerksamkeit: Der *Nabel* und der *Windelbereich*.

Nach der Geburt wartet man zunächst darauf, dass der abgeklemmte Nabelschnurrest von selbst abfällt. Das kann einige Tage dauern. Danach wächst das offene Gewebe am Nabel über etwa sechs Wochen zu. Die Hebamme wird diesen Bereich regelmäßig kontrollieren. Der Nabel kann dabei über einige Tage ein wenig nässen. Solange er dabei nicht rot wird, anschwillt oder schmerzt, ist das in Ordnung. Er darf allerdings nicht stark nässen, bluten oder eitern. Das sind Zeichen, dass der Nabel sich entzündet hat, und das sollte zügig ein Arzt sehen. Ansonsten lässt man den Nabel am besten in Ruhe.

Im Windelbereich ist die Situation insofern speziell, als dass es da oft sehr feucht und warm ist. Das reizt die Haut und Pilze lieben dieses Klima. *Pilzbeläge* am Po (und auch im Mund) sind entsprechend alterstypisch und kein Anlass zur Sorge. Beim sogenannten Windelsoor handelt es sich um Hefepilze, die zur gleichen Familie gehören wie jene Pilze, die man zum Bierbrauen verwendet – vielleicht macht sie das ein bisschen sympathischer. Im Mund erkennt man sie an weißen Belägen, die sich mit dem Finger nicht einfach wegstreichen lassen. Am Po handelt es sich um rötliche Hautirritationen. Mit etwas Abstand zum Rand des Ausschlags finden sich oft noch weitere kleine Pickel. Diese Satellitenpünktchen sind typisch für den Soor. Man sollte ihn in Rücksprache mit dem Arzt oder der Hebamme mit einer pilzwirksamen Salbe behandeln. Außerdem wäre es gut, das Baby mal ohne Windel strampeln zu lassen, damit die Haut zwischendurch austrocknen kann. Das mögen Pilze nämlich gar nicht.

Natürlich kann es auch vorkommen, dass die Haut am Po einfach *wund* ist durch Nässe und irritierende Substanzen in Stuhlgang und Urin. Hier gilt: erst austrocknen lassen. Und wenn es nicht mehr nässt, Creme drauf. Eine Grundregel in Sachen Hautpflege kann man sich an dieser Stelle fürs ganze Leben merken: Wo es feucht ist, sollte die Salbe weniger Fett und mehr Wasser enthalten. Wo es trocken ist, sollte man mit höherem Fettgehalt cremen.

Stillende Mütter machen sich manchmal Sorgen, ob ihre Ernährung zur Reizung beiträgt. Schließlich gehen Nahrungsbestandteile auf das Kind über. Es ist sicherlich sinnvoll, nichts zu essen, das einem selbst schon Probleme bereitet, weil es sehr scharf ist oder stark bläht. Aber es besteht kein Grund, sich verrückt zu machen und ganze Lebensmittelgruppen wegzulassen, wie es gelegentlich praktiziert wird.

Zum Schluss noch ein besonders wichtiger Hinweis in puncto Haut im ersten Lebensjahr. Die Gefahr eines Sonnenbrands ist enorm in dieser Zeit. Inzwischen weiß man: Je früher im Leben es zu Sonnenbränden kommt, desto »nachtragender« ist die Haut und umso höher ist die Gefahr, im späteren Leben an Hautkrebs zu erkranken. Insbesondere ein mit Blasen verbundener Sonnenbrand steigert das Risiko für schwarzen und weißen Hautkrebs deutlich. Der prallen Sonne sollte man ein Kind im ersten Lebensjahr darum nie aussetzen. Da Sonnencreme bei der empfindlichen Babyhaut noch nicht empfohlen wird, sind der beste Schutz in diesem Alter: Schatten, eine Kopfbedeckung mit Krempe und lockere langärmelige Kleidung.

Natürlich hat die Sonne auch ihr Gutes. Der Körper braucht sie, um Vitamin D zu bilden. Während für Hautärzte die Krebsprävention im Vordergrund steht, raten die meisten Kinderärzte jenseits des Säuglingsalters dazu, sich im Sommer durchaus mal eine halbe Stunde in der Sonne aufzuhalten (mit entsprechendem Kopf- und Hautschutz). Sie komplett zu meiden wäre ja auch unrealistisch und würde einen von vielen Alltagsfreuden ausschließen. Am besten, man probiert langsam aus, wie die Haut des eigenen Kindes reagiert.

## Der Nestschutz und seine Grenzen

Für die ersten Lebenswochen haben wir eine gute und eine schlechte Nachricht. Zuerst die Gute: Wundersamerweise hat die Natur es so eingerichtet, dass die Mutter dem Kind im Bauch bereits durch die Plazenta Abwehrstoffe überträgt, die etwa bis zum dritten Lebensmonat im Körper bleiben. Es handelt sich dabei um sogenannte Immunglobuline, die direkt an die Krankheitserreger andocken und sie markieren. Dadurch sind die Immunzellen des Körpers imstande, diese Krankheitserreger zu erkennen, zu attackieren und abzutöten. Diese biologische Mitgift der Mutter trägt den schönen Namen *Nestschutz.*

Und nun zur schlechten Nachricht: Der Nestschutz hilft bei Weitem nicht gegen alle Krankheiten. Er funktioniert erstens nur bei bestimmten Erregern. Zweitens muss die Mutter irgendwann mal Kontakt zu ihnen gehabt haben oder gegen sie geimpft worden sein. Und selbst wenn diese Voraussetzungen erfüllt sind, ist drittens das Immunsystem des Neugeborenen in den ersten sechs Lebenswochen manchmal noch so schwach, dass der Nestschutz nicht ausreicht. Ausgerechnet zu Beginn des Lebens, wenn die Eltern noch unerfahren sind, können Infektionen besonders gefährlich werden. Insgesamt treten Neugeborenen-Infektionen zwar selten auf, die Alarmzeichen sollte man aber kennen.

### Wogegen hilft der Nestschutz?

Sehr gut schützt die mütterliche Leihimmunität vor *Keuchhusten* – wenn die Mutter während der Schwangerschaft dagegen geimpft wurde (→ S. 25). Auch gegen *Windpocken* und *Masern* und weitere klassische Erreger, die man früher als Kinderkrankheiten bezeichnet hat und gegen die Mütter heute geimpft sind, bietet sie recht verlässlich Schutz.

**Wogegen hilft der Nestschutz nicht?**

Gegen viele *Bakterien* kann auch der beste Nestschutz nichts ausrichten. Leider kommt es vor, dass Babys bei der Geburt nicht nur gute Bakterien aus dem Geburtskanal oder dem Darmbereich der Mutter aufnehmen, sondern auch solche, die gravierende Erkrankungen verursachen können, bis hin zu einer sich sehr schnell entwickelnden *Blutvergiftung* (Sepsis). Und selbst die »guten« Bakterien sind nicht mehr gut, wenn Sie an der falschen Stelle landen, etwa in der Lunge oder im Blut.

Schon während der Schwangerschaft versucht man dieser Gefahr entgegenzuwirken: Per Abstrich werden bei der Mutter Bakterien aufgespürt, um auf sie reagieren zu können. Werden *B-Streptokokken* nachgewiesen, bekommt die Mutter zum Beispiel unter der Geburt Antibiotika.

Frauenärztinnen achten sehr genau darauf, ob Risikofaktoren für eine Blutvergiftung vorliegen. Dazu würden neben einem verdächtigen Abstrich auch ein Fruchtwasserabgang zählen, der länger als 24 Stunden zurückliegt, oder Fieber der Mutter unter der Geburt. Gegebenenfalls werden Neugeborene dann länger in der Klinik beobachtet oder bekommen vorbeugend Antibiotika.

**Achtung, Alarmsignale!**

Folgende Anzeichen könnten auf eine schwere bakterielle Infektion hinweisen:

- Trinkschwäche (nachdem das Trinken vorher gut geklappt hat)
- Blässe (nachdem das Kind vorher rosig war)
- Abgeschlagenheit bis hin zur Bewegungslosigkeit
- schrilles Schreien
- Fieber oder Untertemperatur

Sollte man diese Symptome zu Hause beobachten, muss das Kind zu jeder Tages- und Nachtzeit in die Klinik. Ältere Säuglinge können mit Infektionen auch ein, zwei Tage zurechtkommen, sofern es sich nicht um eine Blutvergiftung mit Bakterien (→ S. 105) handelt. Bei Neugeborenen kann es dagegen eine Sache von ein paar Stunden sein, in denen sich ihre Situation lebensbedrohlich verschlechtert. Darum muss man sofort reagieren. Im Zweifel würde man Eltern sogar raten, den Notarzt zu rufen und sich in die Klinik fahren zu lassen, bevor sie vor lauter Nervosität einen Unfall bauen. Beruhigend ist: Wenn das Baby bei einer bakteriellen Infektion rechtzeitig eine antibiotische Therapie erhält, wird es danach wieder komplett gesund.

Ein *Herpes-Virus* kann sich bei Neugeborenen übrigens ähnlich äußern wie bakterielle Infektionen und führt ebenfalls oft zu einer *Blutvergiftung* und *Hirnentzündung*. Fast alle Erwachsenen haben dieses Virus im Körper, ohne krank zu sein. Es äußert sich in verschiedenen Formen – insbesondere in Stresssituationen oder wenn das Immunsystem schwach ist. Die meisten kennen es als Lippenherpes. Unangenehm, aber gehört zur Routine.

Wenn sich nun aber um die aufregende Zeit der Geburt herum bei Müttern, Vätern oder anderen Bezugspersonen des Babys Bläschen an der Lippe bilden, sollten sie unbedingt wachsam sein. Das gilt auch für Besuch, der das Baby mal auf den Arm nehmen möchte. Bei Herpes sollte man so viel Abstand wie möglich halten, einen Mundschutz tragen und die Situation mit der Kinderärztin oder dem Kinderarzt besprechen. Es handelt sich zwar um eine Schmierinfektion, das heißt, man überträgt das Virus nicht durch die Luft, aber natürlich fasst man sich häufig ins Gesicht und verbreitet es dann unter Umständen mit den Händen weiter.

Eine Besonderheit von Neugeborenen sollten Eltern im Kopf haben, um Krankheitszeichen richtig zu deuten.

*Fieber* ist in den ersten zwei Lebensmonaten extrem selten. Entwickelt ein Neugeborenes Fieber, kann das immer ein Zeichen dafür sein, dass die Infektion dort sitzt, wo das Fieber gemacht wird: im oder um das Gehirn, wo die Temperaturregulation stattfindet. Darum ist Fieber in dem Alter gar nicht vergleichbar mit dem Fieber älterer Kinder, bei dem man, sofern es ihnen gut geht, erst mal abwarten kann, wie es sich entwickelt (→ S. 189). Bei kleinen Säuglingen sollte man sich bereits bei

38 Grad Celsius an eine Klinik oder den Kinderarzt wenden. Selbstverständlich kann es auch sein, dass ein harmloser Grund dahintersteckt, etwa wenn das Kind zu warm eingepackt wurde. Doch das sollte man mit fachkundiger Hilfe beurteilen.

Eine Ansteckung bei älteren Geschwistern kommt zwar vor, ist in den ersten drei Lebensmonaten aber nicht wahrscheinlich. Aus der Laienperspektive liegt es nahe anzunehmen, dass die Geschwisterkinder den gleichen Infekt haben: Die ältere Schwester hat mal wieder eine Erkältung aus der Kita mitgebracht. Kein Wunder, dass das Neugeborene jetzt auch erhöhte Temperatur hat … Doch Achtung! Solche Symptome sollte man sich in diesem Alter nicht leichtfertig mit den Erkrankungen älterer Geschwister erklären. Nicht, dass man ernsthaftere Hintergründe übersieht. Gegen die Ansteckungstheorie spricht nämlich, dass der Nestschutz gut gegen solche Viren wirkt und bei gestillten Babys zusätzlich Abwehrstoffe durch die Muttermilch fließen.

Die Neugeborenenzeit hört mit vier Wochen auf und der Nestschutz nimmt nach drei Monaten ab. Danach steigt die Wahrscheinlichkeit, dass ein Baby doch mal eine Erkältung abbekommt und mit einer *verstopften Nase* oder *Husten* kämpft. Für Neueltern ist das oft beunruhigend, denn bei Säuglingen sind die Nasenlöcher und alles, was dahinter kommt, wesentlich kleiner als bei älteren Kindern. Da kann schon ein einzelner Popel die Nase blockieren und der ganzen Familie eine schlaflose Nacht bereiten.

Was kann man als Eltern dagegen tun, wenn die Nase zu ist?

Oft hilft es schon, das Köpfchen höher zu betten, etwa indem man einen DIN-A4-Ordner unter die Matratze legt. Dann fließt das Sekret eher aus der Nase heraus als Richtung Rachen. Auch gibt es verschiedene Techniken, die Nasenlöcher mechanisch freizusaugen. Der Nachteil ist aber, dass dadurch die Schleimhaut gereizt werden kann, sodass die Nase noch mehr zuschwillt. Sehr starke Nebenwirkungen können in dem Alter Nasentropfen mit abschwellender Wirkung haben, weil sie ein Medikament enthalten, das die Blutgefäße in der Nasenschleimhaut verengt.

Bei Erwachsenen klappt das gut, sofern man dieses Mittel nicht länger als sieben Tage anwendet. Bei Babys jedoch sind die Barrieren innerhalb des Körpers noch so durchlässig, dass die Tropfen ins Blut und bis ins Herz gelangen können. Es sind Fälle von massiven Herzrhythmusstörungen bekannt – bis hin zu Todesfällen. In Italien sind Nasentropfen darum zum Beispiel komplett verboten. Wir raten von der Verwendung ab, sofern die Neugeborenen nicht in der Klinik am Monitor überwacht werden.

Das einfachste und meist erprobte Medikament ist bei Erkältungen die isotone Kochsalzlösung (NaCl 0,9%). Isoton heißt: Der Anteil der gelösten Salze ist genauso hoch wie im Körper. In die Nase getropft sorgt diese Lösung dafür, dass sich der Schleim verflüssigt. Manche schwören darauf, Muttermilch in die Nasenlöcher zu tropfen. Das ist gewiss nicht schädlich, denn Kinder bekommen in dem Alter auch beim Trinken öfter mal Muttermilch in die Nase. Man kann es also ruhig einmal ausprobieren, ob sich dadurch ein positiver Effekt erzielen lässt.

Wer mit diesen Mitteln nicht weiterkommt und den Eindruck hat, dass das Baby womöglich nicht gut Luft bekommt, sollte die Kinderarztpraxis aufsuchen. Man muss sich klarmachen, dass der Widerstand beim Atmen überproportional steigt, wenn die Schleimhäute anschwellen. Wenn sich die Atemwege um die Hälfte verengen, muss das Baby den 16-fachen Sog aufbringen, um die Luft in die Lunge reinzubekommen.

Das ist auch der Grund, warum jungen Säuglingen und einigen Kleinkindern das *RS-Virus* so zu schaffen macht. Das RS-Virus verengt die kleinen Bronchien, das sind die letzten Verzweigungen, bevor es in die Lunge übergeht. Sie stehen dann für den Luftaustausch nicht mehr zur Verfügung. Das Kind atmet schneller, wird immer kurzatmiger und die Sauerstoffsättigung sinkt. Mit Medikamenten gelingt eine Erweiterung der kleinen Bronchien leider nicht ausreichend, sodass nur stationäre Maßnahmen Abhilfe schaffen können. In aller Regel bekommt das Kind eine sogenannte Nasenbrille, um das Atmen durch Druck von außen zu erleichtern – so lange, bis der Körper das Virus im Griff hat und die Schleimhäute abschwellen.

Zurzeit wird intensiv daran geforscht, wie das RS-Virus besser besiegt werden kann. Neue Impfungen für Mütter oder für Neugeborene sind in der Entwicklung und lassen hoffen. Für Frühchen oder Kinder mit Herzfehlern, die besonders gefährdet sind, gibt es glücklicherweise heute schon die Möglichkeit einer sogenannten passiven Impfung. Dabei werden direkt Antikörper gegen RS-Viren gespritzt. Diese Immunisierungen müssen im Winter allerdings jeden Monat durchgeführt werden und sind extrem teuer. Im späteren Leben macht sich das RS-Virus oft nur noch als harmloser Schnupfen bemerkbar, sodass Verwandte, die zum Babygucken kommen, möglicherweise gar nicht daran denken, dass ihre kleine Erkältung ein Risiko darstellen könnte. Sobald die Kinder älter und ihre Atemwege größer werden, nimmt auch die Gefahr der schweren Atmungseinschränkungen durch Viren ab.

## Von Impfungen und Impfmythen

Noch so klein und schon wird es gepiekst … In den nachlassenden Nestschutz (→ S. 92) hinein beginnt man bei den Babys mit den ersten Impfungen. Manchen Müttern und Vätern fällt das gar nicht so leicht. Man hat sein unversehrtes Baby sehr konkret vor sich – und dann sind da diese abstrakten Krankheiten, die heute so unglaublich weit weg zu sein scheinen. Diphterie zum Beispiel, hat überhaupt noch jemand eine Vorstellung davon, was sich dahinter verbirgt? Bis in die 20er-Jahre des letzten Jahrhunderts hinein verzeichnete man jährlich 200.000 Fälle. Der sogenannte »Würgeengel der Kinder« ließ den Hals stark zuschwellen und endete oft tödlich. Oder Polio: Erinnern Eltern von heute sich an diesen Werbespruch »Schluckimpfung ist süß – Kinderlähmung ist grausam«? Wohl eher nicht.

Impfungen retten Leben. Ihre Erfolgsgeschichte ist so beispiellos, dass sie einem manchmal gar nicht mehr bewusst ist. Denn die flächendeckenden Impfungen haben viele Schreckensbilder aus unserem hiesigen Alltag vertrieben (für andere Teile der Welt trifft das leider nicht zu). Man geht davon aus, dass Impfungen mehr Todesfälle verhindern als alle anderen medizinischen Maßnahmen zusammen.

Das Prinzip, das hinter einer Impfung steckt, ist gleich geblieben, seitdem der Landarzt Edward Jenner gegen Ende des 18. Jahrhunderts in dem englischen Ort Berkeley eine Vorstufe der modernen Impfung entwickelte. Damals grassierte unter den Menschen eine sehr tödliche Pockenerkrankung. Die Kuhpocken dagegen trafen zwar die Kühe hart, verliefen beim Menschen aber eher mild. Aus dieser Beobachtung heraus infizierte Jenner einen Jungen zunächst mit Kuhpocken und später mit den echten Pocken. Sein Kalkül ging auf – der Junge blieb gesund.

Ein Durchbruch! Der Fachbegriff Vaccination (heute Vakzination) erinnert an diese Anfänge, denn er kommt vom lateinischen vacca – die Kuh.[37]

Natürlich waren die damaligen Impfungen noch lange nicht mit der modernen Medizin vergleichbar, sie hatten auch viele Nachteile. Doch die beiden Mechanismen, die man vor über 200 Jahren entdeckte, haben ihre Gültigkeit behalten:

1. Man impft unter anderem, indem man abgeschwächte Krankheitserreger gibt. Das ist heute zum Beispiel bei Masern und Windpocken der Fall.
2. Man macht sich die Reaktion des Immunsystems zunutze: Es produziert Abwehrstoffe, wenn etwas Fremdes in den Körper gelangt. Taucht dann später der wirklich krank machende Erreger auf, erinnern sich die Abwehrzellen, dass sie so etwas Ähnliches schon mal gesehen haben – und gehen sofort auf Attacke.

Heute sind die Pocken übrigens die einzige Erkrankung, die durch Impfung ausgerottet werden konnte. Denn das Pockenvirus (nicht zu verwechseln mit Windpocken) befiel nur Menschen, es konnte nicht im Tierreich überleben und wieder zurückkehren. Bei vielen anderen Viren ist das leider anders, weshalb der Impfschutz die Voraussetzung dafür bleibt, dass man sie im Griff behält.

Mit wenigen Lebenswochen beginnt die von der Ständigen Impfkommission (STIKO) für Deutschland empfohlene *Grundimmunisierung*. Das unabhängige Expertengremium ist am Robert Koch-Institut (RKI) angesiedelt. Es wertet permanent alle vorhandenen Studien aus und leitet daraus in Abwägung aller Nutzen und Risiken seine Empfehlungen ab. Diese werden in dem laufend aktualisierten Impfkalender[38] festgehalten.

Während der Coronapandemie stand die STIKO aufgrund ihrer Gründlichkeit und des damit verbundenen langsamen Tempos zuweilen in der Kritik. Doch es sollte eher beruhigen, dass wir mit der STIKO über eine eher vorsichtige Institution verfügen, die sehr gut gegen politische und pharmazeutische Einflüsse gewappnet ist. Unfehlbar ist auch diese Expertenkommission nicht, denn sie kann nur vorhandene wissenschaftliche Daten verwenden. Aber in einer Zeit, in der so viele Halbwahrheiten und Falschinformationen herumschwirren, hat man bei den STIKO-Empfehlungen eine hohe Sicherheit, dass Gefahren auf ein Minimum reduziert sind.

Im ersten Lebenshalbjahr werden eine Reihe von *Totimpfstoffen* geimpft (z. B. *Diphterie, Polio, Keuchhusten, Tetanus …*). Totimpfstoff bedeutet ganz klassisch: Man spritzt nur einen Teil eines Virus' oder eines Bakteriums (meist sind es Proteinbestandteile). Das reicht aus, damit der Körper Abwehrstoffe produziert.

Im Alter von sechs Wochen ist die erste *Lebendimpfung* als Schluckimpfung gegen *Rotaviren* vorgesehen. Sie bietet vor allem Schutz vor schweren Rotavirus-Erkrankungen und hilft, stationäre Aufenthalte in der Kinderklinik zu vermeiden.[39] Krank werden kann das Kind trotzdem noch, jedoch in der Regel nicht so schwer.

Gegen Ende des ersten Lebensjahres folgen dann die *Lebendimpfstoffe*, die gespritzt werden (*Masern, Mumps, Röteln, Windpocken*). Sie enthalten geringe Mengen des jeweiligen Virus', das sich dann im Körper so vermehrt, dass eine Immunreaktion entsteht, aber nicht die Erkrankung selbst ausgelöst wird. Lebendimpfstoffe werden verabreicht, wenn die Forschung noch nicht so weit ist, dass man nur ein paar Bestandteile des jeweiligen Erregers spritzen könnte. Wie stark sich das Virus im Körper verbreitet, ist nicht exakt steuerbar, darum können diese Impfstoffe etwas mehr unerwünschte Wirkungen haben, etwa ein leichter Ausschlag oder Fieber. Eine schwere Erkrankung lösen die Lebendimpfstoffe jedoch nicht aus. Es sei denn, das Immunsystem (→ S. 229) funktioniert nicht. Aus diesem Grund verabreicht man die Lebendimpfstoffe erst zu einem Zeitpunkt, an dem man das bereits festgestellt hätte.

Erwähnt seien an dieser Stelle noch die neuen *mRNA-Impfstoffe*, bei denen sogar nur der Bauplan für das Protein gespritzt wird und die Zellen es selbst bilden. Durch die großen Erfolge in der Covid-19-Bekämpfung sind sie bekannt geworden. Sie werden in Zukunft sicherlich auch bei anderen Krankheiten eine größere Rolle spielen. Bisher werden sie aber bis auf die Covid-19-Impfung noch nicht im Kindesalter eingesetzt.

Einen sehr guten Überblick über die Impfempfehlungen in der Kinder- und Jugendzeit bietet die Seite impfen-info.de. Wer sich tiefergehender mit dem Thema beschäftigen möchte, wird in der STIKO-App fündig, die hauptsächlich für medizinisches Personal gedacht ist, gleichwohl aber auch für interessierte Laien wertvolle Informationen bietet.

Keine medizinische Erfolgsgeschichte ohne *Nebenwirkungen*: Darüber zu sprechen gehört zu einem ehrlichen, aufklärerischen Umgang mit dem Thema Impfungen dazu. Alles, was medizinisch eine Wirkung entfaltet, hat auch Nebenwirkungen. Wobei die Aufteilung in Haupt- und Nebenwirkungen eigentlich wenig Sinn ergibt. Korrekter wäre es, von erwünschten und unerwünschten Wirkungen zu sprechen.

Die erwünschte Wirkung einer Impfung ist der Schutz vor einer schweren Krankheit. Zu den unerwünschten Wirkungen gehören üblicherweise Dinge wie leichter Schmerz an der Einstichstelle, Abgeschlagenheit, leichtes Fieber. Doch es gibt auch schwere unerwünschte Wirkungen. Obwohl sie extrem selten sind, müssen Ärztinnen und Ärzte darüber informieren.

Bei der *Rotaviren-Impfung* etwa kann es ganz selten passieren, dass der abgeschwächte Krankheitserreger eine *Entzündung des Magen-Darm-Traktes* verursacht. Noch viel seltener kommt es vor, dass sich dabei ein Stück des Darms in ein anderes Stück einstülpt. In Deutschland sind davon pro Jahr etwa eine Handvoll Kinder betroffen. Verglichen mit den Problemen, die Rotaviren sonst bei gesunden Neugeborenen und Säuglingen machen können, ist die Impfung dennoch gut verträglich. Seit sie von der STIKO empfohlen wird, ist die Zahl der Säuglinge, die wegen Magen-Darm-Erkrankungen in Kliniken behandelt werden, deutlich zurückgegangen.

Auch bei der *Masernimpfung* kommt es in Ausnahmefällen vor, dass sie genau die akute *Hirnentzündung* auslöst, die sie eigentlich verhindern soll. Allerdings ist die Wahrscheinlichkeit eins zu einer Million. Wer nicht geimpft ist, hat ein hundertmal größeres Risiko, an der akuten Hirnentzündung zu erkranken. Jeder vierte Betroffene stirbt daran – und das bei einer Erkrankung, die so ansteckend ist, dass sie quasi jeder bekommt, der nicht geimpft ist. Anders als Geimpfte können Ungeimpfte zudem als Spätfolge an einer weiteren Form der Hirnentzündung erkranken, die sicher tödlich verläuft.[40]

Gegen die Masern existiert hierzulande seit 2020 eine Impfpflicht. Sie sind auch deshalb interessant, weil sich an ihnen einige hartnäckige *Impfmythen* zeigen lassen. Fast schon legendär ist das Gerücht, die Masernimpfung könne Autismus auslösen. Es entstand Ende der 1990er-Jahre durch eine »Studie« des britischen Arztes Andrew Wakefield, die definitiv nicht den Regeln guter Wissenschaft folgte. Inzwischen konnte eine Reihe wissenschaftlich anerkannter Untersuchungen jeden Zusammenhang widerlegen. Das Risiko für Autismus ist mit und ohne Masern-Impfung exakt gleich. Die Wakefield-Studie wurde von dem wissenschaftlichen Journal, in dem sie erschienen ist, zurückgezogen. Dennoch hält sich das Gerücht in manchen Kreisen hartnäckig – und Wakefield ist zu einer Art Galionsfigur der Impfgegnerinnen und -gegner aufgestiegen.

Aus einer anderen weltanschaulichen Ecke kommt die Vorstellung, man müsse eine Krankheit wie die Masern durchmachen, um daran zu wachsen. Sie stammt aus einer Zeit, in der das Krankheitsverständnis noch ein ganz anderes war, weil man viele Dinge einfach noch nicht wusste. Damals versuchte man, Krankheiten mit einem Ungleichgewicht der Körpersäfte zu erklären – eine Theorie, die im Altertum in Griechenland entwickelt worden war und sich sehr lange hielt. Heute ist man wissenschaftlich viel weiter, dennoch berufen sich manche weiterhin auf den damaligen Kenntnisstand. Es kommt noch immer zu »Masern-Partys«, bei denen Eltern ihre Kinder bewusst einer Ansteckung aussetzen – was manchmal übel endet.

Woher kommt die in Deutschland im Vergleich zu anderen europäischen Ländern recht verbreitete *Impfgegnerschaft*? Das ist eine Frage, die uns in der Coronapandemie sehr beschäftigt hat und der Forschende weiter nachgehen. Was man bereits festhalten kann: Häufig steckt hinter der Entscheidung, sich oder das eigene Kind nicht impfen zu lassen, gar keine strikte Gegnerschaft, sondern eher Unentschlossenheit. Dagegen hilft nur seriöse Information.

Das »Muss-das-denn-schon-so-früh-sein«-Gefühl etwa, das manche Eltern bei ihrem Baby haben, ist ja durchaus nachvollziehbar. Doch wer zum Beispiel wegen der Fremdeiweiße zögert, die das Kind durch eine Impfung bekommt, dem mag zur Einordnung der Fakt helfen, dass Säuglinge bereits durch die Muttermilch mehr Fremdproteine bekommen als durch alle Impfungen der Kindheit zusammen. Aus wissenschaftlicher Perspektive gibt es keinen Vorteil, mit Impfungen zu warten. Im Gegenteil: Man kann dadurch sogar unerwünschte Wirkungen steigern, und natürlich erhöht sich die Gefahr, dass das Baby einer Krankheit ausgesetzt wird.

Letztlich ist es auch eine Typfrage, wie man mit dem Thema Impfen umgeht. Es gibt Eltern, die sagen: Mir genügt es, dass Experten über lange Zeiträume akribisch Daten und Studien ausgewertet haben, bevor sie ihre Impfempfehlung gegeben haben. Mehr muss ich nicht wissen. Und es gibt Eltern, die ein hohes Bedürfnis danach haben, sich selbst aktiv zu informieren. Damit ist allerdings die Gefahr von Fehlinformationen und größeren Zweifeln verbunden. Mütter und Väter, die um ihr eigenes Recherchebedürfnis wissen, sind darum in der Pflicht, sich frühzeitig mit dem Thema Grundimmunisierung zu befassen, damit sie rechtzeitig alle Fragen klären können. Und Kinderärzte sind in der Pflicht, bereits in den ersten Vorsorgeuntersuchungen (→ S. 125) über das Impfen aufzuklären. Sie sollten sich Zeit nehmen, um Sorgen zu identifizieren und zu besprechen.

## Wann ist ein Antibiotikum nötig?

Die einen verlangen bei jeder Erkältung danach, die anderen wollen es auch bei der schlimmsten Halsentzündung ohne schaffen: Unser Verhältnis zu *Antibiotikum* ist gespalten – gerade wenn es um die Kleinsten geht. Kinderärzte erleben dies ständig im Alltag.

Dem Arzneimittel hängt seine Geschichte nach. Vor rund hundert Jahren entdeckte der britische Bakteriologe Alexander Fleming per Zufall ein Pilzgift, das Bakterien abtötet. Bis dahin waren die Menschen ihnen hilflos ausgeliefert. Das Penicillin war erfunden – eine Sensation! Auf Basis dieser Entdeckung entwickelten Forscher immer mehr und mehr Antibiotika. Sie haben Millionen Menschen das Leben gerettet und die Medizin umgekrempelt. Lange schien es, als seien die Möglichkeiten endlos. Bis man irgendwann zwei Dinge feststellte. Erstens: Die Entwicklung kommt an ein Ende. Und viel gravierender: Die Bakterien sind nicht doof. Unter dem Druck der Evolution passen sie sich an und lernen, sich vor den Wundermitteln zu schützen.

Viele werden in diesem Zusammenhang schon mal von *Antibiotika-Resistenzen* gehört haben. Sie stellen eine wachsende Gefahr für unsere Gesundheit dar. Denn die Anzahl der widerstandsfähigen (resistenten) Bakterien nahm lange ungebremst zu.[41] Ein Riesenproblem. Als man es erkannte, war klar: In der Vergangenheit wurde oft viel zu leichtfertig Antibiotikum verschrieben. Ab sofort muss über die Gabe sehr sorgfältig nachgedacht werden. Dafür gibt es nun ausgeklügelte Konzepte und einen eindrucksvollen Begriff: *Antibiotic Stewardship* (ABS). Viele Krankenhäuser verfügen inzwischen über ABS-Expertinnen. Ihre Aufgabe ist es, gewissenhaft zu prüfen, wann der Einsatz eines Antibiotikums gerechtfertigt ist und wann nicht. Im außerklinischen Bereich sind die niedergelassenen Ärztinnen und Ärzte dazu angehalten, das ebenfalls zu tun.

Tatsächlich werden Antibiotika heute bedeutend seltener verschrieben, als Eltern das noch aus ihrer eigenen Kindheit kennen. Es ist wichtig zu verstehen, wann der Einsatz des Medikaments sinnvoll ist und wann nicht. Sonst wird man sich am Ende über die sture Kinderärztin ärgern, die eigentlich nur verantwortungsvoll ihren Job macht.

### Gegen was hilft Antibiotika und gegen was nicht?

Der Name sagt es schon: Antibiotika richten sich gegen etwas Lebendes. (griech. anti = gegen, bios = Leben). Das klingt nicht so nett, hilft aber zu verstehen, dass man die Medikamente nur gegen lebende Organismen erfolgreich einsetzen kann. Wirksam sind Antibiotika gegen *Bakterien*, nicht aber gegen Viren. Letztere verfügen nur über einen Teil des Bauplans zum Leben, sind also allein gar nicht überlebensfähig. Sie müssen in eine Zelle gelangen, um sich zu vermehren. Man kann sich so ein Virus vorstellen wie einen Wohnwagen, der ohne Auto (die Zelle) nicht vorankommt.

Das bedeutet, dass man Antibiotika nur aus zwei Gründen geben sollte:

1. Es gibt eindeutige Hinweise auf einen bakteriellen Infekt.
2. Ein bakterieller Infekt hätte so gravierende Auswirkungen, dass man kein Risiko eingehen darf.

Der zweite Punkt ist besonders zu Beginn des Lebens relevant, denn da können Infektionen rasch gefährlich werden (→ S. 93). Selbst wenn eine geringe Wahrscheinlichkeit besteht, dass nicht nur ein Virus, sondern doch auch Bakterien im Spiel sind, würde man zur Sicherheit ein Antibiotikum verschreiben. In dieser sensiblen Lebensphase darf man nicht riskieren, dass ein bakterieller Infekt unbehandelt bleibt. Bei einem Kind mit einem gestörten Immunsystem würde man sich ebenfalls sicherheitshalber für das Antibiotikum entscheiden.

Für alle anderen gilt: Die Kinderärztin wird die jeweiligen Symptome genau beobachten. Wenn sie an mehreren Stellen im Körper auftreten

(Nase läuft, Rachen rot, Husten), ist normalerweise von einem Virus-Infekt auszugehen. Dann schadet ein Antibiotikum mehr, als es hilft. Daran sollten gerade Leute denken, die am liebsten immer sofort dazu greifen würden: Antibiotika können die gesunde Bakterienflora in uns angreifen und die Bahn freimachen für krankhafte und fremde Keime. So kann sich zum Beispiel ein Pilz im Mund entwickeln oder der Darm macht Probleme. Solche Risiken sollte man nur bei entsprechendem Nutzen eingehen.

Erkennt die Kinderärztin an einer Körperstelle deutliche Anzeichen für eine bakterielle Infektion, wird sie zu einem Antibiotikum greifen. Manchmal werden die Bakterien auch noch mit einem Abstrich nachgewiesen, um ganz sicherzugehen. Entscheidend ist dann, das Medikament exakt nach ärztlicher Vorschrift einzunehmen und nicht nach Gefühl (es geht dem Kind doch schon wieder gut). Das kann zu einem Wiederaufflammen der Erkrankung führen.

In der Realität kann man nicht immer so klar zwischen Viren und Bakterien unterscheiden, wie wir uns das alle wünschen würden. Darum wird es vorkommen, dass man mit seinem Ohrenweh-geplagten Kleinkind in der Kinderarztpraxis steht, und dann heißt es: »Ja, das Ohr ist rot. Aber wir versuchen es erst mal ohne Antibiotikum, wahrscheinlich heilt das von selbst. Kommen Sie noch mal in zwei Tagen zur Kontrolle.« Bis dahin ist das Trommelfell dann noch röter geworden, das Fieber gestiegen, und am Ende erhält man doch das Medikament. Wieso denn nicht gleich? Das hätte dem Kind und uns ja einiges erspart, denken nachvollziehbarer Weise dann viele Eltern. Dabei hat der Arzt einfach nur verantwortlich gehandelt – und zwar sowohl im Sinne des einzelnen Kindes als auch im Sinne aller Menschen, die von Resistenzen bedroht werden.

Der Einsatz von Antibiotika bleibt eine Gratwanderung. Es ist wichtig, das zu verinnerlichen, damit keine schlechte Stimmung entsteht.

Damit sich niemand wundert, zum Schluss ein kleiner Disclaimer: Die Sache mit den Viren und Bakterien haben wir hier für das bessere Verständnis etwas vereinfacht dargestellt. Einzelne Viren wie Herpes oder Influenza können durchaus mit Medikamenten behandelt werden. Mit der ein oder anderen bakteriellen Infektion dagegen wird ein Körper auch allein fertig. Im Einzelfall klären Ärzte dazu auf. Wenn etwas unverständlich ist: Bitte nachhaken! Das Thema ist kompliziert, dumme Nachfragen gibt es nicht.

## Homöopathie und Naturheilkunde

Wieso schlucken die Menschen Globuli, obwohl die Medizin über wirksame Medikamente verfügt? Warum wird für homöopathische Behandlungen Geld ausgegeben, wenngleich es woanders viel effektiver investiert werden könnte? Mit welchem Recht urteilen Kinderärzte über Therapieformen, die sie nicht mal kennen?

Geht es um Heilverfahren jenseits der Schulmedizin, werden die Diskussionen schnell hitzig und die Beteiligten emotional.

Hier der Versuch, dieses schwierige Terrain möglichst sachlich abzuschreiten. Zunächst drei Tatsachen, die man anerkennen muss:

1. Die Medizin hat nicht auf alles eine Antwort. Insbesondere gesundheitliche Beschwerden, die von selbst vorübergehen, werden nicht so intensiv beforscht, sodass es für diese oft weniger Behandlungsangebote gibt. Und natürlich hat man trotz intensiver Forschung auch noch nicht alle Erkrankungen vollständig verstanden.

2. Es gibt in Deutschland umfangreiche Angebote neben der Schulmedizin. Dazu gehören zum Beispiel die Homöopathie, Naturheilverfahren, Osteopathie, Traditionelle Chinesische Medizin, Akupunktur, spirituelle Methoden …

3. Dieses Angebot wird auch genutzt. Etwa 50 bis 75 Prozent der Kinder in Deutschland werden irgendwann einmal mit einem alternativen Verfahren behandelt.

Entscheidend ist nun, wie diese Verfahren genutzt werden. Dabei unterscheidet man im Wesentlichen zwischen zwei Möglichkeiten.

Szenario 1: Jemand ist von der konventionellen Medizin völlig enttäuscht, wendet sich ab und anderen Verfahren zu. Diese werden dann als *Alternativmedizin* bezeichnet. Bei diesem Szenario besteht die Gefahr, dass Krankheiten übersehen werden und notwendige wissenschaftlich erwiesene Maßnahmen nicht mehr erfolgen. Im äußersten Fall kann das für Kinder lebensbedrohlich werden, etwa wenn eine Krebstherapie abgebrochen wird.

Szenario 2: Jemand sagt, die herkömmliche Schulmedizin allein reicht mir nicht. Ich möchte als Ergänzung noch andere Verfahren in Anspruch nehmen. In diesem Fall spricht man von *Komplementärmedizin.*

Das zweite Szenario ist verbreiteter und im Sinne einer gesunden Entwicklung des Kindes auch das einzig vertretbare.

Wenn komplementäre Verfahren und Schulmedizin sich sinnvoll ergänzen sollen, erfordert das jedoch von allen Beteiligten Empathie und Verständnis füreinander. Eine Kinderärztin tut gut daran, wenn sie das Bedürfnis der Eltern nach einem anderen Blick aufs Kind ernst nimmt und es nicht nur akzeptiert, sondern auch wertschätzend mit ihnen bespricht. Von Eltern sollte sie im Gegenzug erwarten dürfen, dass sie sich wissenschaftlich belegten Empfehlungen nicht verschließen. Ebenso darf eine Naturheilkundlerin oder ein Homöopath keine Behandlung zu verhindern suchen, die aus medizinischer Sicht dringend geboten ist.

Nur wenn also alle Seiten tolerant aufeinander reagieren, kann ein sachlicher Dialog entstehen, der absichert, dass dem Kind die beste Behandlung zukommt. Warum nun ist das so schwierig?

In der Medizin sind evidenzbasierte Methoden heute wichtiger denn je. Es muss wissenschaftlich belegt sein, dass und wie Behandlungen wirken. Bei den komplementären Heilverfahren gibt es aber nur wenig Gewissheit darüber, ob und wie sie eigentlich wirken. Zumindest wenn man wissenschaftliche Normen anlegt, wie die Naturwissenschaften sie in den letzten Jahrzehnten und Jahrhunderten entwickelt haben.

Das ist der große Unterschied, die Konfliktlinie, wenn sich Schulmediziner und Komplementärmediziner treffen. Die eine Seite sagt dann: Ihr habt ja gar keine Beweise, dass eure Verfahren wirken. Die andere Seite kontert: Unsere Verfahren sind uralt und überliefert – ihre Effekte lassen sich mit euren Instrumenten gar nicht messen. Es treten an: heutige Beweisführung versus traditionelle Überlieferung.

Tatsächlich schneidet die *Homöopathie* enttäuschend ab, wenn man ihre Wirkung nach wissenschaftlichen Maßstäben untersucht. Es beginnt schon damit, dass viele Studien zwar angemeldet, ihre Ergebnisse dann aber nicht veröffentlich werden oder später andere Dinge an ihnen besprochen werden, als vorher angekündigt.[42] Die meisten seriösen Studien können bei homöopathischen Arzneimitteln keinen Effekt nachweisen.

In der *Naturheilkunde* ist die Situation eine andere. Die Natur hat prinzipiell wirksame Substanzen zu bieten. Das ist an sich nicht verwunderlich, schließlich leiten sich viele Arzneien aus ihr ab. Das erste Medikament, mit dem man Herzversagen behandeln konnte, stammte aus dem Fingerhut. Und der Wirkstoff, der in Aspirin enthalten ist, wurde erstmals aus der Rinde der Silberweide gewonnen.

Es existieren eine Vielzahl von Untersuchungen, die sich mit der Wirkung von natürlichen Substanzen (man könnte auch sagen: »Medikamente natürlichen Ursprungs«) befassen. Apfelsaft zum Beispiel kann einer seriösen Studie nach bei einer milden Magen-Darm-Grippe helfen.[43] Die Wahrscheinlichkeit, dass Kinder ins Krankenhaus müssen, um dort über einen Tropf mit Flüssigkeit versorgt zu werden, nimmt durch die Apfelsaftgabe ab. Im Alter zwischen sechs Monaten und drei Jahren erzielten laut dieser Studie Apfelsaft und die von der WHO empfohlene Elektrolytersatzlösung den gleichen Effekt. Ab drei Jahren war der Apfelsaft, eins zu eins mit Wasser verdünnt, sogar überlegen. Die natürliche Lösung ist in dem Fall also besser als das Medikament – so weit das Studienergebnis. Allerdings muss man einschränkend sagen, dass die Kinder noch relativ gesund waren, als mit dem Trinken des Apfelsafts begonnen wurde. Das Ergebnis ist daher nicht auf jede Situation oder gar auf kränkere Kinder übertragbar.

Auch die Wirkung von Cranberrysaft auf Kinder, die häufig unter Harnwegsinfekten leiden, ist wissenschaftlich bewiesen. Der Saft senkt die Erkrankungsgefahr. Das Risiko, dass man mit Antibiotika behandelt werden muss, nimmt signifikant ab. Dummerweise ist der Cranberrysaft eigentlich nur in kleinen Mengen genießbar, da er recht bitter ist. Für den Effekt müssten Kinder aber ein Glas pro Tag trinken.

Ein Problem der Naturprodukte liegt darin, dass die genaue Menge des enthaltenen Wirkstoffs stark schwanken kann und damit die Gefahr einer Über- oder Unterdosierung besteht. Da sind Medikamente im Vorteil, die streng kontrolliert werden.

Doch von der Frage nach der Evidenz einmal abgesehen, alternative Heilverfahren ziehen Menschen auch aus anderen Gründen an. Die Methoden wirken oft ganzheitlicher, naturnäher, sanfter. (Wobei man zu letztem Punkt im Hinterkopf haben sollte, dass die unerwünschten Wirkungen, anders als bei herkömmlichen Medikamenten, häufig nicht systematisch erfasst werden.) Die Personen, die sie praktizieren, nehmen sich oft mehr Zeit für ihre Patienten. Auch das Gefühl, etwas Zusätzliches, vielleicht auch Wertvolles, Kostspieliges auszuprobieren, kommt dem heutigen Anspruch nach, bloß nichts zu verpassen.

Zuletzt noch ein nicht ganz unerheblicher Punkt: Es praktiziert immer noch so mancher Mediziner, der sich als Halbgott in Weiß geriert. Dieses Auftreten, verbunden mit dem Wissensvorsprung und der Macht, über Leben und Tod mitzuentscheiden, kann bei Eltern dazu führen, dass sie sich ausgeliefert fühlen und kein Vertrauen fassen. Ein alternatives Verfahren kann dann als Ausweg begriffen werden, um sich aus dem paternalistischen ärztlichen Klammergriff zu lösen.

Wünschenswert wäre eigentlich eine kinderärztliche Haltung, die immer die Möglichkeit des eigenen Irrtums mitdenkt. Wer weiß, vielleicht lassen sich in einigen Jahren mit moderneren wissenschaftlichen Methoden auf einmal ganz andere Dinge nachweisen als heute? Vielleicht interpretiert man aufgrund der aktuellen Datenlage manchmal etwas falsch? Diese Bereitschaft ist für einen konstruktiven Austausch unerlässlich.

Was aber würde man Müttern und Vätern, die mit alternativen Verfahren liebäugeln, nun konkret empfehlen?

- Im offenen Gespräch mit ihrer Kinderärztin, ihrem Kinderarzt zu bleiben.
- Sich nicht von der Schulmedizin abzuwenden, sondern andere Heilmethoden als Ergänzung zu begreifen.

- Verfahren auf ihre Wirksamkeit und mögliche noch unbekannte Nebenwirkungen hin zu hinterfragen.

Im Idealfall findet man einen klassischen Kinderarzt, der offen für einen Austausch und eine ausgewogene Beratung ist.[44]

## Kullern, robben, krabbeln

Ein paar typische Textnachrichten aus der Elternzeit:

- Sie hat die Quietschegiraffe gerade selbst in die Hand genommen!
- Juhu, er kann sich jetzt in beide Richtungen drehen. War heute 20 Minuten zufrieden am Spielen auf der Babydecke, während ich die Spülmaschine ausgeräumt hab.
- Du wirst es nicht glauben: Sie hat gerade Opa zum Abschied gewunken. So süß.
- Oh no, jetzt hast du die ersten Schritte verpasst. Er läuft! Komm schnell!

Die motorische Entwicklung ihres Babys zu verfolgen ist für Eltern im ersten Lebensjahr oft die größte Freude. Das Gelernte ist sofort sichtbar und verändert den Alltag spürbar. Auf einmal kann man ganz anders aufeinander reagieren, miteinander spielen und sich fortbewegen. Kein Wunder, dass jede neue Fähigkeit Mütter und Väter mit Stolz erfüllt.

Manchmal führt das leider zu einem regelrechten Wettbewerb unter Neueltern. In Babykursen sieht man all die anderen Kinder, wie sie sich drehen und wenden – und vergleicht sie ganz automatisch mit dem eigenen Baby, das vielleicht noch am liebsten auf dem Rücken chillt und seine Händchen betrachtet. Doch es sollte die eigene Freude nicht trüben, wenn die anderen ein schnelleres Tempo vorlegen. Die Varianz in der Entwicklung ist nun mal riesig. Das ist normal. Meistens sind das einzig Beunruhigende an der Situation Eltern, die überehrgeizig werden und versuchen mit ihrem Baby zu trainieren. Der berühmte Schweizer Kinderarzt Remo Largo verwies in solchen Fällen auf ein altes afrikanisches Sprichwort: »Das Gras wächst nicht schneller, wenn man daran zieht.«

**Entwicklungsschritte**

Wenn das Kind zur Welt kommt, sehen seine Bewegungsmuster auf den ersten Blick ungeordnet aus. Es rudert irgendwie mit Ärmchen und Beinchen. Der medizinische Begriff dafür ist *Spontanmotorik.* Doch wer viel Kontakt zu Babys hat und sich etwas eingesehen hat, kann erkennen, dass ihre Bewegungen bereits einem gewissen Rhythmus folgen. Kinderärztinnen können also durchaus erkennen, ob die Motorik Neugeborener dem üblichen Bewegungsmuster entspricht.

Auch in diesem Alter gibt es zielgerichtet anmutende Bewegungen, die sogenannten *primitiven Reflexe.* Diese Bewegungsmuster sind nicht aktiv gesteuert. Sie stammen noch aus der Entwicklungsgeschichte des Menschen. Ein klassisches Beispiel ist der Greifreflex: Legt man den eigenen Finger in das Händchen des Neugeborenen, greift es automatisch zu. Dasselbe funktioniert auch beim Füßchen. Hier werden noch unsere verwandtschaftlichen Beziehungen zu anderen Säugetieren deutlich. Man kann sich gut vorstellen, wie wichtig es in freier Wildbahn ist, sich auch in den ersten Lebenstagen am Fell des Muttertieres festkrallen zu können. Ein weiterer Reflex wird durch das Streichen über die Wange ausgelöst – dann wendet das Baby sich in der Hoffnung auf die Nahrungsquelle mit dem Mund in Richtung Streichen. Interessant ist, dass diese und eine Reihe weiterer Reflexe um den dritten Lebensmonat herum verschwinden. Bleiben sie darüber hinaus bestehen, wird der Kinderarzt das beobachten.

Im Alter von drei, vier Monaten schreitet die *grobmotorische Entwicklung* voran. Das Baby wird zunehmend selbst aktiv. Es sind keine Reflexe mehr, die seine Bewegungen steuern, sondern der eigene Wille. Da ist eine interessante Lichtquelle? Schon beginnt der Säugling, sich von der Unterlage abzudrücken, den Kopf hochzunehmen und nach oben zu schauen.

Im Alter von vier bis sechs Monaten wächst der Drang, sich selbst auf Dinge zuzubewegen, um sie zu betrachten und irgendwann auch anzufassen. Der nächste große Schritt dafür ist das Drehenlernen, das in diesem Alter beginnt – von der Rücken- in die Bauchlage und wieder zurück. Für Eltern ist die Phase auch deshalb relevant, weil die Gefahr, dass das Kind vom Wickeltisch oder vom Bett fällt, nun erheblich wächst (→ S. 128). Natürlich muss man bereits vorher aufpassen, dass das Baby nicht irgendwo herunterpurzelt, doch jetzt darf man es wirklich keine Sekunde mehr aus den Augen lassen.

Wie groß die zeitliche Spanne bei der Entwicklung ist, wird besonders beim Laufenlernen deutlich. Das geschieht üblicherweise zwischen dem 10. und 20. Monat. Auch wenn ein Kind früher oder noch etwas später seine ersten Schritte tut, ist das meist kein Anlass zur Beunruhigung – doch die Kinderärztin sollte es im Blick behalten.

Warum ist die Varianz so groß? Menschen sind verschieden und reifen in ihrem eigenen Tempo. Außerdem finden sie unterschiedliche Strategien: Manche Kinder haben so gute Tricks entwickelt, um von A nach B zu kommen, dass ihnen die Notwendigkeit, Laufen zu lernen, zunächst gar nicht einleuchtet. Sie haben zum Beispiel das Drehen perfektioniert und kullern binnen Sekunden von der einen Seite des Raumes auf die andere Seite. Oft lassen sie das Krabbeln dann aus. Brauchen sie nicht – wozu auch?

Früher dachte man, alle Kinder müssten krabbeln, bevor sie laufen. Doch diese These ist längst widerlegt. Entwicklungsmodelle funktionieren nicht wie Treppen, bei denen eine Stufe nach der anderen erklommen werden muss. Sie erinnern eher an U-Bahn-Pläne, in denen jedes Kind eigene Wege verfolgt. Wenn ein Kind nicht krabbelt, hat das keine Auswirkungen auf sein späteres Leben. Dennoch gibt es natürlich Bewegungen, die aufeinander aufbauen: Wer Laufen lernt, muss sich vorher hochziehen, um überhaupt auf die Beine zu kommen – logisch.

Neben der Grobmotorik wird im ersten Lebensjahr auch die *Feinmotorik* immer ausgefeilter. Mit vier bis fünf Monaten fängt das Kind an, nach allem Möglichen zu greifen, das sich in seiner Nähe befindet. Mit circa sechs bis acht Monaten greift es dann mit der ganzen Hand zu. Ich hab's! Danach wird die Fingerfertigkeit weiter verfeinert. Gegen Ende des ersten Lebensjahres können Zeigefinger und Daumen schon sehr zielgerichtet eingesetzt werden. Erst werden sie wie eine Pinzette zusammengeführt, um zum Beispiel ein Stück Weintraube zu ergattern. Dann gelingt es, die Finger auch noch dabei zu krümmen, sodass genau die Spitzen aufeinandertreffen. Mit diesem Zangengriff kann das Baby diffizile Bewegungen ausführen und kleine Fussel aus der Sofadecke herauszupfen.

**Fördern ja, überfordern nein**

Viele Bezugspersonen fragen sich, wie sie die *motorische Entwicklung* des Kindes unterstützen können. Doch eigentlich lernt das Baby die Bewegungen von ganz allein, man muss sie ihm nicht beibringen. Spielerisch etwas auszuprobieren und sich dabei mit seinem Kind zu beschäftigen ist dennoch gut. Vielleicht weckt ein Mobile seine Neugier, zu dem es sich hindrehen möchte? Oder es setzt alles daran, zu der bunten Rassel zu robben, die man fast in Reichweite hingelegt hat. Gerade in der zweiten Hälfte des ersten Lebensjahres können Kinder dabei durchaus mal schimpfen und sauer werden, wenn es noch nicht so klappt. Für Erwachsene heißt es, diese Unzufriedenheit des Kindes auch mal auszuhalten und ruhig einen Moment abzuwarten. Super, das schaffst du!

Wichtig ist: Es sollten immer nur Anreize sein. Es geht nicht darum, dem Kind Bewegungsmuster anzutrainieren, die es selbst noch gar nicht verfolgt. Ein Kind, das sich nicht selbst hinsetzen kann, sollte zum Beispiel niemals längere Zeit in eine Sitzposition gebracht werden. Das schafft seine Muskulatur noch nicht und es ist für die Wirbelsäule ungünstig.

Nicht nervös zu werden, wenn das eigene Baby zur gemütlicheren Fraktion gehört, ist gar nicht so einfach. Wir sind eine Gesellschaft, die sich sehr stark Normen verpflichtet sieht – auch in der Entwicklung. Wir haben die Tendenz, uns eher zu viele Sorgen zu machen.

Sollte die Entwicklung aber tatsächlich signifikant verzögert sein, kann es in Absprache mit dem Kinderarzt durchaus sinnvoll sein, einige *Physio- oder Ergotherapiestunden* zu absolvieren. Es gibt viele entsprechende Angebote (→ S. 264). Oft ist das eine gute Gelegenheit für Eltern, ein paar Anleitungen zu bekommen, wie sie spielerisch die Entwicklung des Babys fördern können. Doch nicht alle brauchen dieses Angebot und nicht alles muss sofort behandelt werden. Man sollte das eigene Kind nicht vorschnell zum Problemfall erklären, nur weil es gerade nicht so funktioniert, wie man es sich vorgestellt hat.

## Fingerfood versus Brei

Babys essen Brei. Dazu gibt es keine zwei Meinungen. Hätte man zumindest bis vor Kurzem gedacht ... Doch seit einigen Jahren breitet sich in Deutschland der Trend aus, Babys breifrei zu ernähren. Nun haben Eltern also auch bei der Einführung der *Beikost* verschiedene Möglichkeiten, über die sie sich den Kopf zerbrechen und das Für und Wider abwägen können. Darf es der gute alte Gemüse-Fleisch-Brei sein oder soll man doch lieber gedünstete Gemüsesticks mit Dinkelwaffeln reichen?

An dieser Stelle sei schon mal verraten: Wer die Sache undogmatisch angeht, wird hier gar keine Entscheidungsprobleme bekommen.

Aber zunächst zur klassischen Variante: Der erste *Brei* sollte frühestens zu Beginn des fünften Monats und spätestens zu Beginn des siebten Monats gegeben werden – so lautet die wissenschaftliche Empfehlung. Eltern können den genauen Zeitpunkt von ihrem Baby abhängig machen: Zeigt es bereits Interesse an fester Nahrung? Und falls es sich um ein gestilltes Kind handelt: Wird es noch ausreichend satt an der Brust? Es gibt konkrete Pläne der Fachgesellschaften, wie man bei der Einführung der Breimahlzeiten am besten vorgeht. Gut aufbereitet findet man diese zum Beispiel in der App »Baby & Essen« des Netzwerks »Gesund ins Leben«. Natürlich wird einen auch die Kinderärztin bei den Vorsorgeuntersuchungen (→ S. 125) dazu beraten.

Viele Eltern fragen sich, ob sie Gläschen kaufen oder selbst kochen sollen. Tatsächlich muss niemand ein schlechtes Gewissen haben, wenn er die Gläschen aus dem Supermarkt nimmt. Die Hersteller unterliegen strengen Sicherheitsauflagen und müssen genaue Vorschriften bei der Zusammenstellung der Breigläschen einhalten. Eltern können sich darauf verlassen, dass die Ernährung ausgeglichen ist und den empfohlenen Standards entspricht. Das zu Hause selbst genauso gut hinzubekommen ist nicht ganz trivial, aber es ist möglich. Wer sich entscheidet, selbst zu kochen, sollte sich nach den Experten-Angaben für die Zusammensetzung (Gemüse, Fleisch, Öl) richten und auf gute Zutaten achten.

Der eine oder die andere mag sich fragen, warum Kinder gleich zu Beginn *Fleisch* bekommen sollen. Der Grund ist, dass in der Muttermilch so gut wie gar kein Eisen enthalten ist. Die Eisenspeicher der Babys sind irgendwann erschöpft und müssen dringend aufgefüllt werden. Zudem liefert Fleisch wichtige Vitamine, etwa B12 für die Nervenentwicklung. Gerade bei den ganz Kleinen ist es gar nicht so einfach, das Fleisch komplett aus der Ernährung zu verbannen und den Nährstoffbedarf dennoch sicher zu decken.[45] Ein Kind kann sich später immer noch selbst entschließen, vegetarisch zu leben. Entscheiden Eltern sich von Anfang an für diesen Weg, sollten sie sich informieren, was es zu beachten gilt, damit kein Mangel entsteht.

Vor einer *veganen Ernährungsweise* würde man aus kinderärztlicher Perspektive im Kleinkindalter warnen: Sämtliche Nährstoffe aus tierischen Lebensmitteln zu ersetzen ist schwer. Um zum Beispiel seinen Eiweißbedarf zu decken, müsste ein kleines Kind so große Mengen veganer Kost verzehren, dass dadurch die Gefahr eines Übergewichts entstünde.[46] Es ist leider so, dass Mütter und Väter die Folgen einer Mangelernährung etwa für Wachstum und Knochenbau häufig unterschätzen.

Zu ähnlichen Schwierigkeiten kann es kommen, wenn man sich für das *breifreie Alternativkonzept* entscheidet. Meist läuft es unter dem Stichwort »Baby-led Weaning« (BLW), was so viel wie »vom Baby gesteuertes Abstillen« bedeutet. Entwickelt wurde BLW von der britischen Hebamme und Stillberaterin Gill Rapley. Die Idee dahinter: Das Kind entscheidet selbst, wann es sich von der mütterlichen Brust entwöhnt und zu essen beginnt – und zwar direkt vom Familientisch. Dafür wird ihm kindgerechte Nahrung in Form von Sticks, Waffeln oder Bällchen geboten. In der Reinform untersagt das »Baby-led Weaning« püriertes Essen oder Essen mit dem Löffel.

Aus medizinischer Sicht birgt diese Vorgehensweise einige Risiken: Erstens muss man darauf vertrauen, dass das Kind sich intuitiv ausgewogen ernährt – eine Kunst, die oft nicht mal Erwachsene beherrschen. Entscheidet es sich etwa immer nur für das Obst oder für das Fleisch, kann das körperliche Folgen haben. Die Kalorienzufuhr ist dann zum Beispiel nicht gesichert oder es kommen zu viele gesättigte Fettsäuren oder andere Dickmacher an. Zweitens besteht – selbst wenn die Nahrung vorgekocht ist – die Gefahr, dass das Baby sich verschluckt und kleine Bestandteile in die Luftröhre einatmet. Bei uns ist die Studienlage zum »Baby-led Weaning« noch recht dünn. Doch in Frankreich, wo der Trend recht weit verbreitet zu sein scheint, warnt ein breit aufgestelltes wissenschaftliches Komitee auf Basis von 38 Veröffentlichungen (darunter elf klinische Studien) vor den oben genannten Nachteilen dieser Beikost-Methode.[47]

Eine neue Herangehensweise, die dem Baby mehr Selbstbestimmung ermöglicht, erscheint dennoch zeitgemäß und nachvollziehbar. Die Frage ist: Warum muss sie gleich komplett mit einem jahrhundertelang erprobten Konzept brechen? Möglicherweise kommt der Argwohn daher, dass man vor nicht allzu langer Zeit Babys regelrecht abgefüttert und ihnen Breie nach Plan reingezwungen hat. Das Essen war häufig ein Machtkampf. Doch da ist man heute – egal nach welcher Methode – längst klüger. Auch beim Breifüttern ist es wichtig, auf die Signale des Babys zu achten und ihm nicht die letzten Löffel einzuflößen, obwohl es bereits die Lippen verschließt und das Köpfchen wegdreht. Dass Experimentierfreude, Abwechslung und Spaß zu einer gesunden Esskultur gehören, ist gemeinhin bekannt.

Unser Rat wäre daher, möglichst unideologisch an die Beikost-Einführung heranzugehen und das Beste aus beiden Welten mitzunehmen. Man kann dem Baby in Breiform alle wichtigen Nährstoffe reichen *und* ihm eine gekochte Kartoffel oder eine gedünstete Karotte in die Hand drücken (sofern es sechs Monate alt ist und beim Essen aufrecht sitzt). Diese Dinge sind sehr gut miteinander kombinierbar und man kann sie je nach Vorlieben variieren – sofern die wissenschaftlich erwiesenen

Grundlagen zur Ernährung eingehalten werden. Die Beikost-Phase geht ohnehin nur wenige Monate lang, in den letzten zwei Monaten des ersten Lebensjahres können die Kinder bereits anfangen, am Familientisch (→ S. 150) mitzuessen.

Egal in welcher Form das Kind die Nahrung letztlich zu sich nimmt, ein paar grundlegende *Essensregeln* sollten beachtet werden:

- Ein Kind darf nie mit Druck und Zwang zum Essen gebracht werden. Ein Breigläschen oder ein Teller muss nicht leer sein am Ende der Mahlzeit. Hier wurden in der Vergangenheit viele Fehler gemacht.
- Es gibt einen regelmäßigen Tagesablauf mit festen Essenszeiten. Wenn Kinder ständig zwischendurch snacken, kann kein Hunger entstehen – und jede Mahlzeit endet im Chaos.
- Die Eltern bestimmen, wann gegessen wird, nicht das Kind. Idealerweise ist die Mahlzeit ein soziales Ereignis und man sitzt gemeinsam am Tisch.
- Spielerische Freude am Essen: ja. Spielen am Esstisch: nein. Dass kleine Kinder mit Lebensmitteln herumexperimentieren, sollte toleriert werden, sofern sie nicht ständig alles an die Wand werfen. Spielzeug, das sie von der Mahlzeit ablenkt, hat dagegen nichts am Esstisch zu suchen. Also: keine Kuscheltiere für Kinder und keine Smartphones für Eltern.
- Eine Mahlzeit dauert höchstens 30 Minuten. Danach sind alle erschöpft und können nicht mehr. Hat ein Kind 10 bis 15 Minuten nichts mehr gegessen, ist es Zeit, die Mahlzeit zu beenden. Sonst erleben sie das Essen nicht mehr als etwas Positives.
- Der verschmierte Kindermund wird am Ende der Mahlzeit abgewischt – also genau einmal. Nur dann ist das Signal eindeutig: Das Essen ist jetzt beendet. Für Eltern ist so ein vollgekleckertes Baby manchmal kaum auszuhalten, es zuckt in den Fingern. Aber ein permanentes Herumwischen ist für Kinder schwer zu verstehen und bringt sie nur durcheinander.

Wenn es gegen Ende des ersten Lebensjahres Richtung *Familienkost* geht, ist die Frage, ob die Kinder dann wirklich schon alle Lebensmittel essen dürfen oder worauf man noch achten sollte.

*Salz* ist häufig ein Thema, denn die meisten Erwachsenen haben keine Lust auf fade Nudeln. Tatsächlich kommt der Körper zu Anfang des Lebens mit relativ wenig Salz aus, darum sollte er auch nicht so viel davon bekommen. Der Geschmack wird überdies in den ersten Lebensmonaten geprägt. Lernt ein Baby da, salzig zu essen, setzt sich das fest. Da wir insgesamt alle einen viel zu hohen Salzgehalt in unserer Ernährung haben, ist das ungünstig. Im Durchschnitt nehmen wir zwei- bis dreimal mehr Salz zu uns, als gesund ist. Die Folge kann langfristig ein krank machender Bluthochdruck sein. Ein wenig Salz braucht man zwar, aber die Betonung liegt wirklich auf wenig. Vielleicht schaffen es die Eltern ja sogar, ihren eigenen Salzkonsum etwas zu reduzieren.

Auch bei *Zucker* (→ S. 153) ist es vor allem eine Frage der Menge. Inzwischen herrscht in manchen Kreisen eine regelrechte Panik vor Zucker in den ersten Lebensjahren. Es kursieren zig Rezepte mit zuckerfreiem Kuchen, Muffins oder Eis. Zurückhaltung ist gut, doch man braucht sich da auch nichts vorzumachen: Kein Zucker im ersten Lebensjahr – das ist unmöglich. In Obst steckt allein schon jede Menge Fruchtzucker, der auch nicht so unschädlich ist, wie bisher angenommen. Jedes Kohlenhydrat, das man zu sich nimmt, wird im Körper in einzelne Zucker aufgespaltet. Natürlich ist zugesetzter Zucker etwas anderes, aber auch hier macht die Dosis das Gift.

Wenn die ganze Familie sich gemeinsam über einen Geburtstagskuchen hermacht, ist das ein soziales Ereignis. Da kann ein elf Monate altes Kind durchaus ein kleines Stückchen abbekommen. Es sollte nur nicht zur täglichen Gewohnheit werden. Wichtig ist auch, nicht auf Nahrungsmittel hereinzufallen, die als gesund beworben werden, in Wahrheit aber voller versteckter Zucker sind – Milchschnitten, Müsliriegel, Fruchtzwerge, Quetschies[48] und wie sie alle heißen.

Tabu ist im ersten Lebensjahr *Honig*, weil er einen Erreger übertragen kann, der beim Säugling in seltenen Fällen eine Nervenerkrankung auslöst (Botulismus). Später kommt der Körper damit gut zurecht. Auf *Rohmilchprodukte, rohes Fleisch oder Mayonnaise* sollte man in dieser Zeit ebenfalls noch verzichten, weil sie Bakterien enthalten können, die das Baby noch nicht einfach wegstecken kann.

Mit Beikost-Start stellt sich oft die Frage, was man neben Mutter- und Säuglingsmilch zum *Trinken* anbieten soll. Die Empfehlung lautet hier: stilles Wasser. In Deutschland kann man es unbesorgt aus dem Hahn nehmen. Tendenziell geben Eltern übrigens eher zu viel Flüssigkeit. Manche Einjährige trinken dann zwei, drei Liter am Tag. Das ist selbst für Erwachsene zu viel und tatsächlich gesundheitsgefährdend. Bei kleinen Kindern rechnet man etwa 100 Milliliter Flüssigkeit pro Kilogramm Körpergewicht – das wäre also ein Liter für ein zehn Kilo schweres Kind. Für die nächsten zehn Kilogramm veranschlagt man nur noch 50 Milliliter. Ein 20 Kilo schweres Kind sollte im Normalfall also etwa 1,5 Liter Flüssigkeit zu sich nehmen. Bei großer Hitze, Fieber oder Durchfall braucht man natürlich mehr.

Für Erwachsene ist es manchmal kaum vorstellbar, dass auch Milch den Durst löscht. Als guten Durstlöscher empfinden wir eine kühle Flüssigkeit, die den trockenen Rachen herunterrinnt. Der Hauptdurstmesser sitzt allerdings im Gehirn. Dort gibt es kleine Messinstrumente, die den Anteil gelöster Teilchen im Blut erkennen und melden, wenn Wasser fehlt. Das erzeugt ein Durstgefühl, das man theoretisch auch stillen könnte, indem man Joghurt äße. Immerhin besteht der zu 90 Prozent aus Wasser.

Ein letzter wichtiger Hinweis zum Trinken: Kinder dürfen auf keinen Fall ständig an einer Flasche nuckeln und es sollte vor allem nichts Süßes darin sein. Wenn immerzu verdünnter Apfelsaft um die durchbrechenden Zähnchen fließt, erhöht das die *Kariesgefahr* massiv. Gleiches gilt für die Milchflasche, die darum nie zum Nuckeln gegeben werden sollte. Ist der Hunger gestillt, muss sie raus aus dem Mund.

Am besten versucht man nach dem ersten Lebenshalbjahr vom nächtlichen Trinken wegzukommen. Sonst schleichen sich schnell Gewohnheiten ein, die dauerhaft für Unruhe sorgen. Kinder können dann zum

Beispiel nur mit Flasche einschlafen – auch wenn sie nachts zwischen zwei Schlafphasen kurz wach werden. Mit Durst hat das dann meist nichts mehr zu tun, sondern mit dem Gefühl: Meine Mama oder mein Papa kümmern sich um mich. Sie rennen sogar mitten in der Nacht in die Küche und bereiten mir ein warmes Fläschchen zu.

# Die beste Sorge: Vorsorge

Keine Kindheit ohne Krankheiten, Verletzungen, Unfälle. Keine Elternschaft ohne Sorgen, Adrenalin und Selbstvorwürfe. So weit, so normal.

Die Schrecksekunden, wenn ein Baby sich an einem Stück Apfel verschluckt, die Sorgen, wenn es ihm nicht gut geht – sie gehören zum Familienleben dazu wie das Kuscheln am Morgen und die Freude über das erste Wort. Das war schon immer so. Allerdings sind Mütter und Väter mit der Verantwortung für ihre Kinder heute oft recht allein. Im Hintergrund ist meist keine Großfamilie, die man schnell um Rat fragen kann. Eher ist da ein aufgeklappter Laptop, weil parallel noch ein wenig Homeoffice gemacht werden muss. Als krabbelndes Baby kann man da herrlich am Kabel ziehen und es sich in den Mund stecken …

Damit ein Kind unter heutigen Lebensumständen gesund und sicher aufwachsen kann, gibt es ein paar wichtige Verhaltensregeln. Dazu gehört:

- die Vorsorgeuntersuchungen in der Kinderarztpraxis wahrzunehmen,
- die Umgebung kindersicher zu machen und Unfälle zu verhüten,
- über Familiengrenzen hinweg aufeinander zu achten.

## Hingehen!

So sehr die vielen Arzttermine manchmal nerven, für die meisten Eltern hat der regelmäßige Besuch beim Kinderarzt eine entlastende Wirkung. Einfach, weil da ein fachkundiger Mensch ist, der den allgemeinen Gesundheitszustand und die altersgemäße Entwicklung des Kindes mit im Blick behält. Jemand mit Erfahrung, dem man alle möglichen Fragen stellen kann, die sich im Familienalltag angesammelt haben.

Seit über 50 Jahren gibt es in Deutschland die sogenannten *U-Untersuchungen.* Ob Eltern an die Vorsorge erinnert werden und ein Nichterscheinen sanktioniert wird, ist von Bundesland zu Bundesland verschieden. Wie so oft hat man sich auch hier nicht auf ein bundesweit einheitliches Verfahren einigen können. Doch wenn Eltern den Aufforderungen, ihr Kind vorzustellen, gar nicht nachkommen, wird üblicherweise schon das Jugendamt aktiv.

Die regelmäßigen Arzttermine haben mehrere Funktionen:
- Früherkennung von Krankheiten
- Überprüfung der körperlichen und geistigen Entwicklung
- Beratung der Familie hinsichtlich Sorgen
- Aufklärung über Impfungen und weitere Vorsorgemaßnahmen
- Erkennen eines Verdachts auf Vernachlässigung, Misshandlung, Missbrauch

Die *erste Untersuchung* (U1) findet in der Regel gleich nach der Geburt statt (meistens durch die Hebamme oder den Geburtshelfer). Es wird geschaut, ob es Fehlbildungen gibt und ob die Atmung funktioniert. Außerdem erhält das Neugeborene die erste von drei Vitamin-K-Gaben, um sicherzugehen, dass die Blutgerinnung funktioniert.

Bei der *zweiten Untersuchung* (U2) trifft das Kind meist zum ersten Mal auf eine Kinderärztin. Entweder geschieht das am zweiten oder dritten Lebenstag kurz vor der Entlassung aus der Klinik oder bis zum zehnten Lebenstag in der Kinderarztpraxis. Manchmal bieten Kinderärzte auch einen Hausbesuch an. Bei der U2 wird hauptsächlich geprüft, ob das Baby die Kreislaufumstellung vom Mutterleib auf das Leben draußen gemeistert hat (→ S. 47). Die Eltern werden unter anderem zur Vitamin-D-Gabe (ab dem zehnten Lebenstag) und zu vorbeugenden Maßnahmen bezüglich des plötzlichen Kindstods (→ S. 71) beraten. Außerdem gehört zu der Untersuchung eine kleine Blutentnahme dazu, mit der geprüft wird, ob bei dem Kind angeborene Stoffwechselerkrankungen vorliegen. Dieses sogenannte *Neugeborenenscreening* muss zwischen der 36. und 72. Lebensstunde erfolgen und kann auch von der Hebamme zu

Hause durchgeführt werden, wenn der U2-Termin zum Beispiel erst danach liegt.

Spätestens die U3 in der vierten bis sechsten Lebenswoche findet dann beim Kinderarzt statt. Da die Praxen vielerorts überlastet sind, ist es empfehlenswert, sich bereits vor der Geburt umzuhören, wer in der Umgebung noch Patienten aufnimmt, und nach Verlassen der Klinik rasch einen Termin auszumachen. Vielleicht können befreundete Familien jemanden empfehlen? Sollte bei dem Baby eine Erkrankung vorliegen, haben oft die Kliniken einen Tipp, welcher Kollege sich darauf spezialisiert hat.

Je nach Lebensalter stehen bei den U-Untersuchungen unterschiedliche Dinge im Vordergrund. Zu Beginn geht es vor allem um die körperliche Entwicklung. Später gewinnen soziale Aspekte an Bedeutung. Ab und zu werden Hör- und Sehtests gemacht. Es kann auch mal sein, dass der Blutdruck oder der Urin kontrolliert wird. Gemessen und gewogen werden die Kinder immer. Festgehalten werden die Ergebnisse in dem gelben Vorsorge-Heft.

Wichtig ist: U-Untersuchungen sind keine Tests, die man »bestehen« muss mit seinem Kind. Man muss dafür weder trainieren, noch lohnt es sich, die Ergebnisse mit anderen Krabbelgruppenteilnehmern zu vergleichen. Es geht allein darum, die individuelle Entwicklung des Kindes im (professionellen) Blick zu behalten. Lohnenswert vor einer Untersuchung kann es sein, sich mit dem Partner oder der Partnerin abzugleichen: Was hast du beobachtet? Welche Fragen sollten wir stellen?

Und noch ein praktischer Tipp für alle, deren Bundesland keine regelmäßigen Untersuchungsaufforderungen schickt: Der Berufsverband der Kinder- und Jugendärzte (BVKJ) bietet einen Erinnerungsservice für U-Untersuchungen und Impfungen per Mail an.[49]

**Verhindern!**

Wer sich der größten Gefahren im Babyalltag bewusst ist, kann Risiken verringern und vor allem besser reagieren, wenn doch mal etwas passiert. Ein *Erste-Hilfe-Kurs für Eltern* ist dabei nützlich. Am besten erkundigt man sich lokal bei Kinderärzten, Kinderkliniken, beim Roten Kreuz oder im Netz nach entsprechenden Angeboten. Meist darf das Baby zum Kurs mitgebracht werden. Es handelt sich nur um ein paar wenige Stunden, die einem sehr viel Sicherheit geben können.

Der Klassiker unter den Unfällen in den ersten sechs Lebensmonaten ist der *Sturz* vom Wickeltisch oder aus dem Elternbett. Man sollte einen Säugling dort nie aus den Augen lassen – nicht bevor er sich drehen kann und erst recht nicht mehr danach. Alle wissen es und doch kommt es vor, und zwar öfter, als man denkt. Darum hilft es auch nichts, dass Eltern sich im Falle eines Sturzes mit Selbstvorwürfen quälen. Viel wichtiger ist es, besonnen zu reagieren: Meldet sich das Kind, schreit es gleich? Dann atmet man am besten erst mal ein klein wenig durch und bewegt sich danach in Richtung Kinderärztin oder Krankenhaus. Wenn ein Kind hart gefallen ist, erbrochen hat oder möglicherweise kurz bewusstlos war, wird im Zweifelsfall eine stationäre Überwachung empfohlen. Neugeborene können ja nicht sagen, wie es ihnen geht, ob ihnen schwindelig oder übel ist. Und falls doch eine Gehirnerschütterung oder gar eine Gehirnblutung vorliegt, muss es bemerkt werden, damit darauf reagiert werden kann. Für die Kliniken sind solche Stürze Routine. Meldet sich das Kind nach dem Sturz nicht und ist bewusstlos? In diesem äußerst seltenen Fall ist die Nummer des Rettungsdienstes (112) die richtige Wahl.

Typisch für dieses Lebensalter sind auch *Transportunfälle*, etwa wenn man vergessen hat, das Baby in seiner Babyschale, in der Wippe oder im Hochstuhl anzuschnallen – mit den gleichen Konsequenzen wie beim Sturz vom Wickeltisch.

Im Klaren sollte man sich zudem über die *Gefahr des Erstickens* sein. Säuglinge sind im ersten Lebenshalbjahr nicht in der Lage, ein geknotetes Mützchen, ein Kissen, Tuch oder Spielzeug zu entfernen, das über Mund und Nase liegt. Das gelingt ihnen erst, wenn sie sich sicher wegdrehen können beziehungsweise sich die Feinmotorik der Hände weiterentwickelt hat.

In der zweiten Jahreshälfte kommen weitere Gefahrenquellen dazu. Ein bewegliches Baby mit einer guten Feinmotorik kann sich alles Mögliche in den Mund stecken. Kleinteile können *verschluckt* werden oder in die Luftröhre gelangen. Spätestens jetzt sollten auch Reinigungsmittel kindersicher verstaut werden. Zum Griff in die *Steckdose* kann es bei motorisch geschickten Kindern ebenfalls bereits kommen, sie sollten nun gesichert sein. Beginnen Kinder sich hochzuziehen, sind auch Töpfe und *heiße* Kaffeetassen am Tischrand nicht mehr sicher vor ihnen.

Was man oft gar nicht auf dem Zettel hat: Auch Garten und Balkon sollten rechtzeitig in Ordnung gebracht werden. Dabei muss man vor allem an *Giftpflanzen*, an den Teich oder die Regentonne denken. Kinder können in dem Alter sogar in einer Pfütze *ertrinken*! Auch Kletterhilfen (wie Blumenkästen und Hocker) auf dem Weg übers Balkongeländer sind zu beseitigen. Solche Gefahren dürfen auch zu Besuch bei Großeltern und Freunden nicht ausgeblendet werden – nur weil das Kind gerade so schön beschäftigt ist, während man gemütlich quatscht. Erste Ansätze für ein eigenes Gefahrenbewusstsein zeigen Kinder üblicherweise erst mit vier Jahren. Im Alter von sechs Jahren können sie eine Gefahr erkennen, wissen aber noch nicht unbedingt, wie sie sich verhalten sollen.

**Aufeinander achten!**

Es ist ein Thema, mit dem sich die meisten von uns am liebsten nicht befassen möchten. Doch dann liest man die nächste Horrorschlagzeile über einen Fall von Kindesvernachlässigung, *Misshandlung* oder Missbrauch und fragt sich: Wieso hat niemand etwas bemerkt?

Am häufigsten erfahren Kinder Gewalt in ihrem häuslichen Umfeld. Je kleiner sie sind, umso weniger können sie sich äußern. Darum sind sie angewiesen auf aufmerksame Mitmenschen, die registrieren, wenn ihre Bezugspersonen überfordert sind, sich nicht kümmern und gewalttätig werden. Auch für die möglicherweise misshandelnden Personen ist es besser, wenn rechtzeitig verhindert wird, dass noch Schlimmeres passiert. Auf Signale zu achten und Auffälligkeiten beim *Jugendamt* zu melden ist eine gesamtgesellschaftliche Aufgabe.

Blaue Flecken bei Babys zum Beispiel sollten einen stutzig machen, weil sie untypisch sind. Man sieht sie eher, wenn Kinder die ersten Schritte machen und dabei fallen. Im Laufalter gilt die sogenannte Hutkrempenregel: Verletzungen, die sich unterhalb einer gedachten Hutkrempe befinden – an Nase, Wange oder Ohr – können tatsächlich durch einen Sturz entstanden sein. Befinden sie sich oberhalb dieser Linie, muss an eine Fremdeinwirkung gedacht werden. Zu den alarmierenden Verletzungen, die ein Kind sich nicht selbst zugefügt haben kann und die Kindermediziner leider immer wieder sehen, gehören auch Brandwunden (durch Zigaretten) und blaue Flecken in Form einer doppelten Linie (durch Stockhiebe).

Wer solche verdächtigen Hinweise bemerkt, muss eingreifen. Fachleute, die mit Kindern arbeiten, können die medizinische Kinderschutzhotline kontaktieren: 0800 19 210 00. Für alle anderen, die sich Sorgen um ein Kind machen, stehen eine Reihe von Stellen zur Verfügung, die weiterhelfen. Das kann das zuständige Jugendamt oder eine lokale Beratungseinrichtung sein. Am besten sucht man im Internet nach Kinderschutz in der eigenen Stadt oder Region.[50] In aller Regel ist Gewalt ein Hilfeschrei und die Familie steckt in einer Überforderungssituation, aus der sie allein nicht mehr herauskommt.

## Reisen mit Kind

Elternzeit ist Reisezeit. Immer häufiger nutzen Familien die Babymonate, um ausgiebig Urlaub zu machen. Eine verlässliche Statistik dazu existiert bisher nicht. Doch auf Social Media liest man sie, die Geschichten von Baby-Roadtrips durch Europa, Fernreisen nach Costa Rica und Australien, man sieht glückliche Paare mit dem Säugling im Tuch über Traumstrände flanieren oder mit dem Kind auf dem Rücken Bergwipfel erklimmen. Reiseanbieter haben sich auf solche Familientrips spezialisiert, unzählige Info- und Ratgeberangebote zeugen von einer wachsenden Nachfrage.

Mit Baby die Welt erkunden – ist das jetzt genial oder genial daneben?

Hierzu kann man jede Menge Erwägungen anstellen: Ob die Partnermonate zu einer gleichberechtigteren Aufteilung der elterlichen Aufgaben führen, wenn man sie in einen gemeinsamen Urlaub investiert, kann man zumindest anzweifeln. Viele Familien können sich so eine große Fernreise in der Elternzeit überhaupt nicht leisten. Vom ökologischen Fußabdruck ganz zu schweigen. Andererseits haben heute viele Kinder Verwandtschaft im Ausland. Da bietet die Elternzeit eine Chance, das neue Familienmitglied vorzustellen. Am Ende handelt es sich um eine persönliche Entscheidung.

Was allerdings meist weniger reflektiert wird, ist die Frage: Wie geht es dem Kind auf so einer Reise? Was gilt es dabei zu beachten? Dazu könnte man ein eigenes Buch schreiben. Dennoch wollen wir an dieser Stelle ein paar zentrale Punkte nennen, die sich Mütter und Väter in jedem Fall bewusstmachen sollten, bevor sie eine große Reise planen. Die Hinweise bleiben über die Babyzeit hinaus relevant. Und einige werden zunehmend auch für unseren Alltag interessant, da sich die hiesigen Bedingungen durch den Klimawandel verändern.

**Kälte & Hitze**

Kinder haben viel weniger Möglichkeiten, ihre *Körpertemperatur* zu regulieren als Erwachsene. Ihre Körperoberfläche ist im Verhältnis zum Körper deutlich größer (→ S. 216). Darum gibt ein Baby schneller Wärme ab und nimmt schneller Kälte auf. Selbst wenn die Outdoor-Kleidung noch so gut ist, sollte man sich ein kleines Kind bei Temperaturen um den Gefrierpunkt nicht einfach auf den Rücken schnallen und zum Skifahren oder Schneeschuhwandern mitnehmen. Die Gefahr besteht, dass man gar nicht mitbekommt, wie es auskühlt. Erst wenn Kinder älter werden, sind sie in der Lage, ihre Körpertemperatur zu halten und vor allem auch zu äußern, wenn ihnen kalt ist.

Klare Regeln, wie lange ein Baby im *Kalten* sein darf, gibt es keine. Es hängt von der Witterung, den sonstigen Gegebenheiten und natürlich auch vom Kind selbst ab. Am besten tastet man sich langsam heran und guckt erst mal, wie das Kind reagiert, wenn man mit ihm eine halbe Stunde durch die Kälte spaziert ist. Wer nicht gut einschätzen kann, ob es danach ausgekühlt ist, misst im Zweifel am besten seine Körpertemperatur.

An dieser Stelle eine Nebenbemerkung zum Thema Kälte. Seit einigen Jahren schwappt ein Trend aus Skandinavien herüber zu uns: der Mittagschlaf im Freien, auch bei Minusgraden. Babys werden dann dick eingepackt im Kinderwagen auf den Balkon gestellt – in der Hoffnung, man tut ihnen damit etwas Gutes. Hauptsache raus, ab an die frische Luft! Doch wie frisch kann die Luft nahe einer Straße schon sein? Und was ist eigentlich so verkehrt an der Drinnenluft, sofern man regelmäßig lüftet? Sicher, das Draußensein wird mit zunehmendem Alter wichtiger. Doch für Babys ist es nicht das Nonplusultra, vor allem nicht bei extremen Temperaturen.

Fernweh richtet sich hierzulande allerdings meistens gen Süden. Darum lautet die wahrscheinlichere Herausforderung für junge Familien auch *Hitze*. Sie stellt den Säugling jedoch vor ähnliche Regulationsschwierigkeiten wie Kälte. Der menschliche Körper versucht, die Hitze auszugleichen, indem er Verdunstungskälte erzeugt. Das heißt: Wir schwitzen und das ausgeschwitzte Wasser verdunstet auf der Haut. Dadurch kühlen wir herunter. Genau dazu sind Kinder im ersten Lebensjahr aber noch nicht richtig in der Lage. Darüber hinaus ist ihr Wasserhaushalt anfälliger als unserer. Kinder bestehen zu einem größeren Teil aus Wasser als Erwachsene und sie setzen diese Flüssigkeit sehr viel schneller um. Ein kleines Kind tauscht sein gesamtes Körperwasser etwa alle zwei Tage aus, Erwachsene nur einmal pro Woche. Klar, dass ein Baby sehr viel schneller austrocknet.

Wenn es schlecht läuft, kann der Flüssigkeitsmangel zu einem *Hitzekollaps* führen, der sich durch ohnmachtsähnliche Zustände äußert und einen Klinikaufenthalt erforderlich macht. Er ist nicht zu verwechseln mit einem *Sonnenstich*. Dieser entsteht durch zu starke Sonneneinstrahlung, insbesondere auf den Kopf. Anzeichen sind Kopfschmerzen, Übelkeit, Erbrechen und gelegentlich sogar Nackensteife. Ein Sonnenstich geht eigentlich von selbst wieder weg, kann aber gerade in Kombination mit Austrocknung ebenfalls ins Krankenhaus führen. Manchmal muss Flüssigkeit über eine Infusion gegeben werden. Außerdem sollte man ausschließen, dass nichts anderes hinter den Symptomen steckt – erst recht, wenn man sich im Ausland befindet.

Der beste Schutz ist, aus der Sonne rauszugehen. Dazu würde man schon allein aufgrund der UV-Strahlung raten. Ein Baby hat in der direkten Sonne nichts zu suchen. Eine Kopfbedeckung (am besten mit Krempe und Nackenschutz) ist unerlässlich, lange leichte Kleidung ist hilfreich. Bei *Sonnencremes*, mit denen man im ersten Lebensjahr ohnehin noch zurückhaltend sein sollte (→ S. 89), ist nicht der Lichtschutzfaktor (LSF) entscheidend, sondern wie dick sie aufgetragen werden. Man geht davon aus, dass eine Creme mit LSF 50 keinen Vorteil gegenüber einem Produkt mit LSF 30 hat. Lieber schmiert man letztere Variante öfter und großzügiger, sodass es aussieht, als würde man ein kleines Gespenst im Kinderwagen herumfahren.

Apropos Kinderwagen: Ein unterschätztes Problem durch Hitze ist die *Stauwärme.* Viele Eltern nutzen heute große Moltontücher als Allzweckhilfsmittel im Babyalltag. So praktisch die hübschen Tücher sind – man sollte sie nie als Sonnenschutz über einen Kinderwagen werfen. Leider verhindern sie nämlich auch die Durchlüftung und ruckzuck ist es im Wagen zehn Grad wärmer als draußen.

Wer mit einem Baby in südliche Länder reist, kommt nicht umhin, sich an die dortigen Gepflogenheiten anzupassen und körperliche Aktivitäten in die Morgen- und Abendstunden zu verlegen sowie mittags eine lange Siesta einzuplanen.

**Krankheiten & Gesundheitssysteme**

Jedes sechste Kind landet im ersten Lebensjahr irgendwann in einer Klinik. In keinem Alter sind Krankenhausaufenthalte häufiger. Dessen sollte man sich bewusst sein, wenn man eine große Reise anstrebt.

Es ist sinnvoll, sich vorher über das Gesundheitssystem am Zielort zu informieren. Nicht nur in entfernten Regionen erlebt man dabei Überraschungen. Bereits in Italien stellt sich die Situation völlig anders dar als bei uns. Die Italiener haben zum Beispiel keinen Rettungsdienst, wie wir ihn kennen. Während man bei uns einen Notarzt ruft, der je nach Bundesland garantiert, in etwa zehn Minuten da zu sein, muss man in Italien im Zweifelsfall selbst sehen, wie man eine Klinik erreicht. Ein anderes beliebtes Ziel sind die USA: Dort werden Notfälle zwar versorgt, doch alle weiteren medizinischen Schritte setzen oft eine unmittelbare Bezahlung voraus.

Kompakte Hinweise zur Gesundheitssituation in den einzelnen Ländern bietet das Auswärtige Amt mit seinen Reiseinformationen. Dort wird auch auf nötige Impfungen hingewiesen. Hiermit muss man sich oft Monate vorher befassen, damit die Vorbereitung zeitlich noch hinhaut.

Was reiselustige Eltern gelegentlich unterschätzen: In anderen Ländern trifft man auch auf andere Krankheitserreger. Möglich, dass ein Kind im Freundeskreis oder in der Kita schon eine ganze Menge Viren abbekommen und einen guten Schutz erworben hat. Doch woanders unterscheiden sich die Biester minimal und schon geht es wieder los mit Magen-Darm-Problemen oder sonstigen Zipperlein. Das kann ätzend sein. Leider reicht es nicht aus, nur geschältes Obst zu essen und nur aus selbst geöffneten Flaschen zu trinken. Viele Erreger werden auch über Aerosole verbreitet, und man will sich im Urlaub wohl kaum von allen Menschen fernhalten.

**Mücken & Zecken**

In den meisten Fällen sind *Insektenstiche* zwar unangenehm, aber harmlos. Man sollte sie kühlen und gegebenenfalls mit einem Gel aus der Apotheke betupfen, um den Juckreiz zu unterdrücken. Der entsteht, weil das Insekt ein Sekret unter die Haut spritzt, damit das Blut sich verdünnt und das Tierchen es mit seinem schmalen Rüssel absaugen kann. Als Reaktion wird Histamin freigesetzt und die Nervenzellen melden dem Gehirn: Da ist gerade etwas passiert.

Das Jucken wird auch als kleiner Bruder des Schmerzes bezeichnet. Allerdings würde man auf eine Schürfwunde wohl kaum draufhauen. Bei einem Juckreiz jedoch kratzt man, um ihn wenigstens kurzfristig mit einem stärkeren Reiz zu überwinden. Man könnte auch sagen: Der größere Bruder übernimmt und gibt dem Kleineren einen drauf: Sei mal kurz still. Doch das klappt nicht, der kleinere Bruder meldet sich erneut und wehrt sich umso heftiger. Durch das Kratzen wurde noch mehr Histamin verteilt.

Gefährlich ist das alles normalerweise nicht, es bleibt allenfalls eine kleine Narbe zurück. Es kann jedoch passieren, dass durch das Kratzen Bakterien in die Wunde gelangen. Bei einem jüngeren Kind, dessen Immunabwehr noch nicht so gut funktioniert, entzündet sich so ein Stich mitunter. Im Extremfall muss er mit Antibiotika behandelt werden.

In anderen Teilen der Welt sind Insektenstiche weniger harmlos. Mücken können schwere Krankheiten wie Gelbfieber oder Malaria übertragen, vor denen man sich mit Impfungen oder Medikamenten schützen sollte. Diese Impfungen weisen allerdings zahlreiche Nebenwirkungen auf, weshalb man bei jüngeren Kindern davon abrät und die Regionen meiden sollte.

Anders als Mücken sind *Zecken* auch in unseren Gefilden Überträger von Krankheiten. In manchen Regionen können sie virale Erreger überbringen, die eine *Frühsommer-Meningoenzephalitis* (FSME) auslösen. Die Mehrheit der Infizierten bleibt beschwerdefrei oder hat nur Erkältungssymptome. In seltenen Fällen entsteht allerdings eine schwere Hirnhaut- oder Gehirnentzündung, die in die Klinik führt. Die FSME breitet sich vom Süden Deutschlands immer weiter Richtung Norden aus und ist inzwischen im südlichen Nordrhein-Westfalen angekommen. Österreich gehört zu den am stärksten von FSME betroffenen Ländern Europas und auch in der Schweiz sind die Fallzahlen in den letzten Jahren deutlich gestiegen. In zeckenreichen Gegenden hilft es, dem Kind beim Draußenspielen lange Kleidung und geschlossene Schuhe anzuziehen und es danach gründlich abzusuchen. Nach dem ersten Lebensjahr sollte man je nach Wohngegend und Lieblingsurlaubsort über eine Impfung gegen FSME nachdenken. Sie besteht aus drei Impfdosen und muss regelmäßig alle drei bis fünf Jahre aufgefrischt werden.[51]

Zecken können auch *Borrelien* (Bakterien) übertragen, die meist eine Schwellung, ein Knötchen oder einen Hautausschlag machen, der sich ringförmig innerhalb einiger Tage ausdehnt. Wer so etwas bei seinem Kind beobachtet, sollte zur Kinderärztin gehen. Mit einem Antibiotikum kriegt man die Erreger gut in den Griff. Wird die Infektion nicht bemerkt, kann sie langfristig unangenehme Folgen haben und chronische Entzündungen im Körper verursachen. Darum sollte ein Zeckenbiss bis zu 14 Tage lang regelmäßig im Blick behalten werden.

Das Entfernen einer Zecke dürfen Eltern sich ruhig selbst zutrauen. Wohl jeder Vater, jede Mutter und jedes Kind müssen da mal durch. Es ist nicht nötig, damit in die Kinderarztpraxis oder zum Notdienst zu fahren. Die genaue Rausdreh-Technik ist auch gar nicht so entscheidend. Selbst wenn ein kleiner Rest der Zecke in der Haut zurückbleibt, ist das kein Drama. Meist handelt es sich nur um die Beißwerkzeuge – und die wandern heraus, wenn die Haut darunter sich erneuert. Sollte man den

Eindruck haben, an der Stelle entzündet sich etwas, genügt es, am nächsten Tag die Kinderärztin aufzusuchen.

**Sicherheit & Wohlbefinden**

Zum Reisen gehören immer auch Strapazen und Kompromisse. Verkehrsmittel etwa sind ein Thema für sich. Hat man daheim noch Abende auf Vergleichsportalen verbracht, um ganz bestimmt den besten Kindersitz fürs Auto oder Fahrrad auszuwählen, findet man sich woanders womöglich mit dem Kind vorm Bauch auf dem Rücksitz eines klapprigen Jeeps wieder. Doch es sind nicht nur die unterschiedlichen Sicherheitsstandards, die es zu bedenken gilt. Man sollte auch ausprobieren, wie ein Baby das Reisen verträgt.

Ein nicht geringer Teil der Kinder entwickelt eine Reiseübelkeit. Sie entsteht, weil wir im Körper empfindliche »Antennen« haben, die uns signalisieren, wie wir uns im Raum bewegen. Die Augen sagen zum Beispiel, wo wir sind, ob etwas schaukelt oder nicht. Gleichzeitig meldet das Gleichgewichtsorgan, ausgestattet mit Sensoren in Beinen und Händen, ob sich irgendetwas bewegt. All diese Reize werden im Gehirn verarbeitet. Kommen unterschiedliche Signale an – etwa weil die Augen wahrnehmen, dass wir fahren, während der Körper jedoch sitzt – weiß das Gehirn nicht mehr, wie es sie deuten soll. Als Reaktion wird einem übel und man muss erbrechen. Mit der Zeit lernt das Gehirn, mit diesen Widersprüchen zurechtzukommen und sich zum Beispiel darauf einzustellen, dass das Auto gleich um eine enge Kurve fährt. Beim Kind basieren die Verschaltungen hauptsächlich darauf, dass es seine eigenen Bewegungen steuert. Kommt eine Fremdbewegung hinzu, die es nicht kontrollieren kann, ist es überfordert.

Natürlich verfügen wir über Medikamente gegen Reiseübelkeit. Doch sie haben Nebenwirkungen, vor allem machen sie sehr müde. Grundsätzlich möchte man gerade jungen Kindern zudem ungern Medikamente verabreichen, wenn man die Situation auch anders lösen könnte.

Elternzeit ist Reisezeit? Könnten Babys sprechen, würden sie diesem Satz wahrscheinlich nicht ohne Weiteres zustimmen. So verführerisch es erscheinen mag, als kleine Familie in die große weite Welt aufzubrechen – Mütter und Väter sollten vorher gut überlegen, wie sie Risiken minimieren und was sie ihren Kindern zumuten können. Manchmal tut es vielleicht auch ein näheres Ziel.

# III

# GROSSE GEFÜHLE:

# DAS KLEINKIND (1 BIS 3 JAHRE)

## Ständiger Spagat – als Kleinfamilie (über)leben

Wie wird es wohl sein, wenn man sich in 20, 30 Jahren die Bilder aus diesen Kleinkindtagen ansieht? Wird man dann nur noch warme und wehmütige Gefühle übrig haben für diese so nahe und intensive Familienphase? Hat sich bis dahin eine Art Sepia-Effekt über all das gelegt, was anstrengend und stressig war? Oder wird man sich noch erinnern an die durchspuckten Magen-Darm-Nächte, die Trotzanfälle, die Hetzerei zwischen Arbeit und Kita – an die alltäglichen Herausforderungen, von denen Beweisfotos fehlen?

Familien stehen heute unter vielfältigem Druck. Man kann das in Schlagzeilen und Studien nachlesen, im Bekanntenkreis beobachten und an sich selbst feststellen, sofern man gerade kleine Kinder hat. Die Frage ist nur: Wieso? Heute gibt es Elterngeld, Kindkranktage und Kitas. Wir haben hochwertige Nahrung, Freizeitangebote, Familienhotels und Kindernachrichten. Es geht uns eigentlich ganz schön gut, nicht wahr? Vor allem gemessen an dem, was sonst so los ist in der Welt. Stellen wir uns also irgendwie an?

Wenn ältere Generationen von ihrem Familienleben erzählen, klingt es, als wäre früher alles so flauschig gewesen, als hätte man es mit Perwoll gewaschen – obwohl die Lebensumstände eigentlich weniger komfortabel waren. Damals zeigte das Fernsehen in Westdeutschland allerdings auch noch Frauen mit Lockenwicklern im Haar, die sich gegenseitig Waschtipps gaben und deren größtes Ziel ein kuscheliger Pullover zu sein schien. Und niemand regte sich groß darüber auf. Heute wird auf allen möglichen Kanälen nonstop gesendet, es wird weiterhin erwartet, dass Frauen sich am Nachmittag um die Kinder kümmern, aber auch, dass sie ökonomisch unabhängig sind[52] – und alle schreien permanent durcheinander.

## Doing Family

Das Gefühl, dass man irgendwie zu blöd ist, seinen Familienalltag halbwegs entspannt auf die Reihe zu kriegen, erklären Soziologinnen mit den immer komplexer werdenden Strukturen. Eine These lautet: Familie hat man nicht einfach, Familie bedeutet Arbeit. Sie muss permanent »hergestellt« werden (»Doing Family«) – und das ist heute anspruchsvoller als früher.

Erstens hat das Familienleben einen Teil seiner Selbstverständlichkeit verloren. Es leben heute in deutlich weniger Haushalten Kinder. Die Kinderlosenquote ist gestiegen und die Gesellschaft insgesamt viel älter geworden.

Zweitens existieren zig verschiedene Familienkonstellationen. Vater, Mutter, Kind, alle mit demselben Nachnamen – das war früher mal die Regel. Viel zu verhandeln war da nicht. Heute wachsen Kinder bei unverheirateten Paaren auf, bei Alleinerziehenden, in Patchwork- und Regenbogenfamilien, bei Eltern, die nur befreundet sind … Die Spielräume, seine eigene Familie »herzustellen«, sind viel größer geworden, was allerdings auch mehr Entscheidungen erfordert.

Drittens ist das Drumherum komplizierter geworden. Arbeit und Freizeit gehen ineinander über – oft bei beiden Eltern. Alle sind ständig flexibel. Immer mehr Kinder verbringen viel Zeit in der Kita. (Bei den unter Dreijährigen sind es an die 40 Prozent, ab drei Jahren über 90 Prozent.) Dazu kommt häufig ein umfangreiches Nachmittagsprogramm. Mit Wochenenden und Ferientagen verbindet sich der Anspruch, die wertvolle gemeinsame Zeit möglichst maximal auszuschöpfen und für Ausflüge, Kultur, Konsum zu nutzen. Wer dabei nicht mithält, fürchtet abgehängt zu werden. Begleitet wird das alles von unzähligen Nachrichten, Foto- und Videoschnipseln aus Chatgruppen und sozialen Medien, mit denen jede Familie einen Umgang finden muss.

Kurz: Man ist weder verrückt noch unfähig und vor allem nicht allein (!), wenn man das Familienleben manchmal fürchterlich anstrengend findet.

### Das große Outsourcing

Ein nicht ganz unwesentlicher Teil der Anstrengung ist darauf zurückzuführen, dass es in Familien heute nur so von Schnittstellen wimmelt, die alle ineinandergreifen müssen.

Der eine bringt auf dem Weg zur Arbeit den Kleinen zur Tagesmutter, während die andere mit der Großen bei der Kita vorbeifährt. Montag arbeitet der eine länger, Dienstag die andere, Mittwoch übernimmt Opa, Donnerstag bringt die Babysitterin die Kinder zur musikalischen Früherziehung und Freitag guckt man spontan, was der Alltag gerade erfordert. Zu Hause kommt die Putzhilfe, während man selbst bei der Arbeit ist. Wenn die eine abends im Chor singt und der andere zum Elternabend muss, ist das ein Fall für Babysitterin Nummer zwei oder Nummer drei. Die müssen auch einspringen, wenn ein Elternteil auf Dienstreise ist.

So absurd das klingt, in ganz vielen Familien existieren solche oder ähnliche Konstrukte, die mit Krawumm zusammenbrechen, wenn das ganz normale Leben dazwischenkommt. Und das tut es ja bei kleinen Kindern ständig in Form von Infekten, Trennungsschmerz, Arzt- und Physiotherapieterminen. Selbst wenn mal eine Woche läuft wie geplant, muss man sich klarmachen, dass das *Outsourcing* mit einer Menge Aufwand verbunden ist. Alles, was man nicht selbst erledigt, muss organisiert werden. Und man begibt sich damit immer auch in die Abhängigkeit von anderen.

Wie es sich anfühlt, plötzlich komplett auf sich zurückgeworfen zu sein, haben viele Familien in der Coronakrise erfahren. Gegenwärtig ist es der Fachkräftemangel, der sie herausfordert. Bis heute sind nicht ausreichend Kita-Plätze vorhanden, doch nun sind auch die vorhandenen Plätze nicht mehr verlässlich. Öffnungszeiten werden reduziert, Gruppen geschlossen, die Betreuungsqualität gesenkt. Doch an Personal mangelt es ja nicht nur dort: Eltern telefonieren sich zum Beispiel auch dumm und dämlich, um Plätze bei Therapeuten, Fachärzten oder in Schwimm- und Musikkursen aufzutreiben.

All das sorgt dafür, dass Arbeit und Familie für Eltern noch schwieriger zu vereinen sind als zuvor. Und wie es aussieht, wird sich das in absehbarer Zeit nicht verbessern. Die staatlichen Systeme sind an vielen Stellen überlastet – gerade wenn es um Kinder geht. Das betrifft nicht nur Kitas, sondern auch Schulen, Jugendämter, Kinderkliniken und Freizeitangebote. Darüber kann man sich mit Recht ärgern. Auf diese Missstände sollte man unbedingt aufmerksam machen. Und es können sich gar nicht genug Menschen für eine Verbesserung einsetzen. Doch um im eigenen Leben nicht an den unzureichenden Strukturen zu verzweifeln, um nicht ständig von einer Stresssituation in die nächste zu stürzen, tut man gut daran, sich aktiv ein paar Lösungen zu überlegen.

Ein paar Anregungen dazu, die sich bewährt haben:

1. Das eigene Konstrukt hinterfragen. Klar hatte man einen Plan für seine Familie. Doch wenn der Realitätscheck ergibt, dass zwei Vollzeitjobs alle an den Rand des Wahnsinns treiben – ist es dann nicht vielleicht Zeit für eine Planänderung? Fachleute verweisen immer wieder darauf, wie wichtig es wäre, dass sich Väter stärker einbringen. Schließlich machen die meisten von ihnen viel weniger Familienarbeit, als sie es sich angeblich wünschen.
2. Sich Verbündete suchen. Sowohl die Kleinfamilie als auch die Institutionen sind überlastet. Also braucht es einen größeren Kreis an Menschen. Das können Verwandte, Nachbarn, Leihomas oder Freunde sein. Es herrscht diese verquere Vorstellung, man müsse immer alles alleine hinkriegen. Zeit, sich davon zu verabschieden und sich zu solidarisieren.
3. Druck rausnehmen, wo immer es geht. Ein zweijähriges Kind braucht keine Sport- und Musikkurse, um sich gesund zu entwickeln. Es muss auch nicht ständig in den Zoo, ins Puppentheater oder auf den irrsten Spielplatz. Oft hat es mehr davon, wenn es ein paar Kastanien sammelt, beim Kuchenbacken hilft oder man sich in Ruhe zusammen ein Buch anschaut.

4. Sich von Idealbildern verabschieden. Wir haben häufig eine völlig überhöhte Vorstellung davon, wie man als Eltern zu sein hat. Umso unsanfter schlägt man dann in der Realität auf. Man hat ständig das Gefühl zu scheitern – an den eigenen Ansprüchen und an den äußeren Erwartungen. Doch je mehr man Müdigkeit, Erschöpfung, Krankheiten und Streitereien als normalen Teil des Familienlebens begreift, umso weniger bedrohlich fühlt sich das alles an.

Unvollkommenheit wird als Filter für Familienbilder bisher absolut unterschätzt.

## Hallo Bewegungsfreude!

In Pfützen springen, Laufrad fahren, sich im Kreis drehen, hüpfen, klettern, rutschen, planschen … Können Kinder erst mal laufen, entwickeln die meisten wie von selbst Spaß an Bewegung aller Art. Mussten sie sich zunächst mühsam vorankämpfen, um einen begehrten Gegenstand zu erreichen oder endlich mal über die Tischkante zu schauen, wollen sie es nun schneller, höher, aufregender. Den Großen nach und Grenzen austesten!

Am besten sollte man sie machen lassen und lediglich darauf achten, dass sie sich nicht selbst gefährden (→ S. 127).

Die natürliche Bewegungsfreude ist ein Geschenk, das vielen Erwachsenen abhandengekommen ist. Kein Wunder, dass sie den Bewegungsdrang ihrer Kinder oft als Last empfinden. Durch den Verkehr mit dem Laufrad zur Kita? Puh, anstrengend. Auf der Couch im Wohnzimmer herumtoben? Die war doch so teuer. Und im Nieselregen zur Schlammschlacht auf den Spielplatz gehen – muss das sein? An dieser Stelle ein dreifaches: Ja. Ja. Ja. Es muss sein!

Schon Kleinkinder bewegen sich heute viel zu wenig. Oft stellt man sie mit Bildschirmen ruhig, im Kinderwagen, im Restaurant und zu Hause (→ S. 174). Manche werden ihre gesamte Kitazeit mit dem Lastenrad oder dem Auto von Tür zu Tür kutschiert. In Kombination mit dem gestiegenen Ernährungsangebot ist rasch klar, warum wir heute von einer Pandemie des Übergewichts sprechen, die im Kindesalter ihren Anfang nimmt (→ S. 252).

Vor einigen Jahren hat die Weltgesundheitsorganisation (WHO) erstmals Empfehlungen für die ganz Kleinen ausgesprochen: Mindestens

180 Minuten am Tag sollten Ein- bis Vierjährige körperlich aktiv sein. Bei den etwas Älteren von ihnen darf eine Stunde davon ruhig richtig anstrengend sein.[54]

**Warum ist Bewegung in diesen Kleinkindjahren so entscheidend?** Hier sind wir wieder beim prägenden Einfluss der frühen Jahre (→ S. 19). Der *Muskulaturaufbau* in der frühen Kindheit zahlt sich in verschiedener Hinsicht aus. Man kann darauf später viel leichter zurückgreifen, weil die gesamte Entwicklung des Körpers den Bewegungsabläufen gefolgt ist. Ein kleines Kind, das nichts lieber tut, als Sand zu schaufeln, kriegt davon Muckis. Mehr Muskeln ziehen anders an den Knochen. Dadurch werden wiederum die Knochen stärker. Viele Körperfunktionen entwickeln sich günstiger.

Man weiß heute sehr genau, dass der Anteil an Muskulatur, den man bereits in frühen Jahren aufgebaut hat, später entscheidend für die Vermeidung von Stoffwechselstörungen wie Diabetes ist. Denn es sind hauptsächlich Muskeln, die Stoffwechselprodukte aufnehmen, um sie zu verbrauchen und nicht zu speichern. Wer körperlich sehr aktiv ist, kann sich zudem die ein oder andere Sünde erlauben, denn Zucker wird gleich in Bewegungsenergie umgesetzt. Diese Balance im späteren Leben durch Abnehmen und Sport herzustellen ist ein ganz schwerer Weg. Das Natürliche und Freudige fehlt dann.

Wer *Bewegungsabläufe* trainiert, verändert zudem sein Gehirn. Am Anfang, wenn ein Kind schaukeln lernt, ist es noch unsicher, wie es sich am besten festhält und Schwung holt. Doch je öfter eine Bewegung geübt wird, desto stärker wandert sie vom Großhirn (hier wird sie konzipiert) ins Kleinhirn (hier erfolgt sie automatisch). Irgendwann geht das Schaukeln wie von allein, wird vom Kleinhirn gesteuert, und es fühlt sich fast an, als könnte man fliegen. Apropos: Vögel haben im Verhältnis zu uns ein besonders großes Kleinhirn, weil sie sich in drei Dimensionen bewegen, während wir – wenn wir nicht gerade schaukeln – auf der flachen Ebene bleiben.

### Wie erhält man den natürlichen Bewegungsdrang?

Eine geräumige Wohnung. Einen Garten. Einen Platz im Schwimm- oder Turnkurs. Das sind Privilegien, über die viele Familien nicht verfügen. Der Sozialstatus von Kindern wirkt sich dementsprechend auch auf ihr Bewegungsverhalten aus. Wenn Eltern wenig Geld haben, die Wohnung eng ist und der Stadtteil kaum Grünflächen bietet, sind die Kinder im Schnitt weniger körperlich aktiv. Doch auch Söhne und vor allem Töchter bessergestellter Familien kommen an die empfohlenen drei Stunden am Tag oft nicht heran.[55]

Ein verbreitetes Missverständnis ist, dass Bewegung vor allem in Sporthallen und Schwimmbädern stattfinden muss – von entsprechenden Kursen für Kinder gibt es immer zu wenig. Die Rolle der Alltagsbewegung wird dabei völlig unterschätzt. Diese von klein auf zu fördern und zur Gewohnheit zu machen, zahlt sich fürs gesamte Leben aus. Gerade junge Mütter und Väter, die mit den Ansprüchen von Kindern und Beruf jonglieren, haben häufig selbst kaum Zeit für Sport. Doch mehr Bewegung beginnt im Kleinen: seine Erledigungen zu Fuß machen; eine Station früher aus der Bahn aussteigen, um noch ein Stück mit dem Roller durch den Park zu flitzen; am Wochenende mit der gesamten Familie auf dem Fahrrad oder Laufrad losziehen. Das klingt alles wenig spektakulär, doch Alltagsbewegung ist nicht nur günstig, sie holt die Kinder auch bei ihrem jeweiligen Entwicklungsstand ab und zielt stärker auf Ausdauer als auf Kraft. Solche natürlichen Bewegungsmuster wirken sich auf den Stoffwechsel erheblich positiver aus als ein gezieltes Training einzelner Körperregionen.

Bei Erwachsenen steht häufig nicht die Bewegung selbst im Vordergrund, sondern das Körperbild, die Fitness und Leistungsfähigkeit, die man sich dadurch erhofft. Wer diese Ziele stark verinnerlicht hat, wird bei seinen Kindern womöglich einen übertriebenen sportlichen Ehrgeiz entwickeln. Das ist die andere Seite der Medaille unseres problematischen Verhältnisses zur Bewegung. Wenn es ständig heißt, wer wird denn schon schlappmachen, hat auch ein motiviertes Kind keine Lust mehr.

Der kindliche Drang, die Strecke heute zu Fuß zu gehen, obwohl es länger dauert als im Buggy. Der Stolz, das Klettergerüst zum ersten Mal ganz allein zu erklimmen. Das Staunen, zu welch Wundern der Körper fähig ist. Das sind diese Momente, an denen man anknüpfen sollte, um das Geschenk der Bewegungsfreude zu erhalten.

## Am Familientisch

Mit unserer Ernährung ist das so eine Sache. Im Netz kursieren unzählige Videos, wie man sich in Nullkommanix ein gesundes Essen zaubert. Die Läden sind voll mit stylischen Magazinen und Büchern zu dem Thema. Köche werden verehrt wie Popstars. Doch wenn es darum geht, selbst eine Mahlzeit auf den Tisch zu bringen, sieht es längst nicht mehr so bunt und gesund aus wie auf all den Bildern. Mehr als die Hälfte der Deutschen verfügt laut einer bundesweiten Umfrage der AOK über eine problematische oder inadäquate Ernährungskompetenz. In Österreich und anderen Nachbarländern sieht es nicht viel besser aus.[56] Bei vielen ist die Überforderung groß, wenn es darum geht, Produkte miteinander zu vergleichen, gesunde Lebensmittel zu lagern und sie zuzubereiten. Sie haben Schwierigkeiten, gemeinsame Mahlzeiten zu planen, beim Einkauf klug zu haushalten und ungesunden Snacks zu widerstehen.[57]

Hilfreich sind hierbei die farblichen Nährwertprofile, die Hersteller freiwillig auf die Packungen verarbeiteter Lebensmittel drucken können. Für diesen sogenannten Nutri-Score werden positiv bewertete Nährstoffe und Inhaltsstoffe (Eiweiß, Ballaststoffe, Obst, Gemüse, Nüsse) und negativ bewertete Nährstoffe (Energie, gesättigte Fettsäuren, Zucker, Salz) miteinander verrechnet. In der Folge entsteht ein Ampelsystem von dunkelgrün (A) als positivster Wert bis rot (E) als negativster Wert. Die Nährwertprofile eignen sich, um Lebensmittel innerhalb einer Produktgruppe schnell miteinander zu vergleichen, etwa Fruchtmüsli mit Schokomüsli.[58]

Nach dem ersten Lebensjahr essen Kinder immer mehr am Familientisch mit und landen dann idealerweise bei *drei Hauptmahlzeiten* und zwei Zwischenmahlzeiten am Tag. Warum ideal? Ständige *Snacks* führen häufig dazu, dass das gemeinsame Essen zur Tortur wird, weil das Kind eigentlich keinen echten Hunger mehr hat. Überdies sind Snacks oft voll leicht verwertbarem Zucker (→ S. 154). Die Zwischenmahlzeiten finden unter der Woche häufig in der Kita oder später in der Schule statt. Hier ist es sinnvoll, Obst, Gemüse und Brot in die Snackboxen zu stecken und keine zuckrigen Riegel oder Fruchtquetschies mitzugeben.

Üblicherweise klären Kinderärzte und -ärztinnen bei den Vorsorgeuntersuchungen (→ S. 125) über die Grundregeln der gesunden Kinderernährung auf. Sie sind zum Beispiel auch bei der Deutschen Gesellschaft für Kinder- und Jugendmedizin und auf dem Portal zur Kindergesundheit der BZgA nachzulesen. In der Theorie sind die Regeln also bekannt. Doch die meisten Kinder hierzulande essen zu wenig pflanzliche Lebensmittel, das zeigt eine große Querschnittsstudie des Robert Koch-Instituts (RKI).[59] Wurst, Knabberzeug und Süßigkeiten erhalten sie dagegen zu viel.

Die Untersuchung kommt aber auch zu einem positiven Ergebnis: Fast alle Kinder nehmen wenigstens eine Mahlzeit am Tag zusammen mit einem Familienmitglied ein. Überraschenderweise hat die Häufigkeit der *Familienmahlzeiten* seit 2007 sogar zugenommen – trotz Kita-Ausbau und Ganztagsschule. Das ist eine gute Nachricht.

Essen Familienmitglieder regelmäßig gemeinsam, wirkt sich das positiv aus. Sie ernähren sich gesünder und haben einen günstigeren Body-Mass-Index. Zu diesem Ergebnis kam eine große Untersuchung des Max-Planck-Instituts für Bildungsforschung und der Universität Mannheim. 50 Studien mit 29.000 Probanden wurden dafür ausgewertet (→ S. 333). Die Ergebnisse werden häufig zitiert, da sie statistisch signifikant sind. Allerdings sind die Effekte gering. Bedeutet: Wegen der gesundheitlichen Auswirkungen allein müssen Eltern sich nicht verrückt machen, wenn sich ein gemeinsames Essen durch Schichtdienst oder ähnliche Umstände nicht immer realisieren lässt.

Nicht unterschätzten sollte man allerdings den Familientisch als sozialen Ort. Hier kommt man zusammen, erzählt sich vom Tag und lernt voneinander. Vor gar nicht so langer Zeit hatten Kinder am Tisch den

Mund zu halten. Nun sprechen glücklicherweise meist alle mit – und melden sich mit ihren Bedürfnissen und Launen. Das macht die Sache manchmal komplizierter, aber auch bunt und vielfältig. Selbst in den besten Familien geht es am Esstisch nicht immer harmonisch zu. Doch das ist auch gar nicht das Ziel. Wo Konflikte rechtzeitig zur Sprache kommen können, müssen sie sich nicht später im großen Knall entladen.

Empfehlenswert ist, sich bewusst gemeinsam Zeit zu nehmen und Bildschirme und Spielzeug beim gemeinsamen Essen zu verbannen. Das strikte Pochen auf Tischmanieren gilt inzwischen als überholt. Ein Kind, das immer nur ermahnt wird, verliert die Freude am Essen. Das heißt nicht, dass Erwachsene jedes Chaos tolerieren müssen. Oft ist viel gewonnen, wenn das Kind in die Vorbereitung der Mahlzeit einbezogen wird, dabei spielerisch etwas über Lebensmittel lernt und sich mitverantwortlich fühlt. Uns Großen ist oft gar nicht bewusst, wie genau die Kleinen alles verinnerlichen und sich merken: Mama, du hast schon wieder das Messer abgeleckt! Erwischt …

## Ist Zucker wirklich so schlimm?

Zucker genießt in unserer heutigen, übersättigten Gesellschaft einen schlechten Ruf. Die meisten Menschen konsumieren ein Vielfaches dessen, was ihr Körper an Zucker benötigt.

Um Risiken wie Übergewicht oder Karies zu verringern, empfiehlt die Weltgesundheitsorganisation (WHO), dass Kinder maximal zehn Prozent ihres Energiebedarfs mit Zucker decken sollten. In der Realität liegt der Anteil laut der Deutschen Gesellschaft für Ernährung (DGE) allerdings bei 17,5 Prozent.

Als Reaktion auf diese Überdosis gilt Zucker in manchen Kreisen inzwischen als Suchtmittel und der Verzicht als Heilsbringer für alle möglichen Zipperlein – ob sie nun die Haut oder die Konzentration betreffen. Auch unter Eltern kursiert dieses beliebte Dogma: Bloß kein Zucker im ersten Lebensjahr!

Dazu muss man zwei Dinge festhalten: Erstens macht Zucker nicht süchtig und dementsprechend auch nicht abhängig. Er stimuliert die Belohnungsareale im Gehirn, daran kann man sich gewöhnen. Und zweitens existieren keine wissenschaftlichen Belege für die These, dass ein dogmatischer Zuckerverzicht bei Kleinkindern hilfreich ist. Dennoch müssen alle Eltern einen guten Umgang mit Zucker finden, denn fast alle Kinder betteln nach Gummibärchen, Eis, Schokoriegeln und Lollis. Kinder lieben von Natur aus alles, was süß ist. Evolutionär gesehen war das sinnvoll: Zucker ist ein Energieträger, der das menschliche Überleben gesichert hat. Während es uns darum bis heute Überwindung kostet, etwas Bitteres zu essen (für Jäger und Sammler hieß das: Achtung, Giftplanze!), weckt Süßes positive Assoziationen.

### Was ist überhaupt Zucker?

Chemisch gesehen ist Zucker eine kleine Kohlenhydrateinheit, die süß schmeckt. Jedes Kohlenhydrat besteht aus einem oder mehreren Ringen von sechs Kohlenstoffatomen. Der häufigste dieser Sechser-Bausteine ist der Traubenzucker (Glukose). Das Sechseck kann der Körper wunderbar schnell zerlegen. Innerhalb von Sekunden bekommen Muskeln und Gehirn Energie. Doch genauso schnell verpufft der Effekt auch wieder. Darum kettet der Körper in der Leber jede Menge Sechsecke aneinander. Diesen Zuckervorrat kann er 24 Stunden speichern.

Es gibt viele verschiedene Zuckerarten, die auf den Zutatenlisten der Produkte gar nicht leicht zu identifizieren sind. Unterschieden werden muss vor allem zwischen *leicht verwertbarem Zucker* (zum Beispiel dem Zweifachzucker Saccharose, der aus Zuckerrüben oder Zuckerrohr gewonnen und als Haushaltszucker bezeichnet wird) und *Kettenzucker* (zum Beispiel Stärke aus pflanzlichen Kohlenstoffverbindungen, etwa Kartoffeln und Getreide). Diese langkettigen Verbindungen muss der Körper erst mal zerlegen. Mit einem Stück Weißbrot kann das jeder selbst ausprobieren. Lässt man es eine Minute lang im Mund und kaut, schmeckt es auf einmal süß. Die Speicheldrüsen haben eine Substanz gebildet, die die Zuckerketten noch vor dem Runterschlucken zerlegen. Kurzkettige Zucker werden dagegen viel schneller verwertet. Sie sorgen dafür, dass der Blutzuckerspiegel rasch ansteigt und viel Insulin produziert wird.

### Crashkurs Insulin

Insulin ist ein Hormon, das in der Bauchspeicheldrüse gebildet wird. Es ist wichtig, damit der Körper Vorräte anlegen kann. Dass der Mensch dazu in der Lage ist, hat ihn überlebensfähig gemacht. Nur so konnte er Hungerphasen überstehen, die heute – zumindest in unserem Teil der Welt – nicht mehr zur Normalität gehören.

Das Insulin sorgt dafür, dass Traubenzucker in die Körperzellen aufgenommen werden. In der Leber wird er hauptsächlich zu einer Form der erwähnten Kettenzucker (Glykogen) verarbeitet. Außerdem baut der

Organismus daraus Fette. Denn während der Körper Zucker nur für 24 Stunden speichern kann, kann er Fett über Jahrzehnte lagern. Wir kennen das … Im Prinzip sind diese Speicherverfahren zunächst also etwas Gutes. Nur stammen sie aus einer Zeit, in der wir zu wenig Nahrung hatten. Jetzt haben wir mehr als genug. Die meisten nehmen sehr viel Zucker zu sich, der mithilfe des Insulins in Fett umgewandelt wird – so werden sie dicker und dicker. Läuft die Sache aus dem Ruder, kommt das Insulin nicht mehr nach und es entwickelt sich ein Diabetes.

Problematisch sind dabei vor allem die allseits beliebten Softdrinks und Snacks, die mit leicht verwertbarem Zucker angereichert sind und den Blutzuckerspiegel in die Höhe treiben. Die Bauchspeicheldrüse schüttet daraufhin sehr viel Insulin aus, sie denkt: Jetzt kommt gleich viel Arbeit auf uns zu. Der Blutzuckerspiegel schnellt in die Höhe, sinkt dann aber rapide wieder ab. Denn das überschüssige Insulin verwertet mehr Zucker, als gerade aufgenommen wurde, und der Körper gerät in eine Unterzuckerung. Er meldet: Ich. Will. Mehr. Die Folge ist Heißhunger.

### Klug naschen

Was folgt aus diesem Wissen? Müssen Eltern leicht verwertbare Zucker jetzt komplett meiden? Natürlich nicht. Eine Kindheit ohne Eis und Gummibärchen – wer möchte das schon? Ein guter Trick ist, Süßes gleich nach der Hauptmahlzeit anzubieten. Dann ist das Insulin eh dabei, die aufgenommenen Kohlenhydrate zu verarbeiten, und erledigt das bisschen verwertbaren Zucker hinterher einfach mit, ohne dass Unterzuckerung und Heißhunger drohen. Nachtisch ist also die bessere Wahl als Kuchen am Nachmittag. Letzteres wird dennoch vorkommen. Wozu gibt es Kindergeburtstage, Sonntagnachmittage bei den Großeltern, Sommerferien und Weihnachten? Nur zur ständigen Gewohnheit sollten Süßigkeitenschlachten nicht werden. Etwas anders stellt sich die Situation dar, wenn Kinder anstrengenden Ausdauersport machen. Beim Training darf und muss es manchmal leicht verwertbarer Zucker sein. Der geht dann gleich in die Muskulatur und wird verarbeitet.

Oft versuchen Erwachsene, sich mit süßen Alternativen zu behelfen und ihren Kindern Honig, Ahornsirup, Agavendicksaft und Fruchtzucker anzudrehen. Dabei handelt es sich allerdings ebenfalls um Zucker. Letztlich unterscheiden sie sich nicht groß von dem in Misskredit geratenen Industriezucker. Der Körper kann sowieso die meisten Zucker in die jeweils anderen umwandeln. Nur dummerweise den größten Teil von Fett nicht zurück in Zucker.

Wichtig für einen vernünftigen Zuckerkonsum ist:

1. Zähne putzen nicht vergessen. Zucker ist die Hauptnahrungsquelle der kariesbildenden Bakterien, die sich in Zahnbelägen gemütlich einrichten. Auch im Sinne der Zahngesundheit ist Süßkram im Anschluss an eine Hauptmahlzeit sinnvoll, wenn eine halbe Stunde später die Zahnbürste zum Einsatz kommt.
2. Verbote sind lebensfern. Ein dogmatischer Umgang mit dem Thema Süßigkeiten kann Kinder isolieren und dazu führen, dass sie bei der nächsten Naschgelegenheit überfordert sind und völlig über die Stränge schlagen. Sie müssen auch für ihr späteres Leben lernen, mit Verführungen umzugehen.
3. Die Dosis macht das Gift. In Maßen ist Zuckerkonsum überhaupt nicht schädlich. Er sollte maximal zehn Prozent des täglichen Energiebedarfs jedoch nicht dauerhaft überschreiten. Bei einem vier- bis sechsjährigen Kind ist diese Grenze bereits mit einer Kugel Eis und zwei Butterkeksen erreicht.[60]
4. Nicht die Augen vor der Realität verschließen. Die eingangs erwähnten Zahlen zeigen, dass deutlich mehr Zucker verzehrt wird, als maximal empfohlen. Womöglich bleibt einem nichts anderes übrig, als an der einen oder anderen Stelle gelassen zu bleiben. Wer allerdings sieht, dass sein Kind übergewichtig wird, sollte wissen, dass spätestens jetzt Handlungsbedarf besteht (→ S. 254).

# Infekte I: Atemwegserkrankungen

Es gibt viele Dinge, die man sich schlicht nicht vorstellen kann, solange man nicht selbst mit Kindern zusammenlebt. Wie oft Infekte den Familienalltag lahmlegen zum Beispiel. Kleine Kinder sind gefühlt ständig krank. Und sind sie es nicht, wartet man förmlich darauf, lauscht auf jedes Husten, lauert auf Nieser, tastet nach der heißen Stirn. Bitte nicht schon wieder! Ist das noch normal?

Diese Frage stellt sich zwangsläufig, wenn man auf sein dauerverschnupftes Kind blickt und es mit sich selbst vergleicht. Doch genau da liegt der Fehler: Ein erwachsener Mensch hat im Schnitt bis zu zwei Atemwegsinfekte im Jahr. Beim Kleinkind sind es dagegen sechs bis acht. Selbst bis zu zwölf Infektionen können noch normal sein. Und es kommen ja noch Magen-Darm-Grippen und andere Erkrankungen dazu. So viel zu den Durchschnittswerten. Die Zahl der Infekte hängt natürlich von verschiedenen Faktoren ab: Trifft das Kind viele andere Kinder? Hat es ältere Geschwister, die Viren mit nach Hause bringen?

So oder so: Kleine Kinder sind anfälliger für Infektionen als Erwachsene. Das liegt in der Regel nicht daran, dass sie für ihr Alter eine geschwächte Immunabwehr (→ S. 232) haben, sondern daran, dass sie zu den meisten Krankheitserregern noch keinen Kontakt hatten. Wir Erwachsene sind vielen Viren schon einmal begegnet. Solange es keine neuen Varianten gibt, die unsere Abwehr nicht mehr erkennt, hat unser Immunsystem diese Erreger bereits in seinem Immungedächtnis und kann sie meistens ganz gut bekämpfen.

Was also hilft, um gelassen zu bleiben? Erstens: eine realistische Erwartungshaltung, wie häufig in dem Alter Infekte auftreten. Und zweitens: wissen, was überhaupt los ist in dem kleinen Körper.

**Das Einmaleins der Virusinfektion**

Von einer Infektion spricht man, wenn Erreger die Barrieren des Körpers durchdrungen haben und sich vermehren. Zu den üblichen Verdächtigen gehören Viren und Bakterien, seltener treten auch Pilze und Parasiten auf.

Am häufigsten haben Kinder mit Viren zu tun, die sich (bis auf schon im Körper heimische Viren wie die Herpes-Viren) meist an mehreren Stellen bemerkbar machen. Sie werden üblicherweise bereits von den Wächtern des Immunsystems im Rachenring (Rachen- und Gaumenmandeln) erkannt und lokal bekämpft – mit Schwellung, Rötung und Schmerzen im Hals. Sind viele Wächter vor Ort, führt das mitunter zu Reizhusten und Schluckbeschwerden. Ist die vorgeschaltete Abwehr erfolgreich, würde man nicht von einer Infektion des ganzen Körpers sprechen. Breitet die Infektion sich weiter aus, müssen die Abwehrkräfte aktiv werden, die sich tiefer im Körper befinden. Dazu gehört etwa das Fieber (→ S. 188) – und schwupps, läuft die Woche für die ganze Familie schon wieder ganz anders als geplant.

Grundsätzlich unterscheidet man zwischen Infektionen der oberen Atemwege und Infektionen der unteren Atemwege, bei denen die Lunge betroffen ist.

Zu den *oberen Atemwegen* gehört alles, wohin die Luft beim Atmen strömen kann: in die Nase, in die Nasennebenhöhlen, in den Mund, vom Mund in den Rachen, vom Rachen in die Ohren. Es mag überraschen, aber die Mittelohren gehören zu den Atemwegen. Mit einem einfachen Experiment kann man es testen: Mund schließen, Nase zuhalten, pressen – schon spürt man einen Druck auf den Trommelfellen. Das liegt an der Verbindung zwischen Mittelohren und Rachen, die den schönen Namen Tuba trägt. Unter normalen Bedingungen kann die Luft dort einfach hindurchströmen und Sekret aus den Mittelohren abtransportiert werden. Sind die Rachen- und Gaumenmandeln durch die Infektabwehr angeschwollen, kann das zu Druck auf den Ohren, Schmerzen und einer viralen oder bakteriellen Infektion des Mittelohrs führen. Das Ohr tut dann weh, wenn von außen gedrückt wird. Zeit für einen Arztbesuch!

Vom Rachen geht es im hinteren Teil weiter nach unten zum Kehlkopf und zur Luftröhre. Dort nähert man sich schon den *unteren Atemwegen* mit den unterschiedlich großen und kleinen Bronchien und den Lungenbläschen. Die Bronchien markieren den Übergang. Sitzt ein Infekt in den großen Bronchien, würde man eher noch von einer Erkrankung der oberen Atemwege sprechen. Erreicht er durch die immer feineren Verästelungen die kleinen Bronchien, sind die unteren Atemwege infiziert. Das Kind ist dann deutlich kränker und leidender.

Die meisten Infektionen spielen sich im oberen Bereich des Atemsystems ab, werden von *Viren* ausgelöst, mit denen das Kind sich irgendwo angesteckt hat – und das Krankheitsbild ist meist nicht schwer. *Bakterien* sind meist gefährlicher, sie sitzen oft bereits im Körper und warten nur auf eine günstige Gelegenheit. Allerdings bleiben sie in der Regel dort, wo sie siedeln, weil der Körper sie eingrenzt. Viren wandern dagegen überallhin und sorgen dafür, dass das Kind an einem Tag leichte Schmerzen im Rachen hat, am nächsten Tag kommt Schnupfen dazu und am dritten vielleicht noch Ohrenweh und ein leichter Hautausschlag. Oft geht das in der gleichen Reihenfolge wieder zurück und innerhalb einer Woche heilt die virale Krankheit von selbst wieder aus. Das Immunsystem speichert alle Informationen und trainiert – bis zum nächsten Mal!

Für eine gewöhnliche Virusinfektion gibt es (bis auf wenige Ausnahmen) keine zielgerichtete Behandlung, die zur Beseitigung der Viren beiträgt. Man kann nur die Symptome lindern. Ein ganz wesentlicher Punkt dabei ist, für das Kind da zu sein. Es zu trösten, ihm Sicherheit zu geben, zu signalisieren: Das geht vorbei, keine Sorge. Eltern unterschätzen manchmal, wie sehr Zuwendung helfen kann.

Falls ein Kind stark unter Fieber leidet oder Schmerzen hat, kann man Fieber- und Schmerzmittel geben (→ S. 190). Damit wird nicht die hohe Temperatur an sich bekämpft, sondern es werden die Symptome abgeschwächt, die das Fieber verursacht. Diese fallen sehr unterschiedlich aus. Manche Kinder sind noch mit über 39 Grad aktiv und spielen. Andere hängen schon bei 37,8 Grad durch. Darum gibt es auch keine bestimmte Temperatur, bei der man ein fiebersenkendes Medikament empfehlen würde. Man sollte die Gabe wirklich davon abhängig machen, wie sehr das Fieber und die anderen Krankheitszeichen dem Kind zusetzen.

Mit allen anderen Medikamenten, die es so gibt auf dem Markt – Hustensaft, Hustenblocker, Schleimlöser, Nasenprays, Ohrentropfen –, sollte man äußerst zurückhaltend sein. Klagt das Kind über Ohrenweh, ist das ein Indiz, dass die Verbindung zwischen Rachenraum und Mittelohr zugeschwollen ist. Dann können Nasentropfen helfen. (Achtung, keinesfalls bei Neugeborenen, → S. 95!) Man sollte sie aber erstens nicht zu oft anwenden und zweitens nicht zu lange, denn sonst trocknen die Nasenschleimhäute aus. Trockene Schleimhäute funktionieren nicht mehr so gut und bieten Angriffsflächen für Bakterien. Abschwellende Nasentropfen und -sprays sind darum nicht dafür geeignet, sie schnell und regelmäßig einzusetzen. Es handelt sich um hochwirksame Medikamente, bei denen man sich exakt an die Dosierung halten sollte. Da sie altersabhängig zusammengesetzt und dosiert sind, kann man auch nicht einfach die Nasentropfen eines älteren Kindes verwenden – im Zweifel unbedingt in der Apotheke oder in der Kinderarztpraxis nachfragen.

Um zähen Schleim in der Nase zu bekämpfen, kann man auch eine isotonische Kochsalzlösung (NaCl 0,9 Prozent oder Meerwasserlösung) verwenden, also eine Lösung, die den Schleimhäuten weder Wasser entzieht noch zuführt. Diese hat den großen Vorteil, dass sie keine relevanten Nebenwirkungen hat, weil sie der körpereigenen Zusammensetzung entspricht. Sie trocknet die Schleimhäute nicht aus, kann den Schleim aber verdünnen und erleichtert so den Abtransport. Man erhält sie in der Apotheke.

Was all die anderen Erkältungsmedikamente betrifft, die dort regalweise angeboten werden, muss man leider sagen: Ihre Wirksamkeit ist nur begrenzt wissenschaftlich belegt. Und wenn ein Mittel wirkt, hat es auch Nebenwirkungen. Dieses einfache Prinzip sollte man sich immer wieder klarmachen. Dabei ist es völlig egal, ob es sich um pflanzlich oder chemisch hergestellte Substanzen handelt.

Besser ist es, sich auf die einfachen Maßnahmen zu beschränken. Dafür sorgen, dass das Kind genug trinkt, indem man sehr regelmäßig gekühlte Getränke anbietet. Gut sind leicht essbare Gerichte wie Hühner- und Gemüsesuppe oder Smoothies. Vielleicht hilft auch mal ein Eis am Stiel, das ein wenig kühlt und gute Laune macht. Und Kuscheln und Vorlesen ist ohnehin oft die beste Medizin.

**Achtung, Alarmsignale!**

Wann wird ein Infekt gravierender? Dafür gibt es verschiedene Anzeichen, auf die man achten sollte.

*Atemnot:* Das Kind bekommt Symptome, mit denen man üblicherweise nicht rechnen würde. Bei einer tiefen Atemwegserkrankung etwa eine deutlich beschleunigte oder erschwerte Atmung. Damit sollte man zur Kinderärztin gehen. Bei Kleinkindern sind solche Symptome nicht immer leicht zu erkennen. Oft hören sie auf zu spielen und zu essen, weil ihr Körper darauf konzentriert ist, sich um die Atmung zu kümmern. Um einordnen zu können, ob die Atmung sich besorgniserregend verschlechtert hat, kann man die Atemzüge zählen. Erwachsene nehmen etwa 12 bis 14 Atemzüge in der Minute, Neugeborene atmen 30- bis 40-mal pro Minute (und zwar deutlich unregelmäßiger als Erwachsene). Alle anderen Altersgruppen ordnen sich dazwischen ein.

Dass ein kleines Kind oder ein Säugling schwer atmet, sieht man auch daran, dass viel mehr Muskulatur eingesetzt werden muss. Oft wird die Halsmuskulatur mitbenutzt und das Kind wackelt beim Atmen mit dem Kopf. Auch wenn beim Luftholen das Gewebe zwischen den Rippen nach innen eingezogen wird und die Nasenflügel flattern, ist die Atmung erschwert. Kann ein Teil des Blutes nicht mehr mit Sauerstoff beladen werden, verändern Kinder ihre Hautfarbe. Sie geht in eine graue, bläuliche Färbung über, die man teilweise auch an der Mundschleimhaut erkennt. Bei akuter Atemnot sollte man kein Risiko eingehen und den Notarzt rufen.

*Austrocknung*: Das Kind trinkt nicht mehr und wirkt sehr abgeschlagen. Dazu muss man wissen: Ein Kleinkind trocknet sehr viel schneller aus als ein Erwachsener, wenn es zu wenig Flüssigkeit aufnimmt. Sobald ein Kind nicht mehr trinkt, nicht mehr richtig reagiert, apathisch wirkt, sind das deutliche Merkmale, dass die Infektion sich verschlechtert hat.

*Superinfektion*: Der Infekt erreicht nach einem ersten Höhepunkt noch einen zweiten, bei dem sich die Situation sehr spezifisch an einer Stelle verschlechtert und oft erneut Fieber auftritt. Angenommen das Kind leidet zuerst unter allgemeinen Erkältungssymptomen (Halsschmerzen, Schnupfen, ein bisschen Husten), es geht ihm wieder besser – und dann treten auf einer Seite heftige Ohrenschmerzen auf: Das könnte ein Hinweis sein, dass sich Bakterien Zugang zum Mittelohr verschafft haben. Oder der Husten geht auf einmal mit einer erschwerten Atmung einher, während die restlichen Symptome bereits am Abklingen sind: Dann könnte die Lunge betroffen sein. Oder das Kind bekommt starke Kopfschmerzen und Fieber: Möglicherweise haben sich Bakterien in den Nasennebenhöhlen angesammelt.

Spätestens jetzt muss das Kind zur Kinderärztin. Denn während der Körper Viren in der Regel gut in den Griff bekommt, wird er mit Bakterien meist nicht so gut fertig – jedenfalls nicht in dieser Geschwindigkeit und auch nicht immer ohne Komplikationen. Doch zum Glück verfügen wir über sehr gute Antibiotika (→ S. 104) gegen die allermeisten Bakterien.

Wie kommt es dazu, dass sich zu einer viralen noch eine bakterielle Infektion gesellt? Das kann man sich leicht verbildlichen. Viren dringen in den Körper ein, indem sie die Barrieren der Oberflächen zerstören. Die Schleimhaut bei den Atemwegen etwa ist dann nicht mehr intakt, es entstehen Lücken. Durch diese Lücken können die Bakterien hindurchwandern und es entsteht eine sogenannte Superinfektion. »Super« nicht im Sinne von besonders toll, sondern vom lateinischen »supra«, was übersetzt »über« heißt. Soll heißen: Eine Infektion wird über eine bereits bestehende Erkrankung übergestülpt. Tatsächlich passiert das aber selten. 90 Prozent der Atemwegsinfekte bleiben viral, machen keine Probleme und heilen gut von allein aus.

Für alle drei Alarmsignale gilt: Je schneller sich der Zustand verschlechtert, umso schneller ist ärztliche Hilfe notwendig.

Es gibt aber auch Signale, die bedrohlicher wirken, als sie sind. Das ist beim *Pseudokrupp* der Fall. Bei diesem Virusinfekt schwellen die Stimmbänder im Kehlkopf an, sodass sie nicht mehr richtig schwingen können und die Luftwege dort sehr eng werden. Betroffen davon sind vor allem Kinder in der zweiten Hälfte des ersten Lebensjahres und im zweiten Lebensjahr. Sie haben dann eine sehr heisere Stimme, ihr Husten erinnert an das Bellen eines Hundes und bei der Atmung entsteht ein angestrengtes pfeifendes Geräusch. Es ist wirklich nicht zu überhören. Kind und Eltern bekommen Angst, die Atmung wird schneller, Luftnot entsteht.

In dieser Situation hilft es, sich klarzumachen: Betroffen ist der größte Atemkanal im Körper, der in der Regel immer Luft durchlassen kann. Das Geräusch ist fies, aber kein Zeichen einer schweren Atemnot. Also gilt in akuten Momenten: Ruhe bewahren und für kühle Luft sorgen, die beim Abschwellen hilft. Am besten setzt man sich mit dem Kind auf dem Schoß auf den Balkon, vors Fenster oder den geöffneten Kühlschrank. Verlangsamt sich die Atmung wieder, klingt auch das Geräusch ab. Doch gerade wenn so ein Pseudokruppanfall zum ersten Mal auftritt und man die Situation noch nicht einordnen kann, ist ruhig bleiben leichter gesagt als getan. Darum ist es auch völlig okay, den Rettungswagen zu rufen und in die Klinik zu fahren. Dort kann die Abschwellung medikamentös vorangetrieben werden.

## Infekte II: Magen-Darm-Grippe

Für halb kranke Mütter und Väter sind es grenzwertige Erfahrungen, wenn sie mit grünem Gesicht dem einen Kind auf dem Klo helfen, während das Geschwisterkind im Hintergrund schon wieder zu spucken beginnt. Allen ist übel, alles ist eklig, die Waschmaschine läuft nonstop. Es ist schrecklich – schrecklich normal. Magen-Darm-Infekte gehören leider dazu und keine Familie kommt drumherum.

Das heißt auch, dass es nicht viel nützt, ein Kind zu Hause zu lassen, nur weil in der Kita wieder mal ein Aushang des Grauens auftaucht: »Wir haben ein Magen-Darm-Virus in der Gruppe. Acht Kinder sind erkrankt.« Wer die Auseinandersetzung mit den Viren heute meidet, hat sie eben zu einem späteren Zeitpunkt. Eine Ausnahme stellen die Noroviren dar, bei denen die Immunität nicht lange vorhält. Da sie sehr ansteckend sind, kann es manchmal sogar sein, dass das Gesundheitsamt die Einrichtung vorübergehend schließt. Sollten Noroviren in der Gruppe kursieren, können diese also tatsächlich ein Argument sein, die Kita zu meiden. Aber auch wenn ein Kind gar nicht mehr herauskommt aus der Infektschleife, wenn es eine Krankheit nach der anderen mitnimmt, kann es unter Umständen sinnvoll sein, es ein paar Tage daheim zu behalten (→ S. 231).

### Das Einmaleins der Magen-Darm-Infekte

Meist beginnt eine Magen-Darm-Grippe schleichend. Zunächst lässt der Appetit des Kindes nach und es fühlt sich unwohl, danach kommt das erste Erbrechen. Der Körper signalisiert: Da sind Krankheitserreger im Magen, sie entzünden die Schleimhäute! Doch das Abwehrsystem nimmt die Verteidigung auf. Die Muskulatur um den Magen herum zieht sich permanent zusammen, um die Eindringlinge hinauszuwerfen. Dennoch landen einige Erreger danach meist im Dünn- und Dickdarm. Aber auch dort ist die Reaktion prompt: Es bilden sich Sekrete, um sie herauszuspülen. Jetzt startet der Durchfall.

Eigentlich ist Erbrechen und Durchfall also etwas Gutes: Der Körper versucht, die Viren oder in selteneren Fällen Bakterien loszuwerden – in jede Richtung. Es fühlt sich nur überhaupt nicht gut an.

Manchmal passieren Erreger quasi unbemerkt den Magen und lösen direkt Durchfallerkrankungen aus. Üblicherweise treten bei Magen-Darm-Infektionen aber beide Symptome auf. Warum ist das wichtig? Kinder spucken in den ersten Lebensjahren häufig und aus ganz unterschiedlichen Gründen. Es kann eine Gehirnerschütterung dahinterstecken, eine Blinddarm-, Nieren- oder Hirnhautentzündung. Vielleicht haben sie sich auch einfach nur aufgeregt oder beim Kindergeburtstag zu viel gefuttert. Oder sie waren zu lang in der Sonne. Das bedeutet: Wenn gar kein Durchfall auftritt und das Erbrechen anhält, muss man dringend der Frage nachgehen, was das Kind hat, und einen Kinderarzt aufsuchen. Bekommt das Kind Durchfall, kann man etwas entspannter bleiben – solange es ihm gut geht.

Damit das Kind Flüssigkeit zu sich nimmt, darf man ihm zunächst alles Mögliche anbieten. Wasser und Tee sowieso, aber auch Wasser mit etwas Zucker, ein Apfelsaft-Wasser-Gemisch, einen Schluck Cola (ausnahmsweise). Erlaubt ist, was das Kind möchte, sofern es den Magen nicht reizt. Also lieber keinen Organgensaft (Säure) und keine Milch (Fett). Ideal sind bei jungen Kindern Glucose-Elektrolyt-Lösungen aus der Apotheke. Sie sind kein echtes Geschmackserlebnis, helfen in kleinen Schlücken aber hervorragend. Ohnehin sollte man Flüssigkeit zunächst nur in kleinen Mengen geben, gegebenenfalls löffelweise alle paar Minuten. Da es durstig ist, trinkt das Kind sonst womöglich viel und schnell und erbricht sofort alles wieder.

Auch bei der Nahrung gilt: Das reichen, worauf das Kind Lust hat. Es muss keine radikale Schonkost sein, wie frühere Generationen es praktiziert haben. Eine Grundregel sollte man jedoch beachten: nicht zu viel Fett. Für schwer verdauliche Dinge hat das entzündete Verdauungssystem keine Kapazitäten. Gut zurecht kommt der Magen dagegen mit zucker- und salzhaltigen Lebensmitteln (Traubenzucker, Salzstangen, Zwieback, Bananen, Weißbrot, Kartoffeln, Reis, Nudeln, Brühen ...). Am besten beginnt man mit kleinen Portionen und wartet die Reaktion ab.

Medikamente gegen Erbrechen und Durchfall sollten nicht eigenmächtig verabreicht werden. Sie können eine Reihe von Nebenwirkungen haben – und eigentlich ist es nicht sinnvoll zu unterbinden, dass die Krankheitserreger aus dem Körper vertrieben werden. Die Mittel sind für andere Situationen gedacht, etwa wenn das Erbrechen durch eine Gehirnerschütterung ausgelöst wurde.

**Achtung, Alarmsignale!**

Es gibt ein paar Anzeichen, an denen man erkennt, dass ein Infekt doch schwerwiegender wird. Das ist der Fall, wenn außerhalb des Magen-Darm-Systems Probleme auftreten, sei es *hohes Fieber* oder *starkes Unwohlsein*. Eine wichtige Faustregel lautet: Ein Kleinkind, das einen Tag lang gar keine Flüssigkeit zu sich nimmt und dazu noch welche verliert, gehört zum Arzt. Wenn es nichts bei sich behalten kann, jeden Schluck innerhalb von einer halben Stunde wieder erbricht und zusätzlich noch viel Flüssigkeit über den Darm verliert, sollte man die 24 Stunden nicht abwarten und schneller ärztliche Hilfe suchen.

Insbesondere wenn das Kind apathisch ist, die Augen tief in den Augenhöhlen liegen, keine Tränen mehr kommen, die Schleimhäute trocken sind und kein Pipi mehr gemacht wird, bleibt meist nur der Weg in die Klinik. Eine Infusion mit Flüssigkeit und wichtigen Salzen kann entlastend und in sehr schweren Fällen lebensrettend sein. Studien zeigen, dass auch die Behandlung mit einer Magensonde ähnliche Ergebnisse erzielt. Das klingt erst mal unangenehm, für einen erfahrenen Kinderkrankenpfleger ist das Legen einer Magensonde jedoch Routine. Und für Kinder (sogar für Frühgeborene) ist die Maßnahme üblicherweise gut verträglich.

Auch *Blut im Stuhl* kann Erwachsene in Aufregung versetzen. Doch dieses Symptom klingt gravierender, als es in den meisten Fällen ist. Kleine Blutschlieren können durch die entzündete Darmschleimhaut entstehen und verschwinden von selbst wieder. Größere Blutmengen im Stuhl müssen immer ärztlich abgeklärt werden. Sie können durch eine Reihe von Erregern verursacht werden.

*Blutspuren in Erbrochenem* können ebenfalls gelegentlich auftauchen. Auch das ist kein Grund zur Panik. Wenn Kinder sechs-, siebenmal gespuckt haben und der Magen sich jedes Mal stark zusammenzieht, kann durchaus mal ein Äderchen platzen. Wir kennen das von den roten Äderchen im Auge. Blut ist ungemein gut zu sehen und löst darum oft einen Riesenschreck aus. Doch tatsächlich reicht schon ein Milliliter Blut, um einen ganzen Liter Wasser rot zu färben.

Eine Magen-Darm-Grippe ist zwar unangenehm, aber meistens erholen sich die Kinder erstaunlich schnell.

## Ab aufs Töpfchen?

Endlich mal ein Thema, bei dem gesellschaftlich alle Zeichen auf Entspannung stehen. Was hat man sich und vor allem den Kindern früher für einen Druck gemacht bei der *Sauberkeitserziehung*. Aus den Kinderkrippen der DDR existieren Bilder von Töpfchenbänken, auf denen Kinder, die gerade mal sitzen können, in Reihen hocken und warten müssen, bis etwas herauskommt. Auch in der BRD war man lange der Meinung, dass man die Windel vor allem durch frühes Training loswird. Da ist man heute schlauer. Längst ist nachgewiesen, dass »Sauberwerden« ein Reifeprozess auf verschiedenen Ebenen ist.

*Körperlich*: Allein vom Fassungsvermögen der Blase her macht das Trockenwerden eigentlich keinen Sinn, bevor ein Kind auf den zweiten Geburtstag zugeht. Bei einem Einjährigen passen da gerade mal rund 60 Milliliter rein, und er muss etwa einen Liter Flüssigkeit am Tag aufnehmen. Selbst wenn ein Teil davon ausgeschwitzt wird, hieße das mindestens zehnmal am Tag: Ab aufs Klo! Klar, dass das nicht funktioniert. Zum Glück kommen mit jedem Lebensjahr 30 Milliliter Fassungsvermögen hinzu, bis die Blase in der Jugend circa 400 Milliliter speichern kann – bei zwei Litern empfohlener Flüssigkeitszufuhr.

*Kognitiv*: Um Kontrolle über die Blase und den Darm zu erlangen, müssen jede Menge Nerven verschaltet und Synapsen ausgebildet werden. Das sind komplexe Vorgänge im Gehirn. Sie brauchen ihre Zeit.

*Sozial*: Die Windel abzugeben bedeutet auch, sich vom Babysein zu verabschieden und unabhängiger zu werden von den betreuenden Personen. Dieser Schritt ist mit Stolz, aber auch mit Unsicherheiten verbunden. Ein Kind braucht dafür positive Vorbilder.

Von außen ist das »Sauberwerden« kaum zu beschleunigen. Das Kind gibt das Tempo vor. Frühestens zwischen dem 18. und 24. Lebensmonat sendet es erste Signale aus: Auf einmal interessiert es sich für den Toilettengang von Papa, Mama und Großeltern. Es vergleicht sich mit Kindern, die in der Kita selbstständig aufs Klo gehen. Die Windel bleibt auf einmal über viele Stunden trocken.

Solche Impulse sollten Eltern aufgreifen. Ihre Aufgabe ist es, nun vor allem für Entspannung im Badezimmer zu sorgen. Das Kind braucht ein Töpfchen oder einen kleinen Aufsatz, um die Klobrille der Toilette zu verkleinern. Ersteres hat den Vorteil, dass es da die Füße richtig aufsetzen kann. Baumeln die Beine in der Luft, ist die Gesäßmuskulatur angespannt, was die Entleerung erschweren kann. Hier hilft ein Fußhocker. Ziel ist, dass die Kinder einige Minuten sitzen bleiben, ohne sich unter Druck zu fühlen. Vielen hilft es, wenn sie dabei eine Geschichte hören oder in einem Pixi-Buch blättern können. Der Stolz über erste sichtbare Ergebnisse im Töpfchen ist meistens riesig. Und wenn nichts kommt: egal, nächstes Mal. Bezugspersonen sollten die Versuche positiv begleiten und sich mitfreuen, wenn es mal geklappt hat.

Für den Hinterkopf: Fachgesellschaften sprechen erst ab dem fünften Geburtstag von Einnässen. Und auch danach geht bei mindestens jedem zehnten Kind öfter noch etwas in die Hose, obwohl es organisch völlig gesund ist.[61] Insbesondere viele Jungen sind mit sieben Jahren weiterhin nicht richtig trocken (→ S. 234). In diesem Alter koten bis zu zwei Prozent der Kinder noch ein. Es dauert einfach, bis Kinder die komplette Kontrolle über ihre Geschäfte erlangt haben. Und wie bei allen großen Entwicklungsschritten ist der Zeitpunkt individuell höchst unterschiedlich.

Manchmal werden Kita-Fachkräfte heute noch nervös, wenn ein Kind bis ins vierte Lebensjahr hinein wenig motiviert ist, die Windel herzugeben. Zum Teil haben sie alte Vorstellungen im Kopf, vor allem aber ist es aus Sicht der Einrichtung natürlich einfacher, wenn Kitakinder im Elementarbereich (also ab drei Jahren) trocken sind. Das ist gerade bei knappen Personalschlüsseln nur allzu gut nachvollziehbar. Doch Sauberwerden ist nun mal kein Erziehungsthema. Eine Frage der Erziehung sind höchstens die Dinge drumherum, Spülung betätigen, Klo ordentlich hinterlassen, Hände waschen.

Im Alltag muss der Toilettengang oft schnell gehen (»Wir wollen los, flitz noch mal aufs Klo«) und ist mit Tabus und schlechten Gefühlen besetzt (»Spül schnell runter«, die öffentliche Toilette ist bäh ...). Eltern unterstützen ihre Kinder am meisten, wenn sie ihnen Zeit einräumen und eine entspannte Atmosphäre schaffen. Oft nützt es, selbst mal die Toilettentür aufzulassen, damit die Vorgänge dahinter kein Mysterium bleiben. Natürlich nur, so weit die eigenen Grenzen das erlauben. Solange sie die Reifung des Kindes nicht überschätzen und das Thema nicht zu stark emotionalisieren, können Eltern nicht viel falsch machen. Das heißt allerdings nicht, dass immer alles glattlaufen muss beim Abschied von der Windel (→ S. 234).

# Wort-Schätzchen

»Bitte gib mir nur ein Wort« sang die Band »Wir sind Helden«. Diese alte Liedzeile, zu der viele Mütter und Väter irgendwann mal getanzt haben, beschreibt ihr Gefühl kurz vorm ersten Geburtstag des Kindes sehr gut. Monatelang hat man nicht mehr die Tanzfläche, sondern die Elternzeit gerockt, hat versucht zu erahnen, was das Baby denkt und was es fühlt – nun könnte es sich doch endlich mal äußern! Das erste Wort, es wird herbeigesehnt wie nur wenige andere Meilensteine.

Doch der *Spracherwerb* ist eine hochkomplexe Sache. Die biologischen Voraussetzungen müssen stimmen: Hört das Kind? Funktioniert die Mundmotorik? Ist es geistig und sozial weit genug entwickelt? Dazu kommen Umweltfaktoren: Erhält das Kind Anregungen? Wird ihm vorgelesen? Spricht jemand mit ihm? Es genügt nicht, Sprache passiv zu lernen, sie entwickelt sich im Austausch. Wie das letztlich funktioniert, weiß man gar nicht so genau. Was man jedoch weiß, ist: Den meisten Kindern gelingt es scheinbar spielerisch und ohne Komplikationen, innerhalb von vier Jahren sprechen zu lernen.[62] Es ist ein irres Programm, dass sie da absolvieren.

Bereits im Mutterleib hören und verarbeiten Kinder sprachliche Äußerungen. Gleich nach der Geburt beginnen sie selbst zu kommunizieren: Das Schreien gilt als eine Art Vorläufer der *Sprachentwicklung*.[63] Ein wichtiger Meilenstein vor dem ersten Wort ist das sogenannte Lautieren oder Lallen. Ab etwa einem halben Jahr beginnen Säuglinge, Laute aneinanderzuhängen und lange Silbenketten daraus zu bilden: babababababa, dadadadada; sie zu variieren und zu kombinieren: babadada, mamemame; und üben dabei bereits die Betonungsmuster ihrer Muttersprache ein. Ein spanischer Säugling lallt anders als ein deutscher.

Zwischen dem 10. und 14. Monat ist es meist so weit: Das Kind gibt sein erstes Wort von sich. Spoiler: Es muss nicht immer Mama oder Papa sein, manche sagen Ball oder Hallo. Da darf man nicht enttäuscht sein. Übrigens auch nicht, wenn das eigene Kind zu jenen gehört, die erst später losplappern. Bei der Sprachentwicklung ist die Varianz besonders groß. Zehn Prozent aller normal entwickelten Kinder sprechen mit 24 Monaten weniger als 30 Worte. Die wortmächtigsten zehn Prozent der Kinder haben in diesem Alter dagegen bereits mehr als 400 Worte drauf.

Große Unterschiede lösen oft große Sorgen aus. Auch dazu gibt es eine eindrückliche Statistik der Krankenkasse AOK: Im Alter von sechs Jahren hatten zuletzt bis zu einem Viertel der Jungen und um die 15 Prozent der Mädchen eine Sprachtherapie erhalten. Diese hohen Zahlen haben dazu geführt, dass Fachleute die Erwartungen an das kindliche Sprachvermögen noch einmal überprüft und einen zentralen Meilenstein der kindlichen Sprachentwicklung neu formuliert haben. Bisher hieß es, dass ein Kind bis zum Alter von 18 bis 24 Monaten 50 Wörter sprechen können sollte. So begegnet einem das auch noch in den meisten Fachpublikationen. Doch nun ist man dazu übergegangen, bei der Vorsorgeuntersuchung U7 (rund um den zweiten Geburtstag) mindestens zehn richtige Worte zu erwarten (ohne Mama und Papa). Und es reicht, wenn das Kind Zweiwortsätze im Alter von 27 Monaten bilden kann. Ziel dieser Anpassung ist, dass nicht mehr vorschnell auf eine fehlerhafte Entwicklung geschlossen wird, mit der man das Kind und sich selbst unnötig verrückt macht.

In der zweiten Hälfte des zweiten Lebensjahres treten Kleinkinder oft in einen Wortschatzspurt ein. Sie lernen nun rasch immer neue Wörter dazu, beginnen sie zu kombinieren und bilden einfache Sätze. Bis zum dritten Lebensjahr haben sie bereits die grundlegenden Schritte der Sprachentwicklung vollzogen.

Darum ist es bei aller Varianz dennoch wichtig, rechtzeitig zu bemerken, wenn ein Kind völlig zurückfällt. Bei sogenannten *Late Talkes* ist das Risiko einer späteren Sprachentwicklungsstörung oder einer bleibenden Schwäche hoch.[64] Gerade weil Eltern den Spracherwerb ihrer

Söhne und Töchter häufig über- oder unterschätzen, sind Kinderärzte maximal darauf sensibilisiert, auf *Probleme bei der Sprachentwicklung* (→ S. 242) zu achten. Das bildet einen großen Schwerpunkt innerhalb der Vorsorgeuntersuchungen (→ S. 125):

- Hört das Kind richtig?
- Lautiert es altersgemäß?
- Wie sind Wortschatz und Satzbau?

All das wird der Kinderarzt im Blick behalten, die Entwicklung im Zweifel auch engmaschiger kontrollieren und rechtzeitig weitere Spezialisten hinzuziehen. Wenn man sich als Mutter oder Vater dennoch Sorgen macht, sollte man das in der Praxis ansprechen und sich nicht initiativ bei Logopäden oder anderen Fachdisziplinen vorstellen. Denn dabei besteht immer die Gefahr, dass man Kinder zu früh in Therapien schickt und ihnen vermittelt, dass etwas mit ihnen nicht stimmt. Nicht zuletzt wird auch das System überlastet.

Bezugspersonen haben eine Reihe anderer Möglichkeiten, das Kind beim Spracherwerb zu unterstützen. Eltern sind ein wichtiges Sprachvorbild für das Kind und machen intuitiv viel richtig. Meistens reden sie von Beginn an langsam mit dem Baby und bedienen sich einer übertriebenen Sprachmelodie und Mimik: Guck mal, die Kuuuh, die macht Muuuh … Bei manchen ist diese Babysprache verpönt, doch Studien belegen, dass sie gut ankommt. Kinder werden dadurch auf ihrem Stand abgeholt, hören länger zu und entwickeln ein höheres Sprachverständnis. Fun fact: Kürzlich haben Meeresbiologen herausgefunden, dass die klugen Delphine mit ihrem Nachwuchs ebenfalls anders kommunizieren – wohl aus ähnlichen Gründen wie Menschen.

Spielerisch fördern kann man Kinder auch mit Reimspielen oder indem man gemeinsam Bücher anschaut. Bildschirmmedien dagegen wirken sich negativ auf die Sprachentwicklung aus (→ S. 176). Ebenfalls kontraproduktiv ist es, Kinder stumpf Wörter nachsprechen zu lassen oder aktiv Fehler zu verbessern. Besser korrigiert man beiläufig, indem man Wörter oder Sätze noch mal richtig wiederholt. Am Wichtigsten ist es, die Sprechfreude zu erhalten – und wenn es mit Singen und Tanzen ist.

## Babysitter Netflix

Babys sind heute bereits online, bevor sie überhaupt den Weg zur Brust gefunden haben. Zugegeben, das ist jetzt etwas plakativ formuliert, aber es ist ja was dran. Sekunden nachdem ein Kind das Licht der Welt erblickt hat, werden erste Bilder gemacht – wenn nicht sogar während der Geburt gefilmt oder fotografiert wird. Die Aufnahmen landen in Messenger-Diensten, E-Mails, in der Cloud und nicht selten auch direkt in einem sozialen Netzwerk. Bildschirme begleiten Kinder also vom ersten Moment an. Sie schieben sich ins Blickfeld zwischen ihnen und ihren Müttern und Vätern. Schaut ein Baby im Bus neugierig aus seinem Kinderwagen heraus, sieht es überall Menschen mit gebeugtem Nacken und auf ihr Smartphone gehefteten Augen. Und wenn die Tante Faxen macht, bricht sie manchmal plötzlich ab, weil da dieses Ding piept, auf dem sie dann herumtippen muss.

Solche Szenen zeigen:

1. Digitale Medien sind nicht mehr wegzudenken aus dem Alltag, auch nicht in der Babyblase. Eltern sind vom ersten Atemzug ihres Kindes an gezwungen, einen verantwortungsvollen Umgang damit zu finden.
2. Man kommt leider nicht umhin, die eigenen Gewohnheiten zu hinterfragen. Die unangenehme Wahrheit lautet: Eltern sind beim Medienkonsum das wichtigste Vorbild.

Wie viel Zeit vorm Bildschirm ist in Ordnung für einen kleinen Menschen? Das ist ein Reizthema für viele Leute. Die einen verurteilen Mütter, die ihr Kind im Kinderwagen mit dem Smartphone beschäftigen. Die anderen lachen über weltfremde Ökos, die dem Nachwuchs digitale Erfahrungen so lange wie möglich vorenthalten. Allen gemeinsam ist häufig ein Gefühl der Unsicherheit und Überforderung. Man ahnt: Das ist ein großes Thema, das einen als Familie noch zigmal beschäftigen wird. Gleichzeitig ist klar, dass die eigenen Kindheitserinnerungen hier kaum weiterhelfen werden. Dazu kommt, dass sich digitale Medien rasend schnell weiterentwickeln und man kaum mitkommt. Oder man hadert damit, dass man selbst so viel Zeit vor dem Bildschirm verbringt.

Kann man das Thema nicht einfach auf später verschieben, wenn Kinder Bildschirmzeiten aktiv einfordern? Leider nein. Die Auseinandersetzung damit muss so früh wie möglich beginnen. Warum? Weil man nur so versteht, warum man das ganze Geflimmer, Geblinke und Gedudel noch eine Weile von den Kleinen fernhalten sollte. Für Babys und Kleinkinder bieten diese Inhalte nämlich in der Regel keinen Mehrwert. Im Gegenteil: Sie können ihrer gesunden Entwicklung schaden.

Kleine Kinder haben so viel zu entdecken. Sie fangen ja gerade erst an, die Welt zu erkunden: Wie fühlt es sich an, mit den Händen im Wasser zu planschen? Welche Becher passen ineinander? Wie klingt es, wenn man die Topfdeckel aneinanderhaut? Die vorgeformten und im buchstäblichen Sinne flachen Inhalte, die ein Bildschirm bietet, lenken in dieser Zeit eher ab von einer normalen Entwicklung. Darum sollten sich Kinder in den ersten drei Lebensjahren noch nicht mit digitalen Medien beschäftigen. Es gibt diesen Merksatz: Begreifen kommt von Greifen. Ein Kind muss die Dinge anfassen und spüren, um sie zu verstehen. Passiv irgendwo draufgucken – das ist schwer zu verarbeiten in dem jungen Alter, weil andere Grundlagen noch gar nicht gelegt sind.

In den ersten Lebensjahren wird das Zusammenwirken der fünf Sinne geschult. Ein Kind greift zu einem Bauklotz, steckt ihn in den Mund, schmeckt, fühlt die Form, wirft ihn in die Ecke, hört, wie er aufschlägt. In so einer Situation werden alle Sinne angesprochen. Auch wenn man gemeinsam ein Bilderbuch anschaut, passiert etwas ganz anderes als beim Blick aufs Tablet. Ein Kind blättert aktiv die Seiten um, es fühlt das Material, riecht die Pappe, erlebt die Nähe der vorlesenden Person. Motorik, Konzentrationsfähigkeit, soziales Verhalten – all das wird in so einem Moment geübt.

Damit ein Kind von Kopf bis Fuß alle Fähigkeiten entwickeln kann und die Welt mit dem ganzen Körper erfährt, empfehlen Fachleute einhellig: *Keine Bildschirmmedien in den ersten drei Lebensjahren.*

Viele werden an dieser Stelle auflachen. Das ist doch komplett unrealistisch! Wenn sich die Kinder streiten und man versucht, Abendessen zu machen, sind ein, zwei Folgen *Peppa Wutz* in vielen Familien die Rettung. Um selbst mal kurz Ruhe zu haben, guckt die Zweijährige halt ein paar Fotos auf dem Smartphone an. Und wenn der Sohn partout nicht vom Spielplatz wegwill? Dann kann die Aussicht auf eine Runde am Tablet spielen zu Hause Wunder wirken.

Wer mit Kindern lebt, kennt solche Situationen. Und jede Maßnahme für sich ist absolut nachvollziehbar. Zu empfehlen ist dennoch nichts davon. Zehn Minuten Bildschirmzeit richten natürlich keinen Schaden fürs Leben an. Doch wenn sie zur Routine werden, ersetzen sie beinahe unmerklich andere wichtige Erfahrungen. Es stellt sich ein Gewöhnungseffekt ein, von dem man nur schwer wieder loskommt. Und als Mittel der Belohnung sollten Medien sowieso niemals eingesetzt werden. Das ist ein ganz wichtiger Punkt! Sonst werden sie nur noch attraktiver.

Inzwischen verweisen vielfältige Studien darauf, dass sich Bildschirmzeiten im Kleinkindalter negativ auf Konzentration, Motorik, Spracherwerb und Beziehungsverhalten auswirken. Nicht allein die aktive Beschäftigung scheint dabei einen Effekt zu haben. Wenn im Hintergrund ständig der Fernseher läuft oder die Erwachsenen sich dauernd von ihrem Smartphone ablenken lassen, ist das ebenfalls problematisch. Die Erkenntnisse bleiben oft etwas vage. Es ist schwierig, die unterschiedlichen Faktoren, die in Sachen Entwicklung eine Rolle spielen, sauber auseinanderzuhalten. Dennoch: Die Ergebnisse sind so alarmierend, dass niedergelassene Kinderärztinnen nun aktiv gegensteuern. Unter dem Motto »Bildschirmfrei bis 3« beteiligen sich viele Praxen an einer bundesweiten Aufklärungskampagne.[65] In Elternbriefen bietet die Initiative Infos und Anregungen für alle, die kleine Kinder begleiten. Ziel ist nicht, alles Digitale zu verteufeln. Die Devise lautet: Erst offline kompetent werden, dann online gehen.

Ab einem Alter von drei Jahren werden maximal 30 Minuten Bildschirmzeit am Tag empfohlen – unter Aufsicht der Eltern. Es bleibt die etwas bittere Erkenntnis: Netflix und Co. taugen aus fachlicher Sicht nicht zum Babysitter, auch wenn sie in den besten Familien gelegentlich so eingesetzt werden. Es heißt also kritisch bleiben und die Gefahren nicht aus Bequemlichkeit ausblenden. Dafür ist das Thema einfach zu wichtig und wird einen als Familie noch zu lange beschäftigen. Meistens spitzt es sich spätestens gegen Ende der Grundschulzeit zu, wenn die Kinder nach einem eigenen Handy verlangen (→ S. 319).

## Kindertrotz und Elternwut

Wer hat Angst vor der Trotzphase? Diese Zeit, in der Kinder sich an der Supermarktkasse auf den Boden werfen und anfangen zu schreien, weil sie unbedingt einen Schokoriegel wollen. In der die falsche Sockenfarbe einen Ausraster provoziert. Oder das Verlassen des Spielplatzes in einem Liegestreik endet.

Es ist übrigens auch die Zeit, in der Eltern sich gerne mal bloßgestellt fühlen in der Öffentlichkeit. In der Großeltern überhaupt nicht kapieren, was jetzt schon wieder los ist mit dem Kind. Und die Erwachsenen oft genug selbst so wütend werden, dass sie nicht mehr klar denken können.

Ursprünglich hatte der Begriff Trotz eine deutlich positivere Konnotation als heute und hieß so viel wie Gegenwehr oder Standhaftigkeit. Diese alte Bedeutung passt eigentlich ganz gut zu jener spannenden Phase, die unter Erwachsenen zu Unrecht einen schlechten Ruf genießt. In Wahrheit vollzieht sich hier nämlich, begleitet von Protest und Gebrüll, ein ganz wichtiger Entwicklungsschritt: Das Kind entdeckt seinen eigenen Willen und grenzt ihn vom Willen anderer ab. Fachleute sprechen darum lieber von der Autonomiephase. Sie beginnt im Alter von anderthalb bis zwei Jahren und bringt etliche herausfordernde Situationen mit sich. Um darauf adäquat reagieren zu können, ist entscheidend zu wissen: Was geht in solchen Momenten in einem Kind vor?

Tatsächlich befindet es sich in einem Dilemma. Einerseits braucht und möchte es die Nähe von seinen Eltern, andererseits möchte es seinen frisch entdeckten Willen durchsetzen. Bekommt es den nicht, wird es von seinen Gefühlen überwältigt. Ein Zweijähriger ist nicht imstande, die Lage zu reflektieren und da einen Weg herauszufinden. Ihm steht in dem Moment nur eine Äußerungsform zur Verfügung: Protest! Und zwar in einer Form, die Erwachsenen völlig überzogen und absurd erscheint.

Am allerwichtigsten ist es, einen solchen Anfall nicht als Angriff aufzufassen. Ein trotzendes Kind arbeitet nicht gegen einen. Weder will es etwas Böses, noch ist es ungezogen. Die ganze Situation hat nichts mit Erziehung zu tun. Die Auflehnung ist normaler Teil der Entwicklung. Und wie beim Schreien in den ersten Lebenswochen fällt die Intensität von Kind zu Kind höchst unterschiedlich aus. Manche trotzen alle ein, zwei Wochen mal und lassen sich rasch wieder beruhigen, andere flippen jeden Tag aus.

Wie geht man nun damit um? Falls ein Kind sich gerade mit dem Laufrad auf einer Kreuzung befindet und es sich weigert weiterzufahren, muss man es natürlich herausnehmen aus der Gefahrenzone. Ansonsten ist die Reaktion ein wenig abhängig davon, wie unangenehm einem selbst die Situation ist. Für Eltern ist es ja der pure Stress: Das Kind macht einen Aufstand und alle gucken. Doch erstens kann weder das Kind noch man selbst etwas dafür. Und zweitens können einem die anderen Leute egal sein, schließlich geht es hier um die Beziehung zum Kind.

Was man nicht tun sollte: Auf das Kind einreden und versuchen, die Sache zu besprechen und psychologisch aufzuarbeiten. Während einem akuten Wutanfall ist es für Argumente nicht erreichbar. In dem Alter darf man grundsätzlich nicht zu viel Reflexionsfähigkeit voraussetzen. Das Kind ist nicht einsichtig, was seine inneren Vorgänge anbelangt. Kann es gar nicht sein. Die dazu notwendige Fähigkeit des Perspektivwechsels entwickelt sich erst später (→ S. 218).

Was man tun sollte: Eine Grenze setzen, indem man in freundlicher klarer Form sagt: »Nein, es gibt jetzt keinen Schokoriegel. Wir kaufen an der Kasse nichts Süßes.« Keine Diskussionen, keine Alternativen. Das Kind ist in dem Moment kein Verhandlungspartner. Ziel ist, ihm zu verdeutlichen, dass das Verhalten nicht in Ordnung ist. Denn langfristig muss man ihm helfen, sich gesellschaftlichen Konventionen anzunähern.

Jedes Mal an der Kasse auszurasten ist keine Option. Wichtig ist, souverän und sachlich zu bleiben und dem Kind zu zeigen: Wir haben kein emotionales Problem miteinander. Wenn es hilft, nimmt man das Kind in den Arm. Man kann auch seine Gefühle in Worte fassen, um es einzuordnen: »Ich sehe, dass du richtig wütend bist, weil du den Schokoriegel nicht kriegst. Doch unsere Regel ist: An der Kasse kaufen wir nichts Süßes.«

Man sollte das Kind nicht vorführen, indem man sagt: »Schau mal, die Leute gucken schon. Immer machst du so einen Aufstand.« Damit würde man ein völlig normales kindliches Verhalten pathologisieren, nur weil man sich selbst dabei unwohl fühlt.

Ist der Anfall vorbei, sollte man auf das Kind zukommen. Erwachsenen fällt das manchmal schwer. Wir haben die Tendenz zu glauben, dass das Kind als Verursacher des Problems sich entschuldigen muss. So haben wir es gelernt und im gesellschaftlichen Miteinander mag das zutreffend sein. Doch ein trotzendes Kind muss nicht einsichtig sein. Es hat nichts falsch gemacht, sondern sich vollkommen altersgemäß verhalten.

Spielt sich das Drama an der Kasse immer wieder ab, kann man in einem ruhigen Moment versuchen, die Situation mit dem Kind aufzuarbeiten, und gemeinsam überlegen: Wie können wir das beim nächsten Mal machen, damit du nicht mehr so sauer werden musst? Es ist ein Elternjob, dem Kind Lösungsstrategien beizubringen. Die Furcht, ein besonders intensiv trotzendes Kind werde sich auf Dauer nicht richtig in die Gesellschaft einfügen, ist unbegründet. Im Gegenteil: Hat es einmal gelernt, seine Impulse richtig einzusetzen, wird ihm sein eiserner Wille im späteren Leben helfen, schwierige Herausforderungen zu meistern.

Der heikelste Punkt in der Trotzphase sind somit häufig die Gefühle der Erwachsenen. Wir alle haben unsere eigenen Kindheitserfahrungen. Tendenziell wurde auf Trotzsituationen früher autoritär reagiert. Oder die eigenen Eltern zeigten sich genervt und enttäuscht. Solche Dinge wirken in uns nach und erschweren es, selbst neutral und freundlich auf das Trotzen zu reagieren. Möglicherweise haben wir selbst nicht gut gelernt, mit unserer Wut umzugehen.

Wenn die Zweijährige dann am Abendbrottisch ausflippt, weil das Brot falsch durchgeschnitten ist, kann es passieren, dass man selbst irrational reagiert. Auch das ist normal – und man ist kein schlechtes Elternteil, wenn man mal wütend wird. Doch spätestens wenn man den Impuls verspürt, handgreiflich zu werden oder völlig aus der Haut zu fahren, wird es kritisch. Dann muss man sich aus der Situation entfernen und jemand anderen bitten zu übernehmen.

Selbst wenn man es sich fest vornimmt, gelassen zu bleiben, immer wird man es nicht schaffen. Ein paar Minuten Pause in getrennten Zimmern sind dann besser, als selbst auszurasten. Wichtig ist, in der Nähe zu bleiben und wieder auf das Kind zuzugehen. Vielleicht hilft es einem, sich zu vergegenwärtigen: Wut ist ein Vertrauensbeweis. Kinder leben ihre Trotzphase vor allem bei den Menschen aus, zu denen sie eine sichere Bindung haben.

Wie beim Schreien gibt es allerdings auch beim Trotzen eine Art Obergrenze, bei der man hellhörig werden sollte. Angenommen das Kind fällt von einem Wutanfall in den nächsten und in der Kita kommt keiner mehr mit ihm zurecht, dann wächst sich womöglich ein eigentlich normaler Entwicklungsschritt zu einem Verhaltensproblem aus. Steckt bei dem Kind noch etwas anderes hinter den Wutanfällen als normales Trotzen? Braucht man als Eltern Hilfe, um adäquat reagieren zu können? Wie bei anderen *Regulationsstörungen* (→ S. 75) ist es hilfreich, hier zunächst erfahrene Freunde oder Familienmitglieder zu Rate zu ziehen und sich dann gegebenenfalls professionelle Hilfe zu suchen.

Meistens verschwinden die Wutanfälle von selbst wieder, wenn das Kind gelernt hat, seine Gefühle zu regulieren. Oft gelingt das mit einer zunehmenden Sprachkompetenz stetig besser. Denn damit wachsen die Möglichkeiten, den eigenen Willen anders auszudrücken.

## Allergien vorbeugen

Kurze Statusmeldung: Es ist kompliziert. Auf kaum einem medizinischen Feld kursieren mehr Fehlinformationen. Für viele Empfehlungen zur Allergieprävention fehlen Belege oder sie sind widersprüchlich. Noch dazu können sie schnell überholt sein, weil die Forschung hier sehr aktiv ist. Allergien bei Kindern sind ein großes Thema geworden: Jedes fünfte Kind hat irgendwann eine allergische Erkrankung. Bei der Frage, was man dagegen tun kann und was man lassen sollte, herrscht bei Erwachsenen aber oft vor allem Unklarheit. Ist es gut, das Baby mit hypoallergener Spezialnahrung zu füttern? Minimiert es das Allergierisiko, wenn Säuglinge zwischen dem vierten und sechsten Monat kleine Mengen Nussextrakte bekommen? Macht die vorsorgliche Einnahme von Probiotika resistenter gegen Allergien?

Glücklicherweise gibt es eine aktuelle Leitlinie zur Allergieprävention, die von medizinischen Fachgesellschaften erarbeitet wurde und höchsten wissenschaftlichen Standards genügt.[66] Auch für Laien, die sich eingehender mit dem Thema befassen wollen, lohnt sich die Lektüre. Elternvertreter waren an der Ausarbeitung beteiligt und haben dafür gesorgt, dass sie nicht nur für Fachleute verständlich ist.

### Was ist überhaupt eine Allergie?

Ein Körper reagiert auf Krankheitserreger, indem er sie abwehrt. Das ist eine gute Sache – eigentlich. Bei einer Allergie läuft bei dieser Abwehr allerdings etwas schief. Oft ist die Reaktion dann akut. Das heißt, sie kommt relativ prompt, endet aber auch schnell wieder.

Szenario 1: Der Krankheitserreger wird unnötig stark abgewehrt. Das wäre zum Beispiel der Fall, wenn ein kleines Kind nach einer leichten

Erkältung auf einmal einen Ausschlag bekommt. Der Körper hat dann das Gefühl, den Erreger überall bekämpfen zu müssen – auch an Stellen, an denen er gar nicht vorkommt. Bei Kleinkindern ist eine solche infektallergische Reaktion relativ häufig und in der Regel harmlos. Wenn es sehr stark juckt und quaddelt, verschreibt die Kinderärztin gelegentlich ein Medikament gegen den Juckreiz und zur Normalisierung der Immunreaktion.

Szenario 2: Fremde Stoffe, die harmlos sind und gar keine Krankheit verursachen, werden vom Körper abgewehrt, als handele es sich um fiese Erreger. Dafür fährt das Immunsystem alles auf, was es so zu bieten hat – von Hautreizungen, Atembeschwerden und Erbrechen bis hin zu Herz-Kreislauf-Beschwerden. Die Reaktion ist in diesem Szenario nicht nur unverhältnismäßig, sondern geht komplett an der Realität vorbei. Auftreten kann sie zum Beispiel bei bestimmten Nahrungsmitteln oder nach einem Wespen- oder Bienenstich.

Das Dumme bei Allergien ist: Anders als bei vielen anderen Dingen kommt es bei ihnen nicht auf die Dosis an. Man muss kein halbes Kilo Nüsse essen, um eine drastische Wirkung zu erzielen, es reicht bereits die Spur einer Nuss. Das macht die Sache gerade im Leben mit Kindern so heikel.

Neben akuten Reaktionen (vor allem auf Lebensmittel und Insektenstiche) existieren verschiedene chronische (→ S. 256) allergische Erkrankungen. Die drei häufigsten sind:

1. *Neurodermitis*: Die chronische Hauterkrankung ist vielen ein Begriff. Allerdings ist er ein wenig irreführend, weil »neuro« klingt, als sei die Erkrankung nervlich bedingt. Zwar kann jede Form der Allergie (wie alle Krankheiten) durch die psychische Verfassung beeinflusst werden, dennoch greift das zu kurz. Darum spricht man heute lieber von atopischer Dermatitis oder atopischem Ekzem, was so viel wie allergische Hautreaktion bedeutet. Sie ist sehr unterschiedlich ausgeprägt, aber häufig mit extremem Juckreiz verbunden. Für jedes Kind müssen im Behandlungsteam mit Eltern und Fachleuten individuelle Lösungen gefunden werden.

2. *Asthma*: Die dauerhafte Überempfindlichkeit der Atemwege gehört ebenfalls zu den klassischen Allergien. Bei kleinen Kindern sind sie oft noch schwer abzugrenzen von einem infektbedingten Zuschwellen der Bronchien. Treten Symptome wie Atemnot und Husten allerdings jenseits des Kleinkindalters auf, wird man von Asthma sprechen. Die Erkrankung kann sehr belastend und auch gefährlich sein.

3. *Heuschnupfen*: Die Nase läuft, die Augen tränen. Diese Reaktion auf den Blütenstaub von Pflanzen bleibt nicht den Erwachsenen vorbehalten. Bis zu zehn Prozent der Kinder bekommen heute Heuschnupfen. Allerdings ist das die Allergie, die gewöhnlich am wenigsten Probleme macht.

Allergische Erkrankungen häufen sich innerhalb von Familien und stehen miteinander in Verbindung. Früher hat man sogar vom »allergischen Marsch« gesprochen: Dahinter steckt die Beobachtung, dass eine überschießende Reaktion des Körpers oft nicht nur an einer Stelle auftritt. Das Konzept trifft nicht immer zu, Eltern sollten es dennoch im Hinterkopf behalten und etwas genauer auf Reaktionen des Kindes achten, wenn es bereits auf den einen oder anderen Fremdstoff reagiert hat.

**Wie kann man Allergien vermeiden?**

Diese Frage bewegt Eltern – natürlich besonders, wenn in der Familie Allergien auftreten. Worauf also können Sie achten, um Ihr Kind zu schützen?

*Rauchen* erhöht das Allergierisiko erheblich. Mütter und Väter sollten es darum insbesondere zu Hause unterlassen. Noch besser allerdings ganz, denn der Rauch setzt sich auch in der Kleidung fest.

*Muttermilch* wirkt allergievermeidend. Wenn es irgendwie geht, ist es darum sinnvoll, das Kind in den ersten vier bis sechs Monaten ausschließlich zu stillen. Auch während der Einführung der Beikost sollte weitergestillt werden.

*Hühnereiweiß* kann Allergien auslösen. Darum hat rohes Ei zunächst in der Beikost nichts zu suchen. Durchgegartes Ei sollte hingegen ab dem sechsten Monat regelmäßig gefüttert werden.

*Kuhmilch* kann durch den hohen Fremdeiweißanteil überschießende Reaktionen provozieren und ist darum in den ersten Lebensmonaten verboten (→ S. 81). Ist bei der Beikosteinführung der Milchbrei dran, darf er mit Kuhmilch angerührt werden (bis zu 250 Milliliter pro Tag).

*Erdnüsse* können zu besonders kritischen Allergieformen führen – bis hin zum Kreislaufkollaps. Es wird unter Hochdruck an der Frage geforscht, ob man bereits im Säuglingsalter vorbeugend Erdnuss geben soll. Keinesfalls sollten Eltern hier eigenmächtig handeln. Während der Schwangerschaft und der Stillzeit brauchen Mütter nicht auf Erdnussprodukte zu verzichten.

*Nahrungsergänzungsmittel* werden nach aktuellem Kenntnisstand nicht empfohlen. Weder für Bakterien-Präparate für den Darm noch für extra Vitamin D für Kinder jenseits des Säuglingsalters liegen ausreichend Studiendaten vor – egal, wie selbstbewusst die Werbung sie anpreist.

Zu viel *Hygiene* schadet. Vor allem ab dem zweiten Lebensjahr bedeutet das: Ein Kind sollte im Matsch spielen und darf ruhig mal mit Schmutz in Kontakt kommen. Hier haben wir in den vergangenen 20 Jahren dazugelernt. Denn höchstwahrscheinlich waren es auch übertriebene Hygienemaßnahmen, die steigende Allergien unter Kindern befördert haben. Aufschlussreich war dafür eine vielfach ausgezeichnete Studie, die zeigen konnte, dass Bauernhofkinder, die von klein auf in Kontakt mit allen möglichen Allergenen waren, später weniger Überreaktionen entwickelten als andere Kinder.

Zur Haustierhaltung existieren keine generellen Empfehlungen. Wenn eine familiäre Veranlagung für eine Katzenhaarallergie besteht, rät man von der Anschaffung einer Katze ab. Bei Hunden greift diese Regel nicht. Allerdings sind Kinder und Haustiere ohnehin noch mal ein Thema für sich (→ S. 202).

Leidet ein Elternteil stark unter *Hausstaubmilben*, verwendet man am besten auch vorbeugend für die Kinder spezielle Bettüberzüge, in die Milben nicht so leicht einwandern können.

Industrie- und verkehrsbedingte *Luftschadstoffe* wie Stickoxide, Ozon oder Feinstaub erhöhen das Asthma-Risiko. Zum Teil ist das je nach

Wohnlage allerdings kaum zu vermeiden. Dasselbe gilt für Pollen, die zu gewissen Jahreszeiten einfach durch die Gegend fliegen.

Da Allergien viel mit unserer Umwelt zu tun haben, ist es schwer möglich, sie komplett zu verhindern.

**Wie geht man damit um, wenn eine Allergie auftritt?**

Wohl jeder hofft, das eigene Kind möge von Überreaktionen auf Lebensmittel oder Umwelteinflüsse verschont bleiben. Im Kopf hat man wahrscheinlich das Schreckensbild eines *anaphylaktischen Schocks* – jener Kreislaufkollaps, der zum Beispiel durch Erdnüsse, Insektengift und Hühnereiweiß ausgelöst werden kann. Außerdem: Wer möchte schon, dass die Tochter oder der Sohn ein Leben lang vorsichtig sein muss?

Wichtig ist: Echte *Nahrungsmittelunverträglichkeiten* treffen nur ein bis drei Prozent der Kinder. Mediziner können sehr genau herausfinden, worauf der Körper wie reagiert, und sichere Gegenmaßnahmen einleiten. Sobald man feststellt, dass ein Kind auf ein Lebensmittel verstärkt reagiert, indem zum Beispiel seine Lippen anschwellen oder die Atemwege sich verengen, sollte man es erstens vermeiden und zweitens einen Arzt aufsuchen. Handelt es sich um eine heftigere Reaktion, müssen die Lebensmittel unter kontrollierten Bedingungen durchgetestet werden. Dafür wird das Kind zusammen mit einem Elternteil zwei bis vier Tage ins Krankenhaus aufgenommen.

Ein stationärer Aufenthalt ist zwar nicht schön, aber danach hat man Sicherheit, was das Kind essen darf und was nicht. Man lernt zum Beispiel, ob Hühnereiweiß immer problematisch ist oder neutralisiert werden kann, wenn man daraus einen Geburtstagskuchen backt. Und man bekommt eine entsprechende Notfallausrüstung. Denn gegen Allergieschocks gibt es ein sehr wirksames Medikament: einen Adrenalin-Pen, den man auch als Laie problemlos in den Oberschenkelmuskel spritzen kann.

Dieser Pen kommt ebenfalls zum Einsatz bei Kindern, die stark auf Insektengift reagieren, was bei bis zu drei Prozent der Fall ist. Hornissen spielen dabei – anders als gemeinhin angenommen – keine so große

Rolle. Es sind vor allem die Bienen- und Wespenstiche, die gefährlich werden können. Wenn man auf sie mit starken Schwellungen reagiert, kann die Intensität von Stich zu Stich zunehmen. Das sollte man mit dem Kinderarzt besprechen. Kritisch kann die Situation nämlich werden, wenn eine Wespe in den Mund gelangt, im Hals zusticht und dieser dann zuschwillt. Für solche Fälle braucht man den Adrenalin-Pen stets griffbereit.

Auch Eltern, die selbst kein allergisches Kind haben, werden sich mit dem Handling dieses Instruments wahrscheinlich irgendwann vertraut machen müssen. Spätestens wenn ein Kind mit Nussallergie und Notfallset auf dem Kindergeburtstag erscheint. Am besten lässt man sich zwei, drei Minuten lang zeigen, wie es funktioniert. Wo zieht man die Kappe von der Nadel ab? Wohin wird sie gespritzt? (Außenseite Oberschenkel.)

Viele Allergien haben die Tendenz, im Laufe des Lebens besser zu werden. Der Körper setzt sich damit auseinander und lernt mit der Zeit, dass er es nicht mit Krankheitserregern zu tun hat. Aber es gibt auch allergische Erkrankungen, die im Erwachsenenalter fortbestehen, wie etwa Neurodermitis oder Asthma. Hier müssen die Patienten lernen, mit der chronischen Erkrankung zu leben. Der Weg dahin ist oft nicht einfach, doch gerade Kinder können Krankheiten oft viel schneller als Teil ihrer Normalität akzeptieren als Erwachsene (→ S. 259).

## Fieber und Fieberkrämpfe

Glasige Augen am Abendbrottisch, das Kind friert und hat keinen Appetit – etwas geübtere Eltern brauchen in solchen Fällen nicht mal das Fieberthermometer auszupacken, um zu wissen, dass sie für den nächsten Tag eine Betreuungslösung herbeizaubern müssen, die nicht Kita heißt. Wieso, verflixt, kann es nicht einfach mal bei einer Schnoddernase und leichtem Husten bleiben? Muss es denn schon wieder *Fieber* sein?

Ob das nun tröstlich ist oder nicht: Es muss sein. Der Körper braucht das Fieber, er wehrt sich damit gegen ungewollte Eindringlinge.

Normalerweise halten wir Menschen unsere Körpertemperatur immer gleich. Das unterscheidet uns von wechselwarmen Tieren. Reptilien oder Amphibien zum Beispiel sind in der Wärme agiler und verlangsamen bis zur Erstarrung bei Kälte. Für viele Lebewesen ist das eine sinnvolle Sache, denn das Nahrungsangebot ist in der Kälte bescheiden. Wir Menschen dagegen haben im Laufe der Evolution gelernt, auch im Winter genug Essen heranzuschaffen. Durch die Nahrung produzieren wir Energie und aus Energie entsteht Wärme. Da funktioniert der Körper nicht viel anders als eine Heizung. Kleine Säuglinge haben ein besonderes Extra: Sie besitzen (wie Winterschlaf haltende Säugetiere) noch etwas braunes Fettgewebe, das wie ein kleines Heizkissen funktioniert und von selbst wärmt. Alle anderen erzeugen die Wärme in erster Linie durch die Muskulatur. Dass ein Körper sich beim Joggen oder Krafttraining erhitzt, ist uns allen bekannt. Doch wer hätte gedacht, dass je nach Sportart oft nur etwa 30 Prozent der Muskelkraft in Bewegung umgesetzt werden und der überwiegende Teil in die Wärmegewinnung fließt?

Die menschliche Heizung verfügt wie andere Heizungssysteme über eine Art Thermostat. Es sitzt im Hypothalamus, jenem Teil des Gehirns, in dem auch der Appetit reguliert wird. Dieses Thermostat sagt uns: 37 Grad Celsius ist eine gute Temperatur, alle körperlichen Vorgänge laufen da optimal. Eine Ausnahme bildet dabei übrigens die Samenproduktion, die nach niedrigeren Temperaturen verlangt. Darum befinden sich die männlichen Hoden außerhalb des Körpers und werden nur bei Kälte an den Körper herangezogen.

Nun ist es leider so, dass viele Bakterien und Viren bei 37 Grad ebenfalls optimale Lebensbedingungen haben. Handelt es sich bei ihnen um ungewollte Eindringlinge, springt ein körpereigenes Nachrichtensystem an. Bestimmte Stoffe, sogenannte Pyrogene, gelangen über den Blutstrom in den Hypothalamus und schlagen dort Alarm. Jetzt wendet der Körper einen Trick an, den er im Laufe der Evolution gelernt hat, und regelt die Temperatur hoch, auf 39 Grad Celsius, 40, 41 … Hauptsache, dic ungebetenen Gäste haben es ungemütlich, auf dass sie sich wieder verziehen. Durch das hochgestellte Thermostat fangen wir an zu frieren, damit der Körper auch wirklich die höhere Temperatur erreicht. Hier kommt der Schüttelfrost ins Spiel, der nichts Schlimmes ist, sondern wie das Warmzittern bei Kälte eine logische Reaktion der Muskeln, die daran arbeiten die Körpertemperatur ansteigen zu lassen. Erhält der Hypothalamus die Meldung, dass die Erreger abgetötet sind, stellt er das Thermostat wieder runter und wir beginnen zu schwitzen, um Wärme abzuführen.

So lästig uns Fieber erscheinen mag – es ist eine ziemlich geniale Gefahrenabwehr. Doch kann sie sich auch ins Gegenteil verkehren und das Fieber selbst zu einer Bedrohung werden? Mediziner gehen davon aus, dass dieser Punkt bei um die 43 Grad Celsius erreicht ist. Dann fangen die Eiweiße des Körpers an, sich zu zersetzen. Darum beginnt man spätestens, wenn die Temperatur sich 42 Grad nähert, medikamentös dagegen vorzugehen. In diesem Grenzbereich geht es wirklich darum, das Fieber zu senken. Vorher werden Fieberzäpfchen und -säfte nur gegeben, um das Befinden des Kindes zu verbessern. Die Gefahr, diese hohen Körpertemperaturen zu erreichen, ist übrigens bei extrem hohen Außentemperaturen größer. Denn dann versagt der Verdunstungsmechanismus über die Haut (→ S. 133).

## Fieber messen

Am zuverlässigsten misst man Fieber im Po. Das ist die genaueste Methode, um die Körperkerntemperatur zur ermitteln, gerade bei Babys und Kleinkindern. Später sind Ohrthermometer eine gute Alternative. Doch solange der Gehörgang noch schmal ist, verfälscht bereits etwas Ohrenschmalz oder ein falscher Messwinkel das Ergebnis. Grundsätzlich muss man davon ausgehen, dass die im Ohr gemessene Temperatur um 0,5 Grad niedriger ist. Die Messung unter der Achsel oder im Mund ist noch unzuverlässiger.

Hilfreich ist es immer, dem Kind erst mal den Handrücken auf die Stirn zu legen, denn sie ist ein zentraler Punkt des Körpers. Gleicht man die Temperatur mit der eigenen Stirn ab, kann man grob einschätzen, ob es warm ist. Achtung: nicht den Handteller nehmen. Die Fingerspitzen können zwar alles sehr gut ertasten, sind aber weniger gut mit Temperaturfühlern ausgestattet.

Wer einmal verstanden hat, dass Fieber normalerweise nichts Schlimmes ist, weiß auch, dass ständiges Messen übertrieben ist. Bei einem kranken Kind, das einfach nur fiebert, ansonsten aber okay ist, trinkt und keine Atemprobleme hat, muss nachts nicht die Temperatur überwacht werden. Das Beste ist, man lässt es in Ruhe schlafen. (Das gilt natürlich nicht für Neugeborene, für immungeschwächte oder schwer erkrankte Kinder, die in der Klinik behandelt werden.)

In den meisten Fällen steckt ein harmloser Virusinfekt (→ S. 157) hinter dem Fieber. Bedenken sollte man allerdings immer: Fieber kann auch ein Zeichen für eine Entzündung sein. Deswegen ist Sport bei Fieber verboten! Für den sehr seltenen Fall, dass der Herzmuskel betroffen ist, könnte er durch zusätzliche Anstrengung nämlich gefährlich überlastet werden.

## Fieber senken

Es gibt im Wesentlichen drei Medikamente, um Fieber *medikamentös* zu senken. Die genaue Dosis sollte mit dem Kinderarzt besprochen werden und die Tagesgesamtdosis nie überschritten werden.

Die erste Wahl: Ibuprofen. Nach aktuellem Stand ist dieses Medikament für die meisten Kinder das Beste. Es wird in der Regel gut vertragen, hilft sehr gut gegen Schmerzen und ist entzündungshemmend. Üblicherweise ist es in Zäpfchen-, Saft- und Tablettenform verfügbar. Doch da es sich um ein altbewährtes Medikament handelt, mit dem die Pharmaindustrie keine großen Gewinnmargen mehr erzielen kann, kommt es immer mal wieder zu Lieferengpässen. Der Gesetzgeber arbeitet an diesem Problem.

Zweite Wahl: Paracetamol. In älteren Ratgebern wird dieses Medikament noch als erste Wahl empfohlen. Das ist überholt, weil es zwei große Nachteile hat. Erstens wirkt es nicht so gut gegen Schmerzen und zweitens kann eine starke Überdosierung die Leber schädigen. Man muss bei Paracetamol also besonders gut auf die richtige Menge achten. Dabei orientiert man sich (wie bei fast allen anderen Medikamenten auch) nicht am Alter des Kindes, sondern an seinem Gewicht. Auch Paracetamol ist üblicherweise in allen Darreichungsformen vorhanden. Es senkt das Fieber sehr gut.

Fiebert das Kind sehr stark, stehen Eltern vor der Frage, ob sie Ibuprofen und Paracetamol im Wechsel geben können. Eine generelle Empfehlung dazu gibt es nicht, darum sollte man mit seiner Kinderärztin Rücksprache halten.

Dritte Wahl: Metamizol. Dieses Medikament ist als Schmerzmittel und Fiebersenker sehr gut. Aber: Bei etwa jedem millionsten Menschen wird dadurch die Blutbildung im Knochenmark unterdrückt, was zu einer schwerwiegenden Infektion führen kann. Diese Nebenwirkung ist zwar so selten, dass kaum ein Arzt sie je zu Gesicht bekommt, dennoch ist sie so gravierend, dass man darüber informieren muss. Metamizol ist rezeptpflichtig und wird nur in besonderen Fällen von niedergelassenen Kinderärztinnen verordnet. Üblicherweise kommt dieses Mittel eher in der Klinik zum Einsatz.

Es kursieren immer mal wieder anderslautende Ratschläge, doch Fakt ist: Fieber muss nicht ab einer bestimmten Temperatur gesenkt werden. Wenn das Thermometer nur 37,7 Grad Celsius zeigt, das Kind aber sehr leidet, weil es vor Halsschmerzen kaum schlucken kann, ist Ibuprofen hilfreich. Geht es einem Kind bei 39,7 Grad noch verhältnismäßig gut, braucht es nicht zwingend ein Medikament. Dogmatische Empfehlungen sind hier sinnlos. Man sollte sich daran orientieren, wie das Kind sich fühlt.

Neben den Medikamenten sind auch traditionelle *physikalische Methoden* wie Wadenwickel oder eine lauwarme Badewanne nach wie vor gut geeignet, das Fieber zu senken. Sie basieren auf einem einfachen thermischen Prinzip: Verdunstet Flüssigkeit auf der Haut, kühlt das den Körper. Allerdings arbeitet man hier natürlich gegen das körpereigene Thermostat an und darf nicht überrascht sein, wenn die Temperatur gleich danach wieder hochgeht. Zudem ist der richtige Zeitpunkt entscheidend. Die thermischen Maßnahmen ergeben erst Sinn, wenn der Gipfel des Fiebers erreicht ist. Denn sonst setzt das Zittern ein.

**Achtung, Alarmsignale!**

In einigen besonderen Fällen kann man bei einem fiebernden Kind nicht abwarten, wie sich die Temperatur entwickelt, sondern sollte sich gleich ärztlichen Rat holen:

1. Wenn das Kind sehr jung ist: Bei neugeborenen und jungen Säuglingen ist bereits eine Temperatur ab 38 Grad Celsius ernst zu nehmen. In diesem Alter ist der Hypothalamus eigentlich noch gar nicht gut in der Lage, das Thermostat einzustellen. Tut er das trotzdem, ist das meistens ein Zeichen, dass etwas Gravierendes vorliegt.

2. Wenn es dem Kind schlecht geht: Hat es starke Kopfschmerzen, kann den Nacken nicht richtig bewegen? Ist es apathisch oder lichtscheu? Zeigen sich Einblutungen auf der Haut? Bekommt das Kind schlecht Luft? Das alles sind Zeichen für Probleme, die über einen harmlosen Infekt hinausgehen.

3. Wenn eine Abwehrschwäche besteht: Falls ein Kind eine entsprechende Erkrankung hat oder Medikamente nimmt, die das Immunsystem unterdrücken, ist auch bei leichtem Fieber ärztliche Begleitung notwendig.

**Sonderfall Fieberkrampf**

Bei bis zu fünf Prozent aller Kinder kann es zwischen dem sechsten Lebensmonat und dem fünften Lebensjahr zu einem Krampfanfall kommen, während es Fieber hat. Es handelt sich dabei um eine Art Kinderkrankheit, die in den allermeisten Fällen folgenlos bleibt und sich wieder legt. Die geläufige Bezeichnung Fieberkrampf suggeriert, dass das Fieber schuld an dem Krampf ist. Sie weist damit auch den Erwachsenen eine Verantwortung zu, schließlich haben sie das Fieber nicht gut genug in den Griff bekommen. Doch diese Annahme ist überholt. Heute geht man davon aus, dass in erster Linie der Infekt selbst den Krampf auslöst – und zwar bei Menschen, die eine gewisse Disposition dafür haben, ansonsten aber kerngesund und völlig normal entwickelt sind. Inzwischen sprechen Fachleute darum lieber von Infektkrampf.

Egal, wie harmlos die Sache üblicherweise ausgeht: Die akute Situation ist für die Bezugspersonen des Kindes extrem erschreckend. Die Muskeln zucken unkontrolliert, die Augen sind verdreht, um die Lippen herum und im Mund verfärbt sich die Haut bläulich, das Kind verliert das Bewusstsein. Das Wichtigste ist: Ruhe bewahren. Üblicherweise ist der Spuk nach wenigen Minuten wieder vorbei, weil das menschliche Gehirn den Anfall in den allermeisten Fällen automatisch beendet. Wichtig ist, das Kind vor weiteren Gefahren zu schützen. Es gegebenenfalls auffangen, es auf eine Unterlage legen, von der es nicht runterfallen kann, schauen, dass es sich nicht verletzen kann, wenn sich Arme und Beine unkontrolliert bewegen. Auf keinen Fall sollte man ihm etwas zwischen die Zähne schieben, das führt erfahrungsgemäß zu mehr Verletzungen, als es hilft. Falls genügend Erwachsene anwesend sind, ist es sinnvoll, wenn eine Person den Anfall filmt. So kann man den Ärzten später das genaue Krampfbild zeigen.

Hört der Krampfanfall nicht nach wenigen Minuten auf, sollte man den Notarzt rufen, damit er ihn medikamentös unterbrechen kann. Ansonsten wartet man den Infektkrampf ab und fährt danach in die Kinderklinik. Tritt er zum ersten Mal auf, sollten die Ärzte ausschließen, dass nichts anderes dahintersteckt. Oftmals sind sich Mütter und Väter auch nicht sicher, was genau passiert ist. Manchmal wird ein schwerer Schüttelfrost als Krampfanfall interpretiert. Oder die Eltern haben nur die Phase der Bewusstlosigkeit miterlebt und wissen gar nicht, was überhaupt los war. Oder sie finden ein blutüberströmtes Kopfkissen vor, weil das Kind sich auf die Zunge gebissen hat. In diesen Fällen braucht es erfahrene Kinderärztinnen, um die Situation zu rekonstruieren. Meistens wird man dafür zwei Tage in der Klinik aufgenommen.

Es gibt kein Mittel, um einen erneuten Infektkrampf zuverlässig zu verhindern. Früher hieß es, man solle ab einer bestimmten Temperatur das Fieber senken. Davon ist man heute abgekommen und empfiehlt wie bei allen anderen Kindern auch, nur dann fiebersenkende Medikamente zu geben, wenn das Kind sichtlich leidet. Um für einen weiteren Krampfanfall gewappnet zu sein, gibt das Krankenhaus den Bezugspersonen üblicherweise ein Notfallmedikament mit nach Hause, das sie dem Kind verabreichen können, wenn der Anfall länger anhält. Sie müssen dann auch nicht zwangsläufig die Klinik aufsuchen – vorausgesetzt, es geht dem Kind gut und Symptome wie Abgeschlagenheit, Nackensteifheit oder Lähmungen halten nicht an.

Zum Glück erleben die betroffenen Kinder die Situation übrigens nicht bewusst mit. Während die Großen regelrecht unter Schock stehen und die Sache erst mal verdauen müssen, spielen die Kleinen meistens längst schon wieder und können sich an nichts mehr erinnern.

## Kinder als Patienten

Infekte, Vorsorgeuntersuchungen, Impftermine, Unfälle – selbst mit einem durchschnittlich gesunden Kind verbringt man eine Menge Zeit in der Kinderarztpraxis. Der Ort löst bei vielen Eltern gemischte Gefühle aus. Da ist Stolz: Endlich kann man der Ärztin die neuesten Entwicklungsschritte präsentieren. Aufregung: Wie wird wohl der Hörtest der Tochter ausfallen? Aber auch Sorge: Das Fieber geht einfach nicht runter. Unsicherheit: Hat man irgendetwas falsch gemacht? Und Stress: Hoffentlich lässt sich der Sohn überhaupt untersuchen.

Insbesondere wenn es dem Kind schlecht geht, sind bei Müttern und Vätern viele Emotionen im Spiel. Damit es in dieser Situation nicht zu Missverständnissen zwischen Bezugspersonen und Kinderarzt kommt, sollten alle verinnerlichen: Kinder sind keine kleinen Erwachsenen. Auch nicht als Patientinnen und Patienten. Sie können sich nicht so mitteilen wie die Großen. Zudem äußern sich Krankheiten oft anders bei ihnen. Wenn die Behandlung ebenfalls anders abläuft, als man es von sich selbst gewohnt ist, braucht einen das nicht zu irritieren.

Oft wendet sich die Kinderärztin gar nicht gleich dem Kind zu, sondern spricht zunächst mit der Mutter oder dem Vater. Das Kind soll erleben, dass seine Bezugsperson Vertrauen in sie hat. Gerade in der Phase, in der kleine Kinder lernen, wer nah und wer fern ist, kann dies nützlich sein. Das Kind löst sich dann womöglich von selbst von seiner Begleitung und sucht den Kontakt. Ist die Praxis voll, ist dafür nicht immer genug Zeit. Kinder zwischen ein und drei Jahren werden bei der Untersuchung dann gern ungehalten und schreien. Sie befinden sich in einer sensiblen Phase, in der sie nicht gern angefasst werden. Die Reaktion ist altersgemäß und kein Indiz für ein Problem zwischen Kind und Arzt.

Gewöhnungsbedürftig ist oft auch die Untersuchung selbst. Erwachsene kennen es so: Der Hausarzt fragt: »Was führt Sie zu mir?« Er packt sein Stethoskop aus und horcht die Brust ab. Ein Kinderarzt macht möglicherweise nichts dergleichen. Dazu muss man wissen: Eine Lungenentzündung ist durch bloßes Abhören beim Kind oft ohnehin nicht gut zu erkennen. Brustkorb und Lunge sind so klein und die entzündete Stelle ist womöglich nur einen halben Zentimeter groß – so etwas kann man mit dem Stethoskop gar nicht hören. Doch während der Arzt mit den Eltern spricht, achtet er auf das Kind: Welche Hautfarbe hat es? Bewegt es sich noch ausreichend? Atmet es angestrengt, zu schnell oder flach? Kinderuntersuchungen bestehen zu etwa 90 Prozent aus Beobachtung.

Bezugspersonen können sich von dieser Methode etwas abschauen. Häufig erwarten Eltern nämlich viel zu viele Auskünfte von ihren Kindern. Zumindest in den ersten drei Lebensjahren können sie sich noch gar nicht differenziert zu ihrer Befindlichkeit äußern. Schon die Frage »Wo tut es denn weh?« kann eine Überforderung sein. Die Antwort lautet dann oft: »Im Bauch.«

Man kann also festhalten: Die Untersuchung eines kleinen Körpers ist besonders herausfordernd. Und es ist schier unmöglich, von einem Kleinkind verlässliche Auskünfte zu Kopfschmerzen, Übelkeit oder Nackensteifheit zu bekommen.

Zusammengenommen führt das dazu, dass insbesondere beim Verdacht auf ernsthafte Erkrankungen weitere Untersuchungen anstehen, die von Eltern als drastisch und eingreifend empfunden werden können. Hat das Kind anhaltendes Fieber und es ist keine Ursache zu finden, kann es passieren, dass es ins Krankenhaus überwiesen wird und die dortige diensthabende Ärztin eine Nervenwasserentnahme anordnet. Sonst bekommt sie nicht heraus, ob eine gefährliche Hirnhautentzündung dahintersteckt. Um eine Nierenentzündung auszuschließen, kann eine Katheteruntersuchung notwendig sein, bei der Urin direkt aus der Blase entnommen wird. Denn eine Zweijährige kann man schlecht auf Toilette schicken und sagen: Bring mir mal einen sauberen Mittelstrahl mit.

Bis zum zwölften Lebensjahr ist die Immunabwehr von Kindern noch nicht so stark wie bei Erwachsenen. Kinderärzte müssen darum besonders auf schwere Infektionen achten, die sich rasch verschlechtern können. Manchmal geht dann alles sehr schnell im Krankenhaus und die Eltern sind völlig überrumpelt. Leider ist es dem oft knapp bemessenen Personal nicht immer möglich, jede Untersuchung vorher genau zu erklären.

Wichtig ist: Kinder werden in solchen Situationen in aller Regel nicht traumatisiert. Das ist ja die Befürchtung, die Mütter und Väter haben, wenn sie hilflos neben ihrem Kind stehen, das sich mit Händen und Füßen gegen eine Nadel wehrt. Natürlich gibt es unangenehme, auch schmerzhafte Untersuchungen, die man Kindern gern ersparen möchte und bei denen, wenn möglich, Betäubungspflaster oder Ähnliches eingesetzt werden. Das Schlimmste ist für Kinder jedoch meistens, wenn sie festgehalten werden. Eine Phobie gegen weiße Kittel entwickeln sie deswegen aber noch lange nicht. Zumindest gibt es in Studien dafür bisher keine Belege.

Eltern unterstützen ihre Kinder am besten, indem sie ihnen signalisieren: »Wir schaffen das zusammen!« Eigene negative Gefühle, die man möglicherweise mit Ärzten und Krankenhäusern verbindet, hält man lieber zurück. Oft geht ein Kind nämlich dann ganz souverän mit der Situation um.

## Gesunde Ängste

Im Leben mit Kindern gibt es eine unvermeidliche Mitbewohnerin: die Angst. Sie gehört dazu, ob wir das wollen oder nicht. Mal trifft man sie ständig, mal kriegt man sie wochenlang nicht zu Gesicht. Manchmal wird sie plötzlich nachtaktiv, dann taucht sie an Orten auf, an denen man gar nicht mit ihr gerechnet hätte. Man hätte sich diese Mitbewohnerin nicht selbst ausgesucht und würde sie oft am liebsten rauswerfen, doch sie hat auch ihre guten Seiten. Und wie in jeder WG bleibt einem ohnehin nichts anderes übrig, als sich mit ihr zu arrangieren – solange sie nicht zu viel Raum einnimmt im Familienleben.

Kindliche Angst hat viele Gesichter. Sie zeigt sich im *Fremdeln*, wenn das Baby in der zweiten Hälfte des ersten Lebensjahres beginnt, zwischen Vertrauten und Fremden zu unterscheiden (→ S. 67). In *Trennungssituationen* tritt sie immer wieder auf, bis weit ins Kindergartenalter hinein und auch darüber hinaus. Sie meldet sich bei *Übergängen*, bei der Eingewöhnung in die Kita, beim Wechsel von einer Gruppe in die andere, eben dann, wenn besondere Herausforderungen anstehen.

Besonders stark wird die Angst oft, wenn Kleinkinder eine lebhafte Fantasie zu entwickeln beginnen. Viele erleben zwischen dem zweiten und sechsten Lebensjahr eine intensive Phase *magischen Denkens*. In dieser Zeit vermischen Kinder tatsächlich Erlebtes mit Erfundenem und konstruieren dabei Zusammenhänge, die mitunter Furcht auslösen können. Meine kleine Schwester ist krank, weil ich gemein war. Nachts werden die Kuscheltiere im Schrank wach und ärgern mich.

Es kursieren Tabellen, in denen die Angst vor *Monstern, Einbrechern, Alleinsein, Tod und Dunkelheit* bestimmten Lebensjahren zugeordnet wird. Doch in der Wirklichkeit verläuft die Entwicklung oft wenig lehrbuchhaft. Und seien wir mal ehrlich: Viele dieser Ängste setzen sich bis ins Erwachsenenalter fort. Oft können wir sie rationalisieren, aber nicht immer. Die meisten von uns haben jedoch gelernt, damit umzugehen. Das gilt es nun, den Kindern beizubringen.

Vorher sollte man sich zwei Dinge vergegenwärtigen:

1. Hinter der Angst steckt bei Kleinkindern meist ein ganz normaler Entwicklungsschritt und nur selten ein tiefer liegendes Problem. Erwachsene interpretieren Ängste schnell als etwas Krankhaftes, doch im Kindesalter gibt es etliche gesunde Erscheinungsformen. Im Fachjargon nennt man sie »physiologische Ängste«, weil sie völlig natürlich zum Leben dazugehören.

2. Angst muss nichts Schlechtes sein. Die gute Seite dieser Mitbewohnerin ist: Sie schärft das *Gefahrenbewusstsein* und hilft uns im Umgang mit potenziell bedrohlichen Situationen. Ein Kind fürchtet sich vor dem großen Hund? Richtig so!

Ängste wegreden ist darum immer die falsche Strategie. Sätze wie »Du musst keine Angst haben« oder »Jetzt reiß dich mal zusammen« haben viele Mütter und Väter selbst oft zu hören bekommen und verinnerlicht. Für ein Kind sind sie wenig hilfreich. Die Angst ist ja trotzdem da. Besser ist es, das Gefühl zu benennen und einzuordnen: Das ist normal und sogar zu etwas gut, auch wenn es sich nicht gut anfühlt. Du kannst dich auf uns verlassen und wir meistern die Situation zusammen. So begleitet man Kinder darin, Ängste zu durchleben und zu überwinden.

Zum Problem werden Ängste erst, wenn sie eine normale Entwicklung und ein normales Leben verhindern. Besorgt sollte man sein, wenn die Angst in *Panik* umschlägt, wenn das Kind den Alltag nicht mehr bewältigen kann und ein *Vermeidungsverhalten* zeigt. Angenommen es will gar nicht mehr in die Kita oder traut sich nicht mehr auf den Spielplatz – und dieser Zustand hält an: Dann sollte man mit der Kinderärztin oder den Erziehern sprechen und professionelle Hilfe suchen.

In aller Regel aber verschwinden die Ängste wieder. Das Kind hat gelernt, mit ihnen umzugehen, während die Eltern noch damit befasst sind, Lösungen zu suchen.

Genau wie beim Trotz ist auch hier die Bedeutung elterlicher Gefühle nicht zu unterschätzen. Hat die Mutter oder der Vater selbst ausgeprägte Ängste? Gefühle in Beziehungen bedingen sich gegenseitig, sie können sich verstärken oder abschwächen. Doch eigene Ängste sind nichts, was man einfach abstellen kann. Schließlich hinterlassen Lebensbedingungen ihre Spuren bei Erwachsenen, seien es private Erlebnisse oder kollektive wie Kriege oder die Folgen der Klimakrise. Was man tun kann, ist, sie sich bewusst zu machen. Sie sollten zum Beispiel nicht zu einem stark überbehütenden Verhalten führen, welches die Kinder in ihrer Entwicklung hemmt.

Wer Angst nicht als Teil der Normalität anerkennt, wird womöglich Situationen vermeiden, in denen die unliebsame Mitbewohnerin auftritt. Doch Eltern müssen es aushalten, wenn ihre Tochter auf ein großes Klettergerüst klettert. Millionen Kinder vor ihr haben es schon gemacht. Klar, es ist auch mal jemand runtergefallen. Doch ein Leben ohne gewisse Risiken wäre nicht lebenswert.

## Achtung, Unfall!

In kritischen Situationen halten Mediziner erst einmal kurz inne und analysieren die Lage. Sie nehmen sich ein paar Sekunden, um zu ordnen, was jetzt folgen muss. Würden sie sich einfach auf die Patientin stürzen, könnten ihnen Fehler unterlaufen und Chaos entstehen.

Ein paar Sekunden Besinnung – Mütter, Väter und andere Betreuungspersonen können sich diese Strategie abschauen. Sie hilft nicht nur in lebensbedrohlichen Situationen, sondern auch bei kleinen Unfällen, die selbstverständlich zu jeder Kindheit gehören. Kinder in Watte zu packen ist keine Option. Sie müssen die Möglichkeit haben, sich auszuprobieren, zu schaukeln, wippen und zu flitzen. Um den ersten Geburtstag herum werden sie immer mobiler und der Radius, in dem sie sich bewegen, nimmt zu. Damit wachsen auch die Gefahrenquellen und Eltern müssen zwangsläufig in einer Art Crashkurs lernen, mit Stürzen, Verletzungen und Tränen umzugehen. Nicht zuletzt müssen sie ihre eigenen Sorgen im Zaum halten.

Wenn dem Kind etwas passiert, ist es am wichtigsten, Ruhe zu bewahren. Das klingt banal, ist aber schwierig – darum auch die Empfehlung, ein paar Sekunden durchzuatmen. Hilfreich ist, solche Situationen vorher einmal durchzudenken und sich mental darauf vorzubereiten, indem man sie zum Beispiel mit dem Partner oder der Partnerin bespricht. Wie würde ich reagieren, wenn mein Kind vom Schaukelgerüst fällt und ein Bein komisch absteht? Was mache ich, wenn es eine Platzwunde hat und blutet wie verrückt?

Das Ziel ist zunächst, dem Kind zu zeigen: Ich bin da. Auch in einer weniger harmlosen Situation sollte man signalisieren: Wir schaffen das zusammen, alles wird wieder gut. Selbst wenn man innerlich verrückt vor Sorge ist, das Kind da miteinzubeziehen birgt die Gefahr, dass man sich gegenseitig in seinen Ängsten verstärkt und in Panik verfällt.

Wenn man erkennt, das Kind atmet, der Kreislauf funktioniert und es ist bei Bewusstsein, hat man immer Zeit, es zu beruhigen und dann weitere Schritte zu unternehmen. Häufig reagieren Eltern hektisch, wenn ein Kind sich verletzt, und fangen sofort an, es auszuziehen: Zeig mal her! Wo tut es denn weh? Hilfreicher ist, wenn ein Kind sich erst mal ausweinen kann und man ihm Mut macht, bevor man gemeinsam nachschaut, ob das Knie blutet. Auch kleine Blessuren sollten nicht bagatellisiert werden. Nur so fühlt ein Kind sich ernst genommen in seinem Schmerz und kann ein gesundes Empfinden dazu entwickeln. Darum ist es auch nicht sinnvoll, es immer sofort abzulenken, wenn es sich wehtut. Manche Familien finden ein Ritual, um den Schmerz gemeinsam auszuhalten: Sie singen zum Beispiel »Heile, heile Segen« und pusten ihn danach weg.

**Wo lauern die größten Unfallgefahren?**

Die meisten Dinge passieren im *Haushalt*. Das gilt nicht nur für Erwachsene, sondern auch für Kinder. Zu Hause fühlt man sich sicher, lässt das Kind auch mal unbeobachtet und unterschätzt dabei häufig, was es bereits alles kann. Die Treppe hochkrabbeln, sich einen Hocker heranziehen, draufsteigen, ans Waschmittel rankommen, auf den Herd greifen … Was gestern noch undenkbar war, ist heute plötzlich möglich, dabei wollte man sich doch morgen um die Sicherung kümmern. Das bedeutet: Man muss immer früher vorbereitet sein, als man denkt. Auf allen Vieren durch die Wohnung krabbeln, Kabel und Steckdosen sichern; Reinigungsmittel, Knopfbatterien und Duftlämpchen außer Reichweite schaffen; ein Kind niemals allein in der Nähe des Gartenteichs oder auf dem Balkon lassen; die Fenster sichern und so weiter.

Zwischenfälle mit *Haustieren* sind unter den Unfällen ebenfalls verbreitet. Egal, wie freundlich der Hund ist: Man kann nicht voraussetzen, dass er sich empathisch in ein kleines Kind hineinversetzt, das ihm an den Ohren zieht. Hunde sind Lebewesen, die sich verteidigen, einen Jagdtrieb haben und im Zweifel zubeißen, wenn sie sich angegriffen fühlen.

Erwachsene müssen deshalb darauf achten, dass es nicht zu Missverständnissen in der Kommunikation zwischen Kind und Tier kommt. Wenn doch etwas passiert, muss jede Bisswunde von einem unfallchirurgisch kompetenten Arzt versorgt werden. Insbesondere Katzen haben nicht nur fiese spitze Zähne, sondern besonders unangenehme Bakterien im Maul, die eine Behandlung erfordern.

Stark zugenommen haben in den vergangenen Jahren Verletzungen auf dem *Trampolin*, auch weil diese Sportgeräte inzwischen in vielen Gärten stehen. Auf den ersten Blick sind das tolle Sportgeräte, auf denen sich die Kinder mal so richtig austoben können. Doch werden die empfohlenen Vorsichtsmaßnahmen nicht beachtet, kann dabei alles mögliche passieren. Seit Längerem registrieren Kinderchirurginnen eine steigende Zahl von Knochenbrüchen, Gehirnerschütterungen, Prellungen und Platzwunden durch die Trampolinnutzung. Gerade die Kleinsten, die noch nicht über die entsprechenden motorischen und koordinativen Fähigkeiten verfügen, sind gefährdet.[67]

**Wann muss man in die Notaufnahme?**

Bei einem *Stromschlag* aus der Steckdose muss man immer ins Krankenhaus, denn durch Strom können sehr feine Nervenbahnen, die den Herzschlag steuern, durchbrennen wie der Faden einer Glühbirne. Das muss untersucht werden.

Bei *Verbrennungen* und *Verbrühungen*, die über eine leichte Rötung, eine kleine Blase hinausgehen, sollte man die Klinik aufsuchen. Ist etwa die Handinnenfläche verbrannt, ist ein Prozent der Körperoberfläche betroffen – ein Ausmaß, das man noch mit dem Kinderarzt besprechen kann. Ist der ganze Arm rot, sind bereits sieben, acht Prozent der Körperoberfläche betroffen, damit gehört man in eine Klinik. Sollten besonders sensible Zonen betroffen sein, zum Beispiel die Augen, oder die Verbrennungen tief erscheinen und große Blasen werden, muss man unabhängig von der Größe ein Krankenhaus aufsuchen.

Das Gleiche gilt bei *Stürzen* aus einer Höhe von über 1,50 Meter und wenn ein Kind nach einem Sturz erbricht, bewusstlos oder sonst wie beeinträchtigt ist. In diesen Fällen muss man sich darauf einstellen, dass man zwei Nächte zur Überwachung im Krankenhaus bleiben muss.

Wenn *Putzmittel getrunken* oder *Knopfbatterien geschluckt* worden sind, dann gilt es ebenfalls keine Zeit zu verlieren. (Besteht der Verdacht, dass andere fragwürdige Substanzen geschluckt worden sind, kann zunächst ein Anruf bei der Giftnotrufzentrale helfen.)

Bei sichtbaren *Knochenbrüchen.* Diese müssen natürlich sofort versorgt werden. Doch auch, wenn ein Bruch äußerlich nicht zu erkennen ist, weil der Arm normal aussieht und nichts anschwillt, sollte man den Kinderarzt aufsuchen oder ins Krankenhaus fahren, wenn Kinder über Schmerzen klagen. Bei ihnen verstecken sich Brüche nämlich manchmal sehr gut. Kinder haben eine besonders dicke Knochenhaut, die den Knochen von außen stabilisiert. Bei einem Bruch bleibt diese Haut oft intakt. Man spricht dann von einer Grünholzfraktur.

Bei *Platzwunden* hängt die Dringlichkeit davon ab, wie groß sie sind, wie stark sie bluten und wie weit die Haut auseinanderklafft, ob sie sehr schmutzig sind oder sich an einer ungünstigen Stelle befinden. Im Gesicht sollte man schon aus kosmetischen Gründen immer eine Kinderärztin draufgucken lassen. Auch in Gelenknähe ist Sorgfalt geboten, weil Narben dort besonders stören können.

Sofern man ein paar Minuten Zeit hat, sollte man sich unbedingt etwas zu essen und zu trinken einpacken, bevor man zur Notaufnahme aufbricht. Auch ein warmer Pullover, ein Bilderbuch und ein Kuscheltier können helfen, die leider wahrscheinliche Wartezeit dort zu überbrücken. Es ist beinahe die Regel, dass Notaufnahmen überfüllt sind, und es kann durchaus sein, dass man sechs Stunden warten muss. Man kommt dort nämlich nicht wie in einer Behörde der Reihenfolge nach dran.

Es befinden sich üblicherweise Pflegekräfte am Empfang, die anhand weniger Fragen und Beobachtungen einschätzen: Braucht dieses Kind sofort einen Arzt? Hat es ein paar Minuten Zeit? Kann es etwas länger warten, wenn man ab und zu nach ihm guckt? Hat es viel Zeit oder genügt es sogar, wenn es morgen zum Kinderarzt geht? Für Familien, die stundenlang ausharren müssen, ist das nicht schön und es kostet viele Nerven. Aber immerhin haben sie die Gewissheit, dass sofort Hilfe da ist, falls sich der Zustand des Kindes verschlechtern sollte.

## Kindliche Sexualität

Kinder und Sex? Bei Erwachsenen schrillen da zu Recht die Alarmglocken. Unwillkürlich denkt man an Missbrauch. Gewaltstatistiken und schreckliche Schlagzeilen kommen einem in den Sinn, die Schutzreflexe springen an. Oftmals tendieren Menschen allerdings dazu, diesen Alarm auf alles auszudehnen, was irgendwie mit Sexualität zu tun hat. Kinder hätten damit doch noch gar nichts zu tun, heißt es dann. Man solle sie bloß nicht auf dumme Gedanken bringen. Die Sexualität beginne doch erst mit der Geschlechtsreife. Das sind Trugschlüsse, durch die mitunter genau das Gegenteil dessen erreicht wird, was man eigentlich möchte: ein Kind Kind sein lassen und es beschützen.

Biologisch ist die Sache klar: Bei der Geburt kommen Mädchen und Jungen mit vollständig entwickelten Geschlechtsorganen auf die Welt, die zur Fortpflanzung erst viel später relevant sind. Um diese attraktiv zu gestalten, hat die Natur sie mit sehr vielen Nerven versehen. Werden sie berührt, senden sie ein positives Gefühl ans Gehirn. Und zwar das ganze Leben lang. Das Wohlgefühl beginnt nicht erst, wenn man geschlechtsreif ist, und es hört danach auch nicht auf. Darum definiert die Weltgesundheitsorganisation Sexualität auch als »einen zentralen Aspekt des Menschseins über die gesamte Lebensspanne hinweg«. Wir sind von Beginn an sexuelle Wesen.

Manchmal bemerken Kleinkinder zufällig, dass es sich schön anfühlt, wenn sie ihre Klitoris am Scheidenvorhof oder ihre Eichel an der Penisspitze anfassen. Es ist vollkommen normal, dass sie es dann wieder und wieder tun werden, um diese positiven Gefühle zu erleben. Erwachsene sind zunächst oft überfordert, wenn ein kleiner Junge ständig an seinem Penis rumspielt oder sich ein Mädchen genussvoll an einem Schaukelpferd reibt. Sexualität ist für viele ohnehin schon ein komliziertes Thema. Und die kindliche Sexualität ist so tabuisiert, dass man darüber erst recht nichts weiß.

Entscheidend ist, die Handlungen des Kindes nicht durch die Erwachsenenbrille zu betrachten. Kindern geht es um ihr eigenes Wohlbefinden. Wenn sie ihren Körper entdecken, leben sie ihren natürlichen Forscherdrang aus. Die kindliche Sexualität ist egozentrisch und nicht beziehungsorientiert. Kinder machen, was sich gut anfühlt, was sie befriedigt und beruhigt. Mit erotischen oder sexuellen Fantasien hat das nichts zu tun. Das ist der Film der Erwachsenen.

Natürlich ist es dennoch unangebracht, wenn ein Kind auf einem Kindergeburtstag permanent an sich herumfummelt. Eltern haben die Aufgabe, ihm beizubringen: Dass du dich streicheln möchtest, ist normal, aber nicht an jedem Ort. Man geht ja auch nicht in aller Öffentlichkeit auf Toilette. Und in der Nase popelt man ebenfalls besser allein.

Die kindliche Sexualität kann sich auch in Körpererkundungsspielen zeigen – im Kontext Kita sorgen sie regelmäßig für Aufregung. Oft werden sie als »Doktorspielchen« bezeichnet, wobei sie mit medizinischen Rollenspielen wenig zu tun haben. Hier geht es ebenfalls darum, den Körper kennenzulernen, nicht nur den eigenen, sondern auch den der anderen: Wie siehst du da unten aus? Darf ich mal anfassen? Kinder hegen dabei keine sexuellen Hintergedanken, wie wir sie als Erwachsene kennen. Die Spiele fügen sich ein in alle möglichen anderen Entdeckungsreisen in der Kita und rangieren auf der gleichen Ebene wie das gemeinsame Basteln oder im Sand matschen.

Dennoch wird die Körpererkundung heikler, sobald andere Kinder einbezogen werden. Kita-Fachkräfte lernen darum in der Ausbildung, dass es klare Regeln braucht, damit keine Grenzen verletzt werden:

- Es sollte kein Alters- beziehungsweise Machtgefälle zwischen den Kindern bestehen.
- Jedes Kind darf jederzeit Nein sagen und das Spiel beenden.
- Fühlt sich ein Kind überfordert, holt es sich Hilfe von Erwachsenen.

- Und ganz wichtig: Es werden keine Gegenstände in Körperöffnungen eingeführt. Nicht in die Nase, nicht ins Ohr und auch nicht in die Vagina oder den Po.

Die Aufgabe der Eltern besteht darin, ihren Kindern von klein auf beizubringen, dass sie jederzeit Nein oder Stopp sagen können und ein Nein oder Stopp von anderen akzeptiert werden muss. Das bezieht sich übrigens auf sämtliche Spiele – nicht nur auf solche, die bei Erwachsenen ein Kopfkino auslösen.

Aus einem Schutzgedanken heraus würden viele Bezugspersonen die kindliche Sexualität am liebsten ausblenden. Doch es ist wichtig, das Kind auch bei diesem Thema selbstbewusst, sprech- und handlungsfähig zu machen. Damit ist nicht gemeint, dass man einem Kleinkind Aufklärungsstunden aufzwingen soll. Es bedeutet zum Beispiel, dass man ihm Begriffe für seine Geschlechtsteile beibringt, »das da unten« nicht ausspart und etwa beim Wickeln spielerisch sagt: Kuck mal, dein Bauch. Und hier sind der Bauchnabel, die Scheide, die Beine … Es heißt auch, dass man nicht zwanghaft vermeidet, dass das eigene Kind einen nackt sieht. Und dass man altersgerecht neugierige Fragen beantwortet.

Selbstverständlich sollten eigene Grenzen dabei nicht überschritten werden. Auch kleinen Kindern darf man ruhig vermitteln, dass das Thema für einen selbst nicht ganz einfach und mit Gefühlen wie Scham verbunden ist. Hauptsache, man ist mit seinen Kindern im Gespräch und sie haben Worte dafür, falls ihnen mal etwas passiert. Und sei es nur, dass sie sich auf dem Spielplatz am Penis gestoßen haben. Kinder sollten wissen, dass sie sich jederzeit vertrauensvoll an einen wenden können, wenn sie etwas auf dem Herzen oder Fragen haben. Langfristig wird das nicht nur zu einer freieren und schöneren Sexualität führen, es ist auch der beste Schutz vor Übergriffen.

# IV

# »ICH KANN DAS!«:

# DAS KITAKIND (3 BIS 6 JAHRE)

## Keine Zeit – alle sollen funktionieren, funktioniert das?

Wie langsam sich ein Kind anziehen kann. Wie selbstvergessen es schaukelt, 5, 10, 20 Minuten lang. Wie es nach einer Mahlzeit manchmal fragt: War das jetzt eigentlich das Mittag- oder das Abendessen? Kinder ticken anders oder besser gesagt: Sie ticken noch gar nicht. Erst ab etwa fünf Jahren beginnt das Zeitgefühl sich zu entwickeln. Vorher sind sie vor allem eines: Meister des Augenblicks. Sie aus der einen Beschäftigung rauszureißen, um sie zu etwas anderem zu motivieren? Schwierig. Meistens dauert alles noch viel länger, je mehr man drängelt. Ein Phänomen, das vielen Erwachsenen, die Kinder begleiten, bekannt sein dürfte.

Bei Eltern läuft die innere Uhr allerdings immer mit. Wir müssen los! Zur Kita, zur Arbeit, zur Verbredung, zum Impfen, zum Einkaufen, zum Schwimmen, zu Opa … So geht das ständig. Ok, noch fünf Minuten! Jetzt aber! Ich warte! Also gut, ein letztes Mal rutschen. Jetzt aber wirklich! Wir sind spät dra-han!!

Hier Zeitlosigkeit, dort Zeitnotstand – das ist nicht so optimal, aber irgendwie auch normal, oder? Kinder und Erwachsene lebten schon immer in verschiedenen Zeitsphären. Bloß: Früher ist das weniger aufgefallen.

Vor einigen Jahren prägte der Soziologe Hans Bertram den Begriff von der überforderten Generation[68] und meinte damit vor allem die 30- bis 45-jährigen Eltern. Durch lange Ausbildungszeiten und die späte Entscheidung für ein Kind (→ S. 16) muss heute alles gleichzeitig passieren: Oft sind beide Elternteile damit beschäftigt, im Beruf voranzukommen, gleichzeitig kümmern sie sich um kleine Kinder und nicht selten auch bereits um die eigenen, älter werdenden Eltern. Der Zeitdruck in dieser Lebensphase hat also auch objektiv zugenommen.

Zusätzlich begleitet ein großer Teil der Eltern ihre Kinder so intensiv wie nie zuvor (→ S. 53). Sie investieren mehr Zeit, Geld und Gedanken in deren Förderung als andere Generationen. Das erhöht nicht nur das eigene Stresslevel, sondern vergrößert auch die Kluft zu Familien, die sich dem Vorankommen ihrer Kinder nicht so umfangreich widmen können oder wollen.

**Das durchgeplante Kind**

Weit über 90 Prozent der Kinder zwischen drei und sechs Jahren besuchen heute eine Kita. Viele von ihnen verbringen um die 40 Stunden in der Woche dort. Hohe Betreuungszeiten sind inzwischen so normal, dass Eltern sich oft gar nicht mehr klarmachen, was sie für ihre Kinder bedeuten. Kitas können zweifellos großartige Orte für Kinder sein. Sie machen dort die ersten Schritte aus ihren Familien heraus, knüpfen Freundschaften, lernen unzählige Dinge, die sie so zu Hause nicht mitbekommen würden. Doch Kitaalltag bedeutet auch, dass Kinder sich permanent in eine Gruppe einfügen, sich anpassen und zusammenreißen müssen. Die Betreuungsschlüssel sind in den meisten Bundesländern viel knapper bemessen, als wissenschaftlich empfohlen. Darum befinden sich die Erzieherinnen und Erzieher (wie die Eltern) permanent unter Druck und können sich nur selten längere Zeit auf ein einzelnes Kind einlassen.

Wenn man das Kind am Nachmittag abholt, hat es also ebenfalls einen richtigen Arbeitstag hinter sich, an dem es die ganze Zeit funktionieren musste. Viele Eltern werden es kennen, dass das Kind wie auf Knopfdruck das Funktionieren einstellt, wenn man auftaucht. Es will nicht los, will sich nicht anziehen, nicht selbst laufen. Oft wird nach der ersten Freude über das Wiedersehen mit Mama oder Papa erst mal Dampf abgelassen. Häufig wartet dann allerdings schon der nächste Termin. Es geht zur Ergotherapie oder zum Turnen, man hat ein »Playdate« ausgemacht oder will wenigstens noch mal mit den anderen Familien auf den Spielplatz. Es ist alles durchgeplant – mit den besten Absichten.

Manchmal scheint es, als würden die Erwachsenen ihre eigene Logik, in der sie glauben, funktionieren zu müssen, eins zu eins auf ihr Kind übertragen. Dabei zeigen Wörter wie Vereinbarkeit, Sozialstress und Freizeitverpflichtungen ja, wie sehr wir uns dabei etwas vormachen: Arbeit und Privates sind nie wirklich miteinander zu vereinbaren. Soziales, das von vornherein mit Stress verbunden ist, ist eigentlich asozial. Und Freizeit und Pflicht schließen sich erst recht aus.

In Artikel 31 der UN-Kinderrechtskonvention heißt es: »Die Vertragsstaaten anerkennen das Recht des Kindes auf Ruhe und Freizeit, auf Spiel und altersgemäße aktive Erholung sowie auf freie Teilnahme am kulturellen und künstlerischen Leben.« Sie gilt seit über dreißig Jahren auch in Deutschland. Kinder haben also ein Recht auf unverplante Zeit, in der sie einfach mal ihren Gedanken nachhängen oder vor sich hintüddeln können. Wie wichtig diese Pausen für ihre Entwicklung sind, wird gelegentlich unterschätzt – gerade in Familien, die hohe Ansprüche verfolgen.

Das durchgetaktete Leben beinhaltet noch ein anderes Problem: Es gibt keinen Puffer. Alles muss sich genau nach dem Timing richten, sonst bricht das ganze System zusammen. Wenn ein Kind also krank wird, was in dem Alter zwar völlig normal, aber nicht einkalkuliert ist, führt das ruckzuck in den Ausnahmezustand. Aufgeregt stehen dann die Eltern in der Praxis und fragen: Wieso denn schon wieder? Können wir die Abwehr irgendwie stärken? Wann darf das Kind zurück in die Kita? Doch als Kinderarzt kann man eigentlich gar nichts machen, außer zu sagen: Nur Geduld, ein paar Tage zu Hause sein, und alles wird gut. Geduld, haha, sehr lustig.

Wie kommt man als Familie da nur wieder raus – aus diesem permanenten Rushhour-Gefühl?

### Luft reinlassen!

Dass es auf Dauer für niemanden gesund ist, wenn Eltern ständig überfordert sind und Kinder immerzu funktionieren müssen, dürfte allen klar sein. Immer öfter ist von »Eltern-Burn-out« die Rede. Und auch die psychische Verfassung der Kinder bietet Anlass zur Sorge (→ S. 281). Das hängt natürlich nicht alles unmittelbar miteinander zusammen. Es gibt unzählige Faktoren, die diese Situation mit beeinflussen (etwa äußere Krisen), doch insgesamt schreit sie nach Änderung.

Seit Jahren beschäftigen sich Wissenschaftler mit der Frage, wie man die Rushhour des Lebens entzerren könnte. Die Soziologin Jutta Allmendinger schlägt zum Beispiel vor, mit einer 32-Stunden-Woche als neue Vollzeit für alle Luft ins System zu lassen. Sie argumentiert, das könne auch den gegenwärtigen Fachkräftemangel eindämmen. Zum einen erhöhe eine verstärkte Erwerbstätigkeit der Frauen die Gesamtarbeitszeit aller. Zum anderen könnten sich dann auch die Männer mehr an der Sorgearbeit beteiligen und sich um Kinder und alte Menschen kümmern. Die Jüngsten und die Ältesten sind momentan im Alltag nämlich am stärksten von Personal- und Zeitnöten betroffen – in Kitas, Schulen und Pflegeeinrichtungen.

Mit ihrem »Optionszeitenmodell«[69] verfolgt die Familiensoziologin Karin Jurczyk eine ganz ähnlich Idee: Jeder Mensch soll demnach eine Art Zeitguthaben von sechs bis neun Jahren bekommen, die er flexibel einsetzen kann, um sich um Kinder, alte Menschen oder um sich selbst zu kümmern. Anstelle einer durchgehenden Vollzeitlaufbahn, wie sie bei Männern oft noch als normal gilt, träten sogenannte atmende Lebensläufe. Nicht nur Erwerbs- und Sorgearbeit würden so gerechter verteilt, das Modell wäre auch den Anforderungen einer älter werdenden Gesellschaft zuträglich.

Noch handelt es sich um Denkmodelle. Doch immerhin: Sie haben es in einen öffentlichen Diskurs geschafft, sonst würden wir kaum über so etwas wie eine Vier-Tage-Woche diskutieren. Außerdem können solche Ansätze bereits jetzt eine Anregung sein für all jene, die nach Möglichkeiten suchen, ihren eng getakteten Familienalltag zu durchbrechen.

Eltern ziehen oft erstaunlich lange durch, was sie sich vorgenommen haben. Sie denken, beide müssten viel arbeiten, schließlich schaffen andere das ja auch. Zudem brauchen Familien meist mehr als ein Gehalt zum Leben. Und nach der heutigen Gesetzeslage sind im Scheidungsfall auch jene nicht mehr so gut abgesichert, die zu Hause waren und Familienarbeit geleistet haben.

Oft muss erst ein ernstes Problem auftauchen, etwa eine Erkrankung oder Entwicklungsverzögerung des Kindes, damit einer der Erwachsenen kürzertritt. Wenn die Kinder im Teenageralter sind, fragen sich Mütter und Väter im Rückblick manchmal: Wieso haben wir uns damals eigentlich diesen unglaublichen Stress angetan? Wieso haben wir nicht mehr entspannte Zeit mit den Kindern verbracht, als sie das auch noch wollten?

Natürlich sind solche Entscheidungen niemals unabhängig von anderen Faktoren zu treffen. Es gibt wirtschaftliche Zwänge, berufliche Pläne und vielfältige andere Aufgaben, die einen möglicherweise daran hindern, seinen Alltag zu verändern. Doch es sollte keine Denkverbote geben! Die Aufteilung, die man sich als Paar oder in welcher Konstellation auch immer überlegt hat, ist schließlich nicht in Stein gemeißelt.

Leicht umzusetzen sind meist kleinere Anpassungen, die den Alltag schon immens erleichtern können. Dafür kann man sich einfach mal mit etwas Abstand eine ganz normale Woche anschauen und sich fragen: Was ist besonders anstrengend? Welche Aktivitäten kann man weglassen? Wo kann mein Kind sich wirklich erholen? Und ganz ehrlich: Wo ist die Wettbewerbslogik mit einem durchgegangen, weil man wollte, dass das Kind Schwimmen lernt, Fußball spielt und einen Musikkurs macht?

So unattraktiv das möglicherweise klingt: Wir plädieren für ein Mittelmaß. Statt das Kind ständig zum Funktionieren anzutreiben, darf man ihm ruhig Zeit geben, sich zu entwickeln. Vieles passiert von selbst – wenn man es nur zulässt. Das Naheliegende ist gut genug: durch einen Park laufen, Memory spielen, miteinander reden. Zusammen im Augenblick sein.

## Große Entwicklungsschritte

Gerade hat man das Kind noch mit dem Buggy zur Kita gefahren und die größte Herausforderung war, die Windel und den Schnuller endlich loszuwerden. Gefühlt nur ein paar Augenblicke später steht auf einmal ein Vorschulkind vor einem, das allein aufs Klo geht, Rad fährt und den Schulranzen probeträgt, während man es selbst kaum mehr hochheben kann. Die Zeit rast. Wann ist das passiert? Man schaut in den Spiegel und denkt, ich hab mich doch kaum verändert, vielleicht ein paar Haare weniger und ein paar Kilos mehr – aber sonst? Bei der Tochter oder dem Sohn sieht die Sache hingegen ganz anders aus. Zwischen dem vierten und sechsten Lebensjahr legen Kinder weiterhin eine atemberaubende Entwicklung hin.[70]

Körperlich fällt vor allem auf, wie die *Proportionen* sich verändern. Bei Babys macht der Kopf etwa ein Drittel der Körpergröße aus. Bis zum Ende des zweiten Lebensjahres wächst das Gehirn stark und somit auch der Schädel. Anschließend werden im Gehirn Milliarden von Synapsen miteinander verschaltet. Der restliche Körper aber wächst kräftig weiter. Dadurch streckt sich das Kind – das niedliche Kindchenschema (großer Kopf, große Augen) lässt nach.

*Grobmotorisch* werden Kinder während dieser Zeit immer geschickter und dadurch zunehmend selbstständiger. Sie lernen heute oft früh Fahrradfahren, da sie vorher bereits auf dem Laufrad geübt haben, ihr Gleichgewicht zu halten. Wenn die Eltern einen Platz im Schwimmkurs ergattern konnten, machen Fünfjährige vielleicht schon das Seepferdchen-Abzeichen. Auf dem Spielplatz werden Turnstangen und Klettergerüste interessanter als der Sandkasten. Und viele Kinder können nun richtig gut Seilspringen oder begeistern sich für Ballsportarten.

Die Varianz ist wie immer groß bei all diesen motorischen Fähigkeiten. Kinder sind verschieden – am besten lässt man sie unterschiedliche Dinge spielerisch ausprobieren und schaut: Was macht ihnen Spaß? Worin entwickeln sie einen Ehrgeiz? Sie zum Hockey zu drängen, nur weil die Mama das so gerne spielt, ist wenig sinnvoll.

Die *feinmotorische Entwicklung* verläuft ebenfalls von Kind zu Kind höchst unterschiedlich. Die einen lieben es, zu malen und zu basteln, und werden dann rasch immer besser darin. Die anderen puzzeln ausdauernd oder bauen beeindruckende Gebäude aus Kapla- oder Legosteinen. Manche können schon mit Messer und Gabel essen, während andere am liebsten noch die Hand zu Hilfe nehmen. Auch in Sachen Feinmotorik brauchen Kinder zunächst Anregungen und Begleitung von Bezugspersonen, um ihre Fähigkeiten zu entdecken und zu erweitern. Danach heißt es oft: Oma, lass das, ich kann schon selbst Schleife! Papa, ich will die Müslipackung allein aufschneiden!

Besonders eindrücklich sind in dieser Phase die Kinderzeichnungen. Sie dokumentieren nicht nur die motorische Entwicklung, sondern auch die Selbstwahrnehmung. Im vierten Lebensjahr beginnen viele Kinder sogenannte Kopffüßler zu zeichnen: ein großer Kreis mit Augen, Mund, Nase und Armen und Beinen dran. Am Anfang malen Kinder sich so vor allem selbst, danach gesellen sich andere Familienmitglieder oder Freunde mit aufs Papier. Körper werden erst im nächsten Schritt gemalt, wenn die Bilder immer detailreicher und wirklichkeitsgetreuer werden.

Die Zeichnungen sind ein spannender Einblick in die *kognitive* und *soziale Entwicklung*. Die ist im Zeitraum zwischen drei und sechs Jahren nämlich ebenfalls eindrucksvoll. Während Dreijährige sich in der Kita oft noch nebeneinander mit etwas beschäftigen, gewinnt das gemeinsame Spielen in den folgenden Jahren immer mehr an Bedeutung. Die Kinder lösen sich zunehmend von ihren Eltern – schon allein dadurch werden andere Menschen wichtiger. Kinder beginnen zu vergleichen: Wie ist das bei den anderen in der Gruppe? Was können die? Was kann ich? Natürlich geht das nicht ohne Streit. Alle üben noch, sich in eine

Gemeinschaft einzufügen. Bezugspersonen sollten immer wieder an die wichtigsten Grundregeln erinnern: nicht mit Gegenständen aufeinander losgehen; nicht alle gegen einen; Stopp sagen und ein Stopp akzeptieren …

Voraussetzung für die sozialen Entwicklungsschritte sind die wachsenden kognitiven Fähigkeiten. Zwischen drei und sechs Jahren nimmt die Gedächtnisleistung massiv zu. Kinder können Informationen immer besser verarbeiten. Sie speichern Wissen in einem Umfang, der Erwachsene staunen lässt. Auf einmal betet das vierjährige Kind sämtliche Dinosauriernamen herunter. Oder die Fünfjährige argumentiert so überzeugend, dass es einem auf einmal selbst ganz unlogisch vorkommt, dass das Zimmer ausgerechnet heute aufgeräumt werden soll.

Ein entscheidender Entwicklungssprung vollzieht sich häufig gegen Ende des vierten Lebensjahres. Denn dann lernen Kinder, sich in andere hineinzuversetzen. Dreijährige denken oft noch, ihre Wahrnehmung der Welt sei deckungsgleich mit der echten Welt. Darum wirft es sie in der Trotzphase (→ S. 178) auch so aus der Bahn, wenn etwas anders gemacht wird, als sie es sich vorgestellt haben. Nun aber fangen sie an zu begreifen, dass ein anderes Kind, Mama oder Papa durchaus eine andere Wahrnehmung derselben Situation haben können. Jetzt ist er also da, der große Moment, in dem sie ernsthaft anfangen, Empathie zu entwickeln. Vorher war es mitnichten Bösartigkeit, wenn sie einem anderen Kind auf dem Spielplatz die Schaufel gemopst haben. Sie waren kognitiv noch gar nicht in der Lage dazu nachvollziehen, warum das Gegenüber dann weinte.

Den neu gewonnenen Perspektivwechsel üben Kinder oft mit ausufernden Rollenspielen. Mama, kannst du mal Hund / Baby / Verkäuferin / Ärztin sein? Auch wenn nicht jedes Elternteil ein Rollenspiel-Fan ist – Kinder lernen dabei eine Menge: Sie fühlen sich nicht nur in andere hinein, sondern handeln soziale Rollen aus, halten sich an Regeln, verarbeiten Erlebtes und trainieren nicht zuletzt ihr Sprachvermögen.

Um das fünfte Lebensjahr herum lernen sie, immer genauer zwischen der eigenen Innenwelt und der Außenwelt zu unterscheiden. Sie können ihre Umwelt nun merklich besser einschätzen und entwickeln nach und nach ein Gefahrenbewusstsein. All das geht nicht von heute auf morgen, es ist ein langer Prozess, in dem vorübergehende Rückschritte vorkommen können. Oft ist es daher gar nicht so leicht einzuschätzen, was man einem Kind schon zutrauen kann und wofür es noch zu klein ist.

Obwohl man so nah dran ist, überrascht einen auch das eigene Kind immer wieder damit, was es alles kann, sagt und denkt. Wie sich seine Persönlichkeit immer deutlicher zeigt. Eine neue Phase des gegenseitigen Kennenlernens hat begonnen.

## Erkältet in die Kita?

Es ist eine der zermürbendsten Alltagsfragen überhaupt für Familien. Sie stellt sich meist am späten Nachmittag, wenn die kleine Nase nun doch recht stark läuft, das eine Auge etwas tränt und das kindliche Räuspern hier und da in Husten übergeht: Ob das Kind morgen in die Kita kann? Fragt man sich selbst. Meinst du, das Kind kann morgen in Kita? Fragt man Partner oder Partnerin. Kannst du dir vorstellen, morgen so in die Kita zu gehen? Fragt man auch noch das Kind.

Die bittere Wahrheit ist: Egal, wem und wie oft man die Frage stellt – eine verlässliche Antwort wird man nicht bekommen. Auch in diesem Buch nicht. Zum einen muss man sowieso erst mal die Nacht abwarten. Zum anderen fällt die Antwort je nach eigenem Ermessen und der konkreten Lebenssituation unterschiedlich aus. Dennoch soll diese quälende Frage nicht ausgespart werden. Dafür stellt sie sich schlicht zu häufig in Familien, in denen oft das ganze ausgefuchste Betreuungsnetz kollabiert, wenn eine kleine Erkältung dazwischengrätscht. Vielerorts fangen Eltern ohnehin schon dauernd personelle Engpässe der Kitas ab. Ständig werden Öffnungszeiten verkürzt oder Gruppen geschlossen. Da erscheint jeder normale Tag umso wertvoller.

Also noch mal: Kann das Kind erkältet zur Kita gehen?

Rein statistisch ist es so: Kleinkinder haben im Schnitt sechs bis acht Atemwegsinfekte im Jahr. Besuchen sie eine Betreuungseinrichtung, können es auch bis zu zwölf sein – und zwar meist in der »Infekt-Saison« von Oktober bis April. Man kann manchmal den Eindruck bekommen, sie werden gar nicht mehr gesund. Berufstätige haben eine begrenzte Zahl von Kinderkrankentagen, die sie mit einem Attest des Kinderarztes bei ihrem Arbeitgeber geltend machen können. Diese Tage decken niemals jeden Schnupfen ab. Und selbst wenn sie es täten: Viele Eltern fühlen sich Kunden, Kolleginnen oder Vorgesetzten gegenüber verpflichtet und möchten selbst nur ungern im Job fehlen.

Aus medizinischer Perspektive muss man allerdings sagen: Zeigt ein Kind Infektsymptome der oberen Atemwege – Schnupfen, entzündete Augen, Halskratzen –, kann man davon ausgehen, dass es ansteckend ist. Potenziell kann es seine Erkältung an die ganze Kitagruppe inklusive Fachkräfte weitergeben. Doch pragmatisch betrachtet: Würde man alle erkälteten Kinder aus den Kitas ausschließen, könnte man diese Institution gleich dichtmachen. In den allermeisten Einrichtungen ist vorgeschrieben, wie bei welchen Symptomen zu agieren ist. Die Stadt Hamburg zum Beispiel verbietet Kindern den Kitabesuch, wenn sie erhöhte Temperatur, starken Husten, starke Halsschmerzen oder starke Kopfschmerzen haben. Leichte Symptome wie Schnupfen und Husten werden akzeptiert, sofern das Kind normal isst, trinkt und spielt.[71]

Man könnte diese Vorgaben als 80-Prozent-Regelung beschreiben. Sprich: Die ansteckendsten Kinder werden herausgefiltert, und es ist halbwegs realistisch, dass Mütter und Väter arbeiten gehen können. Eine hundertprozentig zufriedenstellende Lösung gibt es eben nicht.

Bleibt die Frage nach dem kindlichen Wohlbefinden: Kann ein Dreijähriger mit Schnoddernase überhaupt den Tag durchhalten oder ist die Kita da die reinste Zumutung? Überaschenderweise ist diese aus kinderärztlicher Perspektive leicht zu beantworten. Ein kleiner Infekt erfordert noch keinen Schongang. Das Kind zeigt meist sehr gut, was zumutbar ist und was nicht. Geht es ihm abgesehen von ein bisschen Schnupfen und Husten gut, kann die Kita sogar eine prima Ablenkung sein. Erwachsene tendieren manchmal dazu, Erkältungen für schlimmer zu halten, als sie sind. Kinder sind es gewohnt, dass die Nase läuft – und fühlen sich trotzdem wohl.

Andersherum kommt es vor, dass wirklich kranke Kinder in die Kita gebracht werden. Fast alle Erzieherinnen kennen die Situation, dass eine Dreijährige freimütig berichtet, sie habe gestern Fieber gehabt und heute morgen eine Medizin gekriegt. So nachvollziehbar die Verzweiflung mancher berufstätiger Eltern ist – das ist ein bedenkliches Vorgehen. Kinder müssen im Alltag ohnehin zu oft funktionieren (→ S. 212); wenn es ihnen schlecht geht, brauchen sie vorbehaltlos Pflege und Zuwendung. Es ist eine notwendige Aufgabe der Mütter und Väter (!), bei der Arbeit eine Lösung dafür zu finden. Oder sie müssen sich um eine andere verlässliche und vertraute Bezugsperson kümmern, die Zeit hat.

Zurück zur Ausgangsfrage: Wenn man die Symptome und das Befinden des Kindes beobachtet und einordnet, die pragmatischen Kitaregeln beachtet und den eigenen Arbeitsdruck nicht über alles stellt, wird man zu einer 80-Prozent-Antwort finden. Besser geht es eben nicht. Und natürlich wird es vorkommen, dass just während eines wichtigen beruflichen Termins die Nummer der Kita auf dem Smartphone-Display erscheint und man die Nachricht erhält: Das Kind ist krank, man möge es bitte abholen. Passiert allen. Und das Beispiel zeigt: Eine einmal getroffene Entscheidung kann noch mal berichtigt werden. Irgendwie auch beruhigend.

## Polypen-Operation – ist das nötig?

Frage zwei Ärzte und du bekommst drei Meinungen. Haha, lustig! Wahrscheinlich wird man über so etwas allerdings nicht mehr lachen können, wenn es um das eigene Kind geht. Und zwar um die Frage: Operieren oder nicht? Müssen die Polypen raus? Paukenröhrchen rein? Die Mandeln verkleinert werden? Eingriffe im Hals-Nasen-Ohren-Bereich gehören zu den häufigsten Operationen im Kleinkindalter.

Meist sagt der Kinderarzt: »Ich würde erst mal abwarten und das Ganze beobachten. Eine Operation, die nicht unbedingt sein muss, sollte man dem Kind ersparen.« Dagegen kommt die Hals-Nasen-Ohren-Ärztin zu dem Schluss: »Ich sehe Ihren Leidensdruck, dann können wir auch direkt operieren. Es handelt sich um einen Routineeingriff. Sie werden sehen, die allermeisten Kinder profitieren davon.«

Derlei unterschiedliche Einschätzungen stellen Eltern vor ein Dilemma. Um da herauszukommen, ist es wichtig zu verstehen:

1. Was ist körperlich los bei meinem Kind?
2. Was spricht für und was gegen eine Operation?
3. Wie läuft so eine Operation überhaupt ab?

### 1. Was ist körperlich los bei meinem Kind?

Verstopfte Nase, geschwollener Hals, schmerzende Ohren: Wer diese lästigen Krankheitssymptome bei seinem Kind beobachtet, wird Zeuge eines besonders klugen Schachzugs der Evolution. Denn die meisten Krankheitserreger, die ins Körperinnere gelangen, werden über Nase oder Mund aufgenommen. Sinnvollerweise stehen gleich am Eingang Wachposten, die aktiv werden und Alarm schlagen, wenn ungebetene Gäste eindringen. Der medizinische Begriff für diese Abwehrorgane lautet: *lymphatisches Gewebe*. Gemeinhin spricht man von Mandeln – Gaumenmandeln, Rachenmandel, manchmal auch Nasenmandeln. Wenn sie sich stark entwickeln und Ausläufer bilden, werden sie auch als Polypen bezeichnet.

Doch wie kommt es überhaupt dazu, dass sie bei manchen Kindern vergrößert sind? In der Kindheit, insbesondere in der Kitazeit, setzt sich der Körper intensiv mit neuen Erregern auseinander (→ S. 220). Das lymphatische Gewebe hat also viel zu tun. Und wie immer, wenn im Körper irgendwo gearbeitet wird, muss ein Mehr an Zellen dorthin. Diese wiederum benötigen Platz. Man kennt es vom Kraftsport: Wird ein Muskel trainiert, wird er dicker – und er schrumpft auch nicht innerhalb einer Woche wieder zusammen, wenn man gerade mal keinen Bock auf Fitnessstudio hat. Ähnlich ist es beim lymphatischen Gewebe. Oft folgt eine Infektion auf die andere und es bleibt die ganze Kindheit über vergrößert.

Manchmal erschrecken Eltern regelrecht, wenn sie ihren Kindern die Zähne putzen und sehen, was sie da alles im Hals haben. Doch eigentlich signalisieren die dicken Mandeln Kampfbereitschaft. Auch geschwollene *Lymphknoten* sind durch die gesamte Kindheit hindurch normal. Sie bilden im Abwehrsystem die zweite Linie der Verteidigung. Manchmal ertastet man sie als Knübbelchen am Hals, wie ein Reiskorn oder eine Erbse. Selbst die Größe einer Kidneybohne ist noch völlig in Ordnung.

So sinnvoll so ein hochgefahrenes Abwehrsystem evolutionär ist, so unangenehm kann es sich für das Kind anfühlen. Ein Blick auf die *Anatomie* verdeutlicht die vielfältigen Beschwerden, die es nach sich ziehen kann. Der ganze Hals-Nasen-Ohren-Bereich steht nämlich miteinander in Verbindung. Bei Neugeborenen lässt es sich beobachten: Häufig läuft in diesem Alter beim Trinken die Milch aus der Nase wieder heraus. Es ist nur logisch, dass sich Nasengänge und Rachen irgendwo treffen müssen, schließlich werden beide zum Atmen benutzt.

Weniger bekannt ist die Verbindung zum Mittelohr, das zwischen dem äußeren Gehörgang (da kommt das Ohrenschmalz heraus) und dem Innenohr (hier sitzen Hör- und Gleichgewichtssinn) liegt. Das Mittelohr ist eine Höhle, die ebenfalls durch eine Röhre (Tube) mit dem Nasen-Rachen-Raum verbunden ist. Durch diese Röhre kann der Druck im Mittelohr über den Rachenraum ausgeglichen werden und Flüssigkeit abfließen. Passiert das nicht, fühlt sich das unangenehm an (zum Beispiel beim Fliegen oder Tauchen) oder man bekommt richtige Ohrenschmerzen.

Probleme treten auf, wenn das lymphatische Gewebe so viel arbeitet, dass die Verbindungsgänge zwischen Nase, Rachen und Mittelohr zuschwellen. Dann ist der Weg durch die Speiseröhre in den Magen versperrt und die Flüssigkeit sucht sich ihren Weg als Schnupfen nach draußen. Ist das Mittelohr betroffen und die Tube verstopft, kann das Sekret nirgendwohin und bildet einen Erguss und vielleicht auch eine Entzündung im Mittelohr. Diese kann dazu führen, dass als Selbstheilungsmechanismus des Körpers ein Loch im Trommelfell entsteht – eine Art Notausgang. Die Flüssigkeit läuft dann über den Gehörgang ab. Eltern bekommen einen Riesenschreck, wenn sie das sehen. Für das betroffene Kind bedeutet das aber oft eine Entlastung, da auch die Schmerzen durch den Druckabfall nachlassen. Üblicherweise verschließt sich das Trommelfell schnell wieder von selbst, wenn die Infektion ausgeheilt ist.

Die Symptome bei solchen Entzündungen im Hals-Nasen-Ohrenraum kennen wir alle zur Genüge: Schluckbeschwerden, Halsschmerzen, Schnarchen, laufende Nase, schlechtes Hören, Ohrenschmerzen. Bleibt dieser Bereich über den akuten Infekt hinaus zugeschwollen, sind die Folgen mitunter gravierender: Durch den erschwerten Luftstrom in der Nase kann es nachts zu Atempausen kommen. Und länger bestehende Hörstörungen können die Sprachentwicklung (→ S. 243) beeinträchtigen.

## 2. Was spricht für und was gegen eine Operation?

Wann ist der Zeitpunkt gekommen, um chirurgisch einzugreifen? Diese Frage zu beantworten ist leider überhaupt nicht leicht – auch für Ärztinnen und Ärzte nicht.

*Gegen eine Operation spricht*: Die Hauptphase der Infekte geht vorbei – wenngleich Eltern das manchmal kaum noch zu hoffen wagen, während sie einen Kindkranktag nach dem anderen einreichen müssen. Irgendwann hat man die meisten Erreger kennengelernt und die Krankheiten werden weniger. Gut möglich, dass das lymphatische Gewebe dann wieder abschwillt. Wer seine Mitgliedschaft im Fitnessstudio kündigt und nur noch ab und zu laufen geht, hat nach einiger Zeit ja auch keinen Waschbrettbauch mehr. Dazu kommt, dass diese ganzen Hohlorgane beim Kind ja wachsen und allein dadurch die Gefahr der Verstopfung abnimmt. Das Problem könnte sich somit in einem halben oder einem Jahr von selbst erledigt haben.

*Für eine Operation spricht*: Das Kind und die ganze Familie sind stark beeinträchtigt. Wenn ein Kleinkind bis zu zehnmal im Jahr mit Mandel- oder Mittelohrentzündungen flachliegt, muss es immer wieder Schmerzen ertragen und der Alltag aller Beteiligter wird dadurch erheblich eingeschränkt. Auch wenn anhaltende Hörstörungen bestehen, das Kind nur noch durch den Mund atmet, nachts schnarcht und so schlecht schläft, dass es tagsüber müde ist, würde man zu einer Operation raten. Ebenso kann ein besonders schlimmer Verlauf der Infekte den Eingriff erforderlich machen. Insbesondere wenn die Entzündung auf den Knochen übergreift und dieser miteitert, muss schnell gehandelt werden. Ärzte erkennen das am abstehenden Ohr und mit einem Blick in den Gehörgang. Gleiches gilt für einen Abszess an den Gaumenmandeln und bei immer wieder auftretenden kurzen Atempausen.

Fakt ist: Die Situation ist oft nicht eindeutig, das spiegelt auch die medizinische Leitlinie zu Polypen wider. Ihre Aussagekraft ist begrenzt, weil die Studienlage einfach nicht gut genug ist.[72] Verantwortungsvolle Ärztinnen werden daher nicht aufgrund eines akuten, unkomplizierten Befundes zu einer Operation raten, sondern die Entwicklung über einen längeren Zeitraum sehr genau beobachten. Doch selbst bei diesem Vorgehen können zwei Ärzte am Ende zu unterschiedlichen medizinischen Einschätzungen kommen.

Gerade bei strittigen Themen wiegt die eigene Erfahrung besonders schwer: Ein Kinderarzt hat womöglich sehr viele Fälle im Kopf, in denen er beobachten konnte, wie die Beschwerden von selbst besser wurden. Darum tendiert er dazu, dem Kind eine Operation so lange wie möglich zu ersparen. Eine HNO-Ärztin dagegen hat natürlich viele Fälle vor Augen, in denen ihr chirurgischer Eingriff die Lebensqualität des Kindes stark verbessert hat. Sie macht sich vielleicht nicht immer bewusst, dass sie es insgesamt eher mit den schlimmeren Fällen zu tun hat.

Für Eltern steckt in diesem Dilemma jedoch die Chance, selbst mitzuentscheiden. Wenn sie sich zum Abwarten entschließen, sollten sie allerdings den Verlauf sehr genau beobachten. Es ist hier nicht von Abwarten und Teetrinken die Rede. Die Situation muss ärztlich regelmäßig kontrolliert werden. Wenn alle Ärzte sich für eine Operation aussprechen, sollte man nicht mehr zögern, diese durchführen zu lassen.

**3. Wie läuft so eine Operation überhaupt ab?**

Für viele Kinder ist das Entfernen der Polypen und die Anlage von Paukenröhrchen die erste Operation ihres Lebens. Für Ärzte hingegen einer der leichteren Eingriffe und absolute Routine. Die Operation wird meist ambulant durchgeführt, sodass man nach einer Beobachtungsphase wieder nach Hause kann. Oft sorgen sich Mütter und Väter vor allem wegen der Vollnarkose. Doch zum Glück werden die Medikamente dafür von Jahr zu Jahr sicherer, sie haben immer weniger Nebenwirkungen.

Konkret wird bei dem Eingriff vor allem für einen besseren Abfluss durch die Tube gesorgt. Dafür werden die Wucherungen des lymphatischen Gewebes an der Mündungsstelle zum Mittelohr entfernt. Oft schafft man zudem einen zweiten Ausgang, indem man ein kleines Röhrchen ins Trommelfell einlegt, durch das Flüssigkeit nach außen ablaufen kann. Normalerweise fallen diese Paukenröhrchen später von selbst wieder heraus.

Wenn sich die Gaumenmandeln permanent entzünden oder so eng aneinander sitzen, dass das Kind schlecht Luft bekommt, werden sie verkleinert. Früher hat man sie ganz rausgenommen, dabei kam es immer mal wieder zu Nachblutungen, weshalb Kinder einige Tage im Krankenhaus beobachtet werden mussten. Mit der heutigen Technik der Laser-Verkleinerung ist diese Gefahr deutlich reduziert.

Ist die Entscheidung für eine Operation gefallen, stehen Eltern in Deutschland immer häufiger noch vor einem ganz anderen Problem: Viele Regionen haben monatelange Wartezeiten für Polypen- oder Mandel-Operationen. Das wird in absehbarer Zeit durch den Fachkräftemangel auch kaum besser werden. So ärgerlich dieser Missstand ist, in der Medizin gibt es einen klaren Konsens: Wenn die Situation eines Kindes sich verschlechtert, wird es sofort vorgezogen. Alle, die eine medizinische Ausbildung durchlaufen haben, haben diesen Grundsatz verinnerlicht. Kommt es zum Beispiel zur Knocheneiterung, werden weniger dringende Eingriffe abgesagt. Sofern es nötig ist, wird das Kind noch am selben Tag oder in derselben Nacht operiert. Darauf können Familien sich verlassen.

## Die Abwehr stärken

Unser Körper gehört uns nie allein. Wir teilen ihn uns mit Billionen von Bakterien. Mit vielen von ihnen haben wir ein gutes Miteinander entwickelt. Wir brauchen sie sogar für die Verdauung und andere Stoffwechselvorgänge – und sie werden erst lästig, wenn sie an die falschen Orte im Körper gelangen. Andere Bakterien, die wir mit uns herumschleppen, sind vor allem schädlich. Es ist unvorstellbar und faszinierend, was sich da in unserem Inneren permanent abspielt. Die üblen Kräfte müssen aufgespürt und unterdrückt werden, damit die Guten ihren Job machen können und alle Körperfunktionen verlässlich ihren Dienst tun. Wir verdanken es unserem Immunsystem, dass das Ganze nicht in heillosem Chaos endet.

Doch welche komplexen Vorgänge verbergen sich eigentlich hinter dem Begriff Immunsystem? Tatsächlich wissen das die wenigsten, obwohl wir alle uns täglich darauf verlassen. Es ist eben auch sehr kompliziert. Dennoch wollen wir wenigstens einen kleinen Einblick in die körpereigene Abwehr geben.

Zunächst muss man sich klarmachen, dass es hier um mehr als um ein paar Antikörper geht. Der ganze Körper ist an der Abwehr beteiligt. Das Immunsystem verfügt nicht über einen festgelegten Generalplan, nach dem in allen Lebenssituationen vorgegangen wird, es funktioniert dynamisch. Im Laufe der Evolution hat es Antworten auf immer neue Gefahren gefunden und sich beständig verfeinert. Auch beim einzelnen Menschen passt es sich im Laufe des Lebens weiter an äußere Bedrohungen an.

Nicht umsonst besteht das Immunsystem aus zwei Teilen – der angeborenen und der erworbenen Abwehr.

Zum *angeborenen Immunsystem*, mit dem ein Kind auf die Welt kommt, gehört zum Beispiel die Haut. Ohne diese Barriere könnten permanent Krankheitserreger eintreten und Infektionen auslösen. Niemand würde das überleben. Auch im Blut verrichten bestimmte Entzündungszellen von Geburt an verlässlich ihren Job.

Weitere Schutzmechanismen werden erst im Laufe des Lebens aktiv. Das Immunsystem des Kindes erwirbt sie zum Beispiel, indem es sich mit Viren auseinandersetzt und eine *zielgenaue Abwehr* dagegen entwickelt. Das kann auch durch eine Impfung geschehen, die dem Immunsystem beibringt, auf dieses oder jenes Virus zu achten und es zu bekämpfen. Oder wenn das Kind eine Magen-Darm-Grippe durchmacht und dann für das nächste Zusammentreffen mit diesem Erreger gewappnet ist.

Nun werden manche Kinder häufig krank und andere selten. Eltern stellt das vor eine Reihe von Fragen:

- Wieso ist das so ungerecht?
- Wie kann man das Immunsystem stärken?
- Hat das Kind eine Abwehrschwäche?

**Wieso ist das so ungerecht?**

Wie gesagt, das Immunsystem hat keinen Generalplan, der bei jedem Menschen in jeder Lebenssituation gleich zur Anwendung kommt. Die Abwehr ist eine komplexe Sache und es gibt bereits von Natur aus Unterschiede. Ein Beispiel sind die Harnwegsinfekte, die bei manchen Mädchen ständig auftreten, bei anderen quasi nie. Es ist bekannt, dass auf der inneren Haut der Blase bei einigen Menschen Abwehrstoffe sitzen, die verhindern, dass dort Bakterien eintreten und sich ansiedeln können. Andere Menschen haben diese Helferlein nicht. Darum sind sie dort anfälliger. Diese Unterschiede zeigen aber auch, dass sie nicht besonders entscheidend hinsichtlich des Überlebens zu sein scheinen, sonst hätten sie die Evolution nicht überdauert. Sprich: Eine Blasenentzündung ist zwar nicht angenehm, meistens aber nach ein paar Tagen wieder vorbei.

Ein anderes Beispiel sind die Flimmerhärchen, die innen auf unseren Atemwegen sitzen. Diese mikroskopisch kleinen Dinger sind genial darin, unliebsame Erreger in Richtung Nase oder Rachenraum zu befördern – Hauptsache raus. Wie engagiert die Flimmerhärchen dabei vorgehen, ist allerdings wiederum recht unterschiedlich. Da kann man nichts machen. (Außer: nicht rauchen! Denn das mögen Flimmerhärchen überhaupt nicht. Darum haben Kinder aus Raucherhaushalten auch häufiger Atemwegsinfekte.)

Fazit: Ganz gerecht ist das alles tatsächlich nicht, aber es bleibt einem nichts übrig, als sich mit der Abwehrtruppe anzufreunden, die man hat.

**Wie kann man das Immunsystem stärken?**

Manche schwören auf bestimmte Obstsorten, um damit ihre Abwehrkräfte zu pushen. Andere hoffen auf Zaubermittel aus der Apotheke. Doch die schlechte Nachricht lautet: Es gibt keine Medikamente, mit denen man die Immunabwehr verbessern kann. Was man tun kann, ist sich ausgewogen ernähren, ausreichend schlafen und einige Regeln beachten, um den Körper optimal bei der Abwehr von Krankheiten zu unterstützen:

1. Möglichst nah am *Normalgewicht* bleiben. Das ist die wichtigste und nachhaltigste Maßnahme. Starkes Untergewicht führt dazu, dass das Immunsystem weniger Energie erhält und dadurch schlechter funktioniert. Und ein ausgeprägtes Übergewicht löst langfristig Krankheiten aus, die das Immunsystem stören (zum Beispiel Diabetes).

2. *Vermeidungsstrategien* helfen. In bestimmten Situationen ist es wichtig, Abstand zu halten und auf Hygieneregeln zu achten. Das gilt insbesondere, wenn der Erreger hochgradig ansteckend oder sehr gefährlich ist. In Krankenhäusern und Arztpraxen passt man hier besonders auf. Manchmal lohnt es sich auch, auf den Kindergeburtstag im Indoor-Spielplatz zu verzichten, wenn man trotz Infektwelle ein paar Tage später gesund in den Urlaub starten möchte.

3. *Nicht frieren.* Das macht angreifbar. Die Erkältung wird zwar nicht durch Kälte verursacht, doch wenn es kalt ist, haben Krankheitserreger leichteres Spiel. Unsere Immunabwehr funktioniert dann nicht so gut.

Wer das Gefühl hat, da sind Infekte in der Umgebung, zieht sein Kind besser warm an.

4. *Draußensein* macht stark. Ob Frühling, Sommer, Herbst oder Winter – sich bei jedem Wetter der Außenwelt auszusetzen ist prinzipiell gut für die Abwehrkräfte. Allerdings muss man es auch nicht komplett übertreiben und völlig durchgefroren auf Spielplätzen ausharren (siehe Punkt 3).

5. *Sport* ist sinnvoll, allerdings in Maßen. Wenn man es übertreibt mit der Aktivität, ist der Körper überlastet und die Immunabwehr springt an. Hinterher fühlt man sich nicht fit, sondern so, als hätte man eine Grippe.

Angenommen man macht das alles richtig – und trotzdem hängt das Kind zum dritten Mal innerhalb von vier Wochen zu Hause durch. Und überhaupt fühlt sich das ganze Herbst-Winter-Halbjahr an wie ein einziges Stop-and-go mit immer längeren Stopps. Dann landet man recht schnell bei der nächsten Frage.

**Hat das Kind eine Abwehrschwäche?**

Diesem Verdacht sollte man gemeinsam mit dem Kinderarzt nachgehen, zum Beispiel, wenn die sogenannte *ELVIS-Regel* greift. Die Abkürzung steht für:

E wie Erreger: Ein Krankheitserreger, mit dem Menschen üblicherweise gut zurechtkommen, macht das Kind auf einmal richtig krank.

L wie Lokalisation: Das Symptom zeigt sich an der falschen Stelle. Auf einmal hat das Baby einen Windelsoor (→ S. 90) am Bein.

V wie Verlauf: Die Erkrankung hört überhaupt nicht mehr auf. Eine Lungenentzündung geht zum Beispiel trotz Medikamenten nicht weg.

I wie Intensität: Die Krankheitskurve klettert ungewöhnlich steil nach oben. Aus einer Mandelentzündung wird eine Hirnhautentzündung oder eine Blutvergiftung.

S wie Summe: Die Anzahl der Krankheitsepisoden ist viel zu hoch. Wenn das Kind jedes Jahr zwölf Infektionen oder mehr hat, wird es verdächtig.

Trifft einer dieser ELVIS-Punkte zu, kann der Kinderarzt ein Blutbild machen und die Antikörper untersuchen. Trifft keiner dieser Punkte zu, gehören die vielen Krankheiten wahrscheinlich noch zum ganz normalen Familienwahnsinn mit kleinen Kindern.

## Einnässen: Es läuft!

Wer Kinder hat, kennt sie: die klammen Plastiktüten mit vollgepinkelten Klamotten am Garderobenhaken der Kitagruppe. Och ne, denkt man beim Abholen, nicht schon wieder. Ständig muss man die Waschmaschine anschmeißen, das Kind abbrausen, an Wechselsachen denken. Wieso klappt der Klogang denn immer noch nicht zuverlässig? Andere Kinder schaffen es doch auch …

Richtig ist: Einige Kinder schaffen es tatsächlich recht schnell, vollständig trocken zu werden. Aber eine Menge Kinder braucht dafür Zeit, manche sogar viel Zeit. Das ist für Eltern und Kitapersonal anstrengend. Aber am unangenehmsten – das sollten sich alle Beteiligten immer wieder vergegenwärtigen – ist die Situation für das Kind selbst. Das Kind ist es schließlich, das mit nasser Hose auf dem Spielplatz steht, vielleicht das Gefühl hat zu versagen, gehänselt wird und wie ein Baby umgezogen werden muss.

Bei aller Toleranz, die man schon den Kleinsten heute zu vermitteln versucht: Einnässen bleibt ein stigmatisiertes Thema. Spätestens in der Schule ist daher die Gefahr hoch, gehänselt zu werden. Studien zeugen von einem hohen Leidensdruck betroffener Kinder und ihrer Familien. Umso wichtiger ist es, ein paar Fakten zu kennen.[73]

- Bis zum Ende des fünften Lebensjahres ist Einnässen völlig normal und bis auf wenige Ausnahmefälle kein medizinisches Problem. Rund 15 Prozent der Fünfjährigen haben noch keine vollständige Kontrolle über ihre Blase.
- Auch jenseits des fünften Lebensjahres pinkeln noch so viele Kinder gelegentlich ein, dass man längst nicht bei allen von einer Störung ausgehen kann. Viele sind einfach Spätentwickler.

- Zwischen dem Trockenwerden am Tag und in der Nacht kann locker ein Jahr liegen.
- Mit sieben Jahren nässen tagsüber zwei bis neun Prozent ein, darunter mehr Mädchen als Jungen.
- Nachts nässen noch zehn Prozent der Siebenjährigen ein, meist weil sie nicht von der vollen Blase geweckt werden. Hier sind Jungs doppelt so häufig betroffen wie Mädchen.
- Ein Prozent der Erwachsenen hat das ganze Leben Schwierigkeiten mit ungewolltem nächtlichen Harnabgang.

Die Zahlen sind nicht gerade beruhigend? Das stimmt einerseits. Andererseits können sie auch Druck rausnehmen, denn sie machen deutlich: Das Trockenwerden ist bei vielen Kindern ein langwieriger Prozess, der oft vor allem eins erfordert: Geduld.[74] Sofern keine weiteren Probleme wie unaufhörliches Harnträufeln, ständige Verstopfung (→ S. 238), Lähmungserscheinungen oder wiederkehrend unklares Fieber bestehen, kann man den fünften Geburtstag ruhig abwarten, bevor man sich damit an den Kinderarzt wendet.

**Ungewollter Harnabgang am Tag**

Die *Ursachen* fürs Einnässen tagsüber sind vielfältig. Häufig schieben Kinder den Toilettengang auf: Die Blase wird voller und voller, sodass der Blasenschließmuskel die Flüssigkeit irgendwann nicht mehr halten kann. In diesem Fall lohnt es sich, das Kind anzusprechen, wenn es von einem Bein aufs andere hopst, und es an den Toilettenbesuch zu erinnern. Jetzt wäre es mal wieder so weit. Ziel ist, dass es die Signale bewusst wahrnimmt und der rechtzeitige Gang zum Klo zur Gewohnheit wird.

Auch eine überaktive Blase nach wiederholten Blasenentzündungen oder eine gestörte Blasenentleerung können hinter den nassen Hosen stecken. Eine meist kurzfristige Ursache ist die akute Blasenentzündung: Mädchen sind dafür anfälliger als Jungen. Befinden sich unliebsame Bakterien in der Blase, zieht sie sich zusammen, um sie loszuwerden. Dadurch kommt es zu häufigem und plötzlichem Harndrang und manchmal haben Betroffene das Wasserlassen nicht mehr unter Kontrolle. Nach Ausheilen des Infektes spielt sich die Situation wieder ein.

Doch gerade bei anhaltender Harninkontinenz am Tag stellt sich die Frage: Wann muss man aktiv werden und wann kann man noch abwarten?

Grundsätzlich ist es normal, dass es im Prozess des Trockenwerdens Unfälle und Rückschritte gibt. Mal funktioniert es eine Zeit lang ganz gut ohne Windel, dann geht wieder öfter etwas daneben. Oder das Pipimachen klappt zu Hause, in der Kita aber noch nicht – und umgekehrt. Wichtig ist, dass die unzuverlässigen Phasen insgesamt weniger werden.

Ist das nicht der Fall, sollte man professionelle *Hilfe* in Anspruch nehmen. Viele Familien tun das nicht. Das Thema ist nicht nur tabubesetzt, Eltern befürchten oft auch Eingriffe in diesem sensiblen Bereich. Doch die Behandlung ist in den allermeisten Fällen konservativ, also ohne schmerzhafte Diagnostik oder Operation.

Zunächst wird genau analysiert, wo das Problem liegt. Zur Diagnostik verwendet man vor allem Fragebögen und »Pippiprotokolle«. Wie oft muss das Kind zur Toilette? Wie viel kann es auf einmal pinkeln? Mit einem umgebauten Toilettensitz wird der Verlauf des Wasserlassens gemessen: Ist der Urinstrahl stark oder schwach? Ist er abgehackt, weil Blase und Schließmuskel miteinander im Kampf liegen? Ist die Ursache gefunden, werden mit Kind und Eltern Strategien entwickelt, um dem Einnässen entgegenzuwirken.[75]

### Nächtliches Einnässen (Enuresis nocturna)

Die häufigste *Ursache* für ein nasses Bett in der Nacht ist die verzögerte Entwicklung der Blasenkontrolle. Dazu kommt, dass besonders Jungen sehr tief schlafen und nicht registrieren, wenn die Blase voll ist und entleert werden müsste. Der Wachwerde-Reflex springt einfach nicht an. Sonst ist alles in Ordnung mit den Körperfunktionen. Man spricht auch von einer regelgerechten Blasenentleerung – allerdings zur falschen Zeit (nachts) und am falschen Ort (Bett). Das Problem tritt familiär gehäuft auf. Oft stellt sich heraus, dass schon der Vater und der Großvater nachts eingenässt haben. Mit der Zeit werden viele der betroffenen Kinder von allein trocken, doch eben nicht immer.

Die Frage ist, wann über eine *Behandlung* nachgedacht werden sollte? Das hängt davon ab, wie sehr das Kind unter der Situation leidet und ob es selbst bereit ist, die Sache anzugehen. Belastend wird das nächtliche Einnässen häufig im Grundschulalter, wenn die erste Klassenfahrt ansteht. Es gibt verschiedene Maßnahmen, um von der nächtlichen Windel wegzukommen. Nennenswert sind vor allem elektronische Weckgeräte wie Klingelhöschen oder Klingelmatten. Sobald dort Flüssigkeit ankommt, schlagen sie wie verrückt Alarm. Oft ist dann die ganze Familie wach – nur der Betroffene ratzt weiter. Das Entscheidende ist, das Kind in diesem Moment dennoch wachzurutteln und mit ihm auf die Toilette zu gehen. Egal, ob es dann noch muss oder nicht. Nur so speichert sein Gehirn auf Dauer den Ablauf aus Harndrang, Wachwerden, Toilettengang ab.

Die Klingeltherapie kann eine langwierige und für alle Familienmitglieder ermüdende Angelegenheit sein – doch oft zeigt sie Wirkung. Daneben bieten sich medikamentöse Lösungen an, wenn man vor allem die Klassenfahrt-Woche überstehen möchte. Dazu sollte man ärztliche Rücksprache halten. Eine naheliegende Maßnahme ist, die Haupttrinkmenge bis zum frühen Nachmittag zu sich zu nehmen und nicht erst den gesamten Durst nach Kita und Nachmittagsprogramm zu stillen. Eine Stunde vorm Ins-Bett-Gehen trinkt das Kind am besten gar nichts mehr. Und dann: Gute Nacht!

## Mühsames Geschäft

Elternforen im Internet sind, nun ja, verstopft mit dem Thema Verstopfung. Stuhlschmieren. Einläufe. Toilettenangst. Es wimmelt dort nur so von Begriffen, die man in öffentlichen Kontexten sonst eher meiden würde. Doch tatsächlich leidet etwa jedes zehnte Kind an Verstopfung und die Eltern leiden mit.

Auch für Kinderärztinnen ist das kein einfaches Thema, denn oft kommen die Familien spät. Sie versuchen, so lange wie möglich das Problem selbst in den Griff zu kriegen – und landen am Ende nicht selten beim kinderärztlichen Notdienst, weil das Kind starke Bauchschmerzen hat. Wie so oft bei Tabuthemen fehlt vielen schlicht das Wissen, um die Situation einschätzen zu können und rechtzeitig Maßnahmen gegen eine Verstopfung zu ergreifen, damit sie gar nicht erst so unangenehm wird.

Nicht jeder Körper ist gleich, entsprechend gehen auch nicht alle gleich oft aufs Klo. Jenseits des Neugeborenenalters sollte ein Kind jedoch mindestens alle zwei Tage sein großes Geschäft erledigen (auch alle drei Tage können noch in Ordnung sein, wenn das Kind keine Probleme damit hat). Tut es das nicht, herrscht Handlungsbedarf.

Beim Stuhl ist es nicht viel anders als beim Zement. Wer diesen Baustoff schon mal angemischt hat, weiß, dass Zement am Anfang ziemlich flüssig ist, dann aber immer fester wird. Irgendwann ist er hart wie Stein, weil unterschiedliche Bestandteile sich verbunden haben und die Flüssigkeit entweicht. Der Stuhlgang besteht ebenfalls aus Materialien, die sich gut miteinander verbinden – und er bleibt nur weich, wenn er genug Flüssigkeit enthält. Die Krux ist, dass unser Körper darauf spezialisiert ist, äußerst gut mit seinen Ressourcen zu haushalten (→ S. 309).

Und man kann sich leicht vorstellen, dass es wichtig für den Körper ist, Wasser zu sparen. Entsprechend ist der Darm darauf trainiert, dem Stuhlgang so viel Wasser wie möglich zu entziehen. Das allerdings steht im Widerspruch dazu, dass er das Zeug ja auch irgendwie wieder loswerden muss. Normalerweise befinden sich diese widerstreitenden Ziele ganz gut im Gleichgewicht. Es sei denn, es kommt zu Störungen, weil dem Stuhl von vornherein zu wenig Flüssigkeit beigemischt ist oder zu lange Zeit Wasser entzogen wird. Damit das nicht passiert, solllte man von vornherein ein paar Dinge beherzigen:

- Genug trinken zu den Mahlzeiten.
- Viele Ballaststoffe essen – Obst, Gemüse, Vollkornprodukte. Sie sorgen dafür, dass sich die Nahrung relativ schnell durch den Verdauungstrakt bewegt.
- Für ausreichend Bewegung sorgen. Wenn der Körper sich bewegt, bewegt sich auch der Darm und es geht schneller voran.
- Und besonders wichtig: Darauf achten, dass ein Kind regelmäßig nach dem Essen auf Toilette geht.

Nur selten steckt hinter einer Verstopfung eine echte Krankheit oder ein organisches Problem. Alarmzeichen dafür wären weitere Krankheitssymptome (wie Fieber und Erbrechen) oder wenn das Kind an Gewicht verliert. Meistens ist der Verdauungsablauf irgendwie gestört und man muss am Verhalten arbeiten, um wieder eine Balance herzustellen.

Kinder sind noch im Lernprozess, sie üben ja erst noch, wann, wie, wo und mit wem sie ihre Geschäfte am besten erledigen können. Dabei passiert es oft, dass Kinder den Klogang aufschieben. Wenn sie das immer wieder tun, kann das der Anfang einer chronischen Verstopfung sein. Es ist nämlich so, dass der Stuhlgang dann die genau richtig weiche Zusammensetzung hat, wenn der Darm signalisiert: Ich bin bereit zur Ausscheidung! Wird das nicht zugelassen, wird munter weiter Wasser entzogen.

Wenn man den Eindruck hat, das eigene Kind verkneift sich den Toilettengang immer wieder, kann man ihm zum einen den körperlichen Ablauf mit einfachen Worten erklären, vor allem aber sollte man unbedingt den Magen-Darm-Reflex nutzen und das Kind etwa zehn Minuten nach dem Essen auf Toilette schicken – am besten zweimal am Tag. Wenn der Magen durch die Mahlzeit voll wird, meldet er nämlich nach unten: »Magen an Darm, bitte Platz schaffen, gleich kommt Arbeit!« Damit der Darm dann auch wirklich seinen Job machen kann, sollte das Kind möglichst gemütlich im warmen Bad auf der Toilette sitzen (Sitzverkleinerung, Fußhocker). Vielleicht nimmt es sich ein Buch mit, damit es auch wirklich fünf bis zehn Minuten dort ausharrt.

Wenn der Darm diese Gelegenheit, sich zu entleeren, zu lange nicht bekommt, kann der Stuhl fast so hart wie Stein werden – man spricht auch von Kotsteinen. Wenn er nicht mehr geformt werden kann, tut das unheimlich weh beim Stuhlgang. Es entstehen mitunter kleine Risse in der Schleimhaut des Darmausgangs, die sogar zu kleinen hellroten Blutauflagerungen im Stuhl führen können – und zu zusätzlichen Schmerzen. Auch der letzte Teil des Darms, in dem der Stuhl kurz vor dem Toilettengang aufbewahrt wird, leidet schmerzhaft unter der dauerhaften Aufdehnung. Verständlicherweise vermeiden Kinder den Toilettengang dann erst recht, was die Situation weiter verschlimmert. Und irgendwann ist der gesamte Entleerungsmechanismus so gestört, dass die Kinder trotz vollem Darm keinen Stuhldrang mehr verspüren.

Aus Verzweiflung machen Eltern manchmal Druck und schimpfen – doch das ist genau das Falsche und bringt überhaupt nichts. Wenn es so weit gekommen ist, braucht ein Kind meistens medizinische Unterstützung, um aus diesem Teufelskreis herauszukommen. Helfen können dann stuhlverflüssigende Medikamente, die erst mal die Situation regulieren, bevor man gemeinsam mit der Kinderärztin daran arbeitet, die Gewohnheiten zu verändern. Manchmal wird ein Einlauf notwendig, um den festen Stuhlgang von unten aufzulösen. Das Verfahren ist nicht sehr angenehm und wird deshalb in der Regel heute nur noch eingesetzt, wenn es noch viel unangehmer wäre, das harte Zeug durchzulassen – es also gar nicht anders geht.

Es kommt auch vor, dass der Kotstein dicht vor dem Darmausgang sitzt, sodass er die Öffnung dehnt und flüssiger Stuhlgang unkontrolliert vorbeiläuft. Dadurch kommt es zu Stuhlschmieren und Einkoten. Die Gefahr besteht, dass man das als Durchfall fehlinterpretiert.

Erfahrungsgemäß begleiten Verstopfungsprobleme viele Familien über einen längeren Zeitraum und es spielen dabei ganz verschiedene Faktoren eine Rolle (körperliche, psychische, praktische). Es gibt Kinder, die niemals in der Kita aufs Klo gehen, dort aber den Großteil des Tages verbringen. Kinder, die längst trocken sind, ihr großes Geschäft jedoch ausschließlich in die Windel machen. Kinder, die nur auf Toilette können, wenn die Mutter in der Nähe ist. In jeder Kitagruppe findet man die unterschiedlichsten Fälle. Doch gerade weil das Thema so facettenreich ist, benötigt man manchmal professionelle Hilfe, um eine Strategie für das jeweilige Kind zu entwickeln.

Am besten lässt man es gar nicht so weit kommen, dass sich die Verdauungssituation derartig zuspitzt. Hier lohnt es sich, frühzeitig wachsam zu sein. Unsicherheiten sollten auf jeden Fall in den Vorsorgeuntersuchungen angesprochen werden. Nur keine falsche Scham!

## Sprachauffälligkeiten

Sprache ist ein mächtiges Werkzeug. Wer sprechen kann, vermag zu sagen, was er will. Kann Gedanken und Gefühle mitteilen, sich streiten und versöhnen. Zuhören, Wissen aufnehmen und Gelerntes weitergeben. Egal, ob analog oder digital: In unserer heutigen Gesellschaft läuft unglaublich viel über Sprache. Erwachsene wissen, wie wichtig kommunikative Fähigkeiten für gelingende Beziehungen und beruflichen Erfolg sein können. Darum sind sie zurecht besorgt, wenn sie den Eindruck haben, ein Kind fällt sprachlich zurück.

Ein Kind? Viele Kinder! Seit einiger Zeit häufen sich alarmierende Bildungsstudien: Ein Viertel der Schülerinnen und Schüler kann am Ende der Grundschulzeit nicht richtig lesen, fast ein Drittel nicht vernünftig schreiben.[76] Es hapert an den absoluten Grundlagen, um in der weiterführenden Schule zurechtzukommen und später einen Beruf zu erlernen. Zwar geht es in diesem Fall um den Erwerb der Schriftsprache. Wie der gelingt, hängt jedoch eng mit den sprachlichen Fähigkeiten zusammen, die Kinder vor der Einschulung erreicht haben.

Fachleute sind sich einig: Die Probleme müsste man eigentlich schon viel früher anpacken, in der Kitazeit nämlich, in der Sprache erworben wird und man noch richtig viel retten und aufholen kann. Da die Einrichtungen überlastet sind, liegen Anspruch und Wirklichkeit der sprachlichen Förderung allerdings oft weit auseinander. Und so sind im Alter zwischen drei und sechs Jahren weiterhin vor allem Eltern und nahe Bezugspersonen gefordert, die Sprachentwicklung des Kindes im Blick zu behalten. Wenn sie Auffälligkeiten bemerken, sollten sie diese mit dem Kinderarzt besprechen. Während der U-Untersuchungen (→ S. 125) achtet dieser ebenfalls sehr genau auf den Sprachstand des Kindes, denn

Sprachentwicklungsstörungen (SES) sind weit verbreitet: Sie betreffen jedes zehnte Kind. Sprachtherapien sind dadurch eine der am häufigsten verordneten Behandlungen im Kindesalter.[77]

Um Auffälligkeiten feststellen zu können, muss man allerdings erst mal wissen: Welche Entwicklung gilt als normal?

»Sprachgesund ist ein Kind, wenn es bis zum vierten Geburtstag gelernt hat, sich in seiner Muttersprache in korrekten, grammatisch geordneten Strukturen, in gut verstehbarer, altersgemäßer Aussprache aller Laute und in altersentsprechendem Wortschatz auszudrücken und situationsangemessen zu kommunizieren.«[78] So hat es die Deutsche Gesellschaft für Phoniatrie und Pädaudiologie vor einigen Jahren zusammengefasst. Ganze vier Kriterien in einem Satz!

Man ahnt es: Richtig sprechen zu lernen ist eine schwierige Sache. Wenn alles glattläuft, bekommt man das gar nicht so mit. Man staunt höchstens über all die Worte und Sätze, die plötzlich aus so einem kleinen Kind heraussprudeln. Erst wenn es nicht so glattläuft, wird deutlich: Es kann auf allen möglichen Ebenen haken beim Spracherwerb. Das sieht man übrigens auch daran, dass sich viele Fachdisziplinen um sprachliche Auffälligkeiten kümmern – Kinderärztinnen, Logopäden, Hals-Nasen-Ohrenärztinnen, Chirurgen, Psychologinnen, Neurologen … Nicht nur Laien können da rasch den Überblick verlieren. Die gute Nachricht ist: Es gibt eine aktuelle wissenschaftliche Leitlinie zur Therapie von Sprachentwicklungsstörungen, auf die sich all die verschiedenen Expertinnen und Experten verständigt haben.[79]

Zunächst gilt es abzuklären, ob es noch eine andere Erkrankung gibt, die die Sprachentwicklung beeinflusst. Vielleicht hat das Kind eine Hörstörung und man muss entsprechende Spezialisten aus der Hals-Nasen-Ohren-Heilkunde hinzuziehen. Ein Kind mit einer Trisomie 21 wird wahrscheinlich ohnehin therapeutisch begleitet. Liegt eine Autismus-Diagnose vor, braucht es kinderpsychiatrische Expertise. Diese komplexen Fälle lassen wir darum an dieser Stelle außen vor.

Häufig ist die Sprachentwicklung eines Kindes verzögert, ohne dass dem eine andere Krankheit zugrunde liegt. Es sind jene vier Bereiche, die in der Definition von gesunder Sprache genannt werden, auf die Bezugspersonen bei der Sprachentwicklung achten sollten.[80]

**1. Aussprache**

Wenn Kinder Wörter nicht altersgemäß korrekt aussprechen, Silben weglassen, Laute fehlbilden und man sie nicht gut oder kaum versteht, spricht man von einer *Aussprachestörung*. Frühere Begriffe wie Dyslalie, Artikulationsstörung oder Stammeln gelten inzwischen als veraltet. Kinder, die entsprechende Schwierigkeiten haben, machen einen großen Anteil der Menschen aus, die in logopädischen Praxen behandelt werden. Ein Kind, bei dem es an der Aussprache hapert, kann Probleme im sozialen Bereich bekommen. Zudem wirkt sich die Störung später negativ auf den Lese-Rechtschreib-Erwerb aus. Darum ist hier die Empfehlung, früh zu reagieren und sie zu behandeln.

**2. Wortschatz**

Haben Kinder Probleme damit, neue Wörter zu lernen, sich zu merken und sie abzurufen, liegt eine sogenannte *lexikalisch-semantische Störung* vor. Häufig sind davon jene Kinder betroffen, die schon in ihrer Kleinkindphase als »Late Talkers« (→ S. 172) aufgefallen sind, weil sie einen deutlich geringeren Wortschatz hatten als ihre Altersgenossen. Mit der sogenannten Lexikontherapie können Kinder beim Erwerb neuer Wörter unterstützt werden. Je nach Störungsbild lernen sie, sich differenzierter auszudrücken, Wortbedeutungen besser zu erfassen und zu speichern. Unter »Lexikon« versteht man hier übrigens den Teil des Langzeitgedächtnisses, in dem unser gesamtes Wortwissen in hochorganisierter Weise abgelegt ist; unter »Semantik« versteht man die Bedeutung von Worten und Sätzen.

**3. Grammatik**

Wer Deutsch als Fremdsprache gelernt hat, weiß, wie schwierig der richtige Satzbau ist. Wie anspruchsvoll es sein kann, die richtigen Formen von Substantiven, Adjektiven und Verben zu wählen – je nach Zeitform,

Einzahl, Mehrzahl und so weiter. Kinder erwerben derartige grammatische Regeln quasi nebenbei. Klappt das nicht in der für das jeweilige Lebensalter zu erwartenden Weise, könnte womöglich eine *morphologisch-syntaktische Störung* der Grund sein. Irgendetwas läuft schief beim Aufbau der Wörter (Morphologie) und/oder beim Aufbau der Sätze (Syntax). Für diesen Fall gibt es effektive Therapien, die in Absprache mit der Kinderärztin in die Wege geleitet werden sollten.

**4. Kommunikation**

Nicht nur Laute, Wörter und Sätze müssen sitzen, um den Spracherwerb als gelungen anzusehen – Kinder müssen das Gelernte auch situativ angemessen einsetzen können. Wenn jemand nichtsprachliche Signale wie Gestik und Mimik nicht zu deuten weiß, er sich mit sozialer Kommunikation (Grüßen, Informationsaustausch) schwertut, an Spezialthemen festhält, sprunghaft die Themen wechselt oder sich nicht an Gesprächsregeln hält (Sprecherwechsel), kann das auf eine *pragmatisch-kommunikative Störung* hindeuten. Diese ist besonders schwer abzugrenzen von anderen Entwicklungsstörungen. Entsprechend individuell fallen auch die Therapieansätze aus.

Anders, als man vielleicht vermuten könnte, ist *Mehrsprachigkeit* kein Risikofaktor: Kinder, die mit zwei oder mehreren Sprachen aufwachsen, sind nicht häufiger von Sprachentwicklungsstörungen betroffen als andere. Aber: Bei ihnen werden sprachliche Auffälligkeiten oft allzu leichtfertig auf die Mehrsprachigkeit geschoben. Das Kind hat Probleme mit der Aussprache? Das liegt bestimmt daran, dass es zu Hause Polnisch, Arabisch, Griechisch spricht. Häufig ist das ein Fehlschluss, der mitunter dazu führt, dass Sprachentwicklungsstörungen nicht rechtzeitig erkannt und behandelt werden. Ergebnis: Diese Kinder sind therapeutisch unterversorgt oder bekommen eine falsche Förderung. Langfristig kann sich das negativ auf ihre Entwicklung und Bildungsbiografie auswirken. Hier ist darum ein besonders sorgfältiger Blick von Eltern, Kinderärzten und Fachkräften in Kita und Schule nötig.

Neben den Sprachentwicklungsstörungen können bei Kindern auch noch andere sprachliche Auffälligkeiten auftreten. Zu den häufigeren zählen die *Redeflussstörungen.*[81] Allen bekannt: das *Stottern.* Hier wird »der Redefluss durch Wiederholungen, Dehnungen und Blockaden unterbrochen«.[82] Stottern kann – wie viele Dinge – im Laufe der Entwicklung immer mal wieder auftreten und verschwinden. Gerade in Stresssituationen kann es passieren, dass ein Kind, das längst flüssig gesprochen hat, wieder ein paar Tage oder Wochen lang stottert. Solche Phasen des Rückschritts sind in Ordnung, da kann man erst mal abwarten. Entgegen früherer Annahmen liegen dem Stottern keine tiefenpsychologischen Auslöser zugrunde – nach aktuellem Wissensstand ist es zum größten Teil Veranlagung.

Weniger bekannt ist: das *Poltern.* In diesem Fall ist das Sprachtempo zu schnell und der Redefluss irregulär. Es werden beispielsweise Silben zusammengezogen oder verschluckt, was zu einer eingeschränkten Verständlichkeit führt. Bei dieser weniger gut untersuchten Störung greifen ähnliche Therapieansätze wie beim Stottern.

Eltern und andere Gesprächspartner helfen Kindern, die mit dem Redefluss kämpfen, am besten, indem sie ihnen die Zeit geben auszusprechen. Oft ist es nur eine Phase und das Sprechen wird von selbst wieder flüssiger. Hält die Problematik an oder verstärkt sie sich sogar, ist die Kinderärztin die richtige Ansprechpartnerin.

Bei allen sprachlichen Auffälligkeiten gilt: Wenn sie isoliert vorkommen, kann man sie zunächst mal beobachten. Wie so oft in der Entwicklung entsprechen Kinder nicht immer dem »Normalzustand«. Vieles verwächst sich mit der Zeit. Stellt man dauerhafte Rückschritte und weitere Auffälligkeiten fest (Kind hört schlecht / hat motorische Probleme / sondert sich ab), besteht Handlungsbedarf.

## Wachstum(sschmerzen)

Es gibt da diese Formel, mit der man die sogenannte genetische Zielgröße seines Kindes überschlagen kann.

- Für Mädchen gilt:
  (Größe des Vaters – 13 cm + Größe der Mutter) : 2
- Für Jungs gilt:
  (Größe des Vaters + Größe der Mutter + 13 cm) : 2

Beim Ergebnis muss man jeweils noch acht Zentimeter Varianz nach oben und nach unten einkalkulieren – dann hat man die Größenerbanlagen bestimmt. Ob sie sich durchsetzen, bleibt allerdings offen. Und mal ehrlich: Es ist auch nicht so wichtig.

Die Körpergröße ist zwar eines der auffälligsten Merkmale eines Menschen, doch man ist heute völlig davon abgekommen, ihr allzu viel Bedeutung beizumessen. Eltern haben vielleicht aus ihrer eigenen Kindheit in Erinnerung, dass man das Wachstum damals immer etwas bang im Blick behielt und meinte, alle müssten möglichst eine ähnliche Größe erreichen. Heute singen die Kinder in der Kita: »Ich bin anders als du bist anders als er ist anders als sie …« Die pädagogische Devise heißt Vielfalt. Die Realität ist Vielfalt. Etwa 40 Prozent der Kinder unter fünf Jahren in Deutschland haben einen Migrationshintergrund.[83] Allein dieser Umstand trägt schon dazu bei, dass Kinder gleichen Alters oft alles andere als gleich groß sind.

Auch medizinisch zielt man nicht mehr auf eine bestimmte Körpergröße. Ins Wachstum eingreifen, nur um auf irgendeine Norm zu kommen? Davon hat man bei körperlich gesunden Kindern Abstand genommen. Einige der früheren Hormontherapien haben sich aufgrund langfristiger Nebenwirkungen als zu gefährlich erwiesen.

### Wachstumsstörungen

Heute ist es nur noch wichtig, das Wachstum zu beobachten, damit man Störungen rechtzeitig bemerkt. Denn viele behandlungsbedürfte Krankheiten zeigen sich in einer Auffälligkeit des Wachstums. Das ist der Grund, warum Kinder bei den U-Untersuchungen regelmäßig gemessen werden (→ S. 125). Im Alter von fünf Jahren ist die U9, danach endet die routinemäßige kinderärztliche Kontrolle, da die J1, die große Jugenduntersuchung, erst im Alter von 12 bis 14 Jahren ansteht. Die Körpergröße wird dadurch unter Umständen eine lange Zeit nicht mehr überprüft. Es lohnt sich, die freiwilligen Zusatzuntersuchungen wahrzunehmen (U10 und U11), die Kinderarztpraxen anbieten und die meisten Krankenkassen übernehmen. Außerdem haben fast alle Eltern Spaß daran, ihre Kinder selbst zu messen. Hierbei sind drei Dinge zu beachten:

1. Immer zur gleichen Tageszeit messen – am besten morgens. Im Laufe des Tages werden die Wirbelsäule und vor allem die Bandscheiben (die Bindegewebeanteile zwischen den Wirbeln) zusammengedrückt. Nachts entfalten sie sich wieder, darum ist man morgens oft einen Zentimeter größer als abends.
2. Im Sommer wachsen Kinder mehr als im Winter. Sollte das Wachstum nicht immer kontinuierlich sein, muss man sich also nicht sorgen. Die genauen Hintergründe für die jahreszeitlichen Schwankungen sind unklar.
3. Es ist wenig sinnvoll, ein Kind jede Woche zu messen. In Klinik und Praxis macht man das üblicherweise nur einmal im Halbjahr. Nur so erhält man aussagekräftige Werte.

Wer beunruhigt ist, weil auf der Messlatte keine oder nur wenig Entwicklung zu sehen ist, sollte sich an den Kinderarzt wenden. Wächst ein Kind nicht, ist das ein Warnzeichen: Irgendwo liegt eine Störung vor. Ursachen können etwa chronische Erkrankungen der Schilddrüse, des Darms oder des Herzens sein, die entsprechend behandelt werden müssen. In seltenen Fällen schränken auch genetische Veränderungen das Wachstum ein. Mädchen können etwa vom sogenannten Ullrich-Turner-Syndrom betroffen sein, bei dem ein großer Teil ihrer Körperzellen nur über ein X-Chromosom verfügt statt über zwei. Betroffene wachsen unter anderem weniger und haben später Probleme mit der Pubertätsentwicklung. In diesen besonderen Fällen können Wachstumshormone tatsächlich helfen.

Natürlich kann das Kind auch zu groß für sein Alter sein. Wenn gleichzeitig verfrühte Pubertätszeichen eintreten (→ S. 324), ist ein Besuch in der Kinderarztpraxis notwendig.

**Wachstumsschmerzen**

Selbst wenn sich ein Kind ganz normal entwickelt, ist das Thema Wachsen gelegentlich mit Sorgen verbunden. Bei etwa einem Drittel der Kinder zwischen zwei und zwölf Jahren kommt es zu Wachstumsschmerzen. Es handelt sich dabei um Knochenschmerzen, die meistens in den Beinen auftreten. Wie die Schmerzen entstehen, ist nicht genau erforscht. Man erklärt sie sich damit, dass sich beim Wachsen die Knochenteile entlang der Wachstumsfugen voneinander entfernen. Das führt womöglich zu Spannungen in der Knochenhaut. Wie unglaublich empfindlich die Knochenhaut ist, weiß jeder, der sich schon mal das Schienbein gestoßen hat.

Kinder mit Wachstumsschmerzen klagen typischerweise, wenn sie zur Ruhe kommen, also meist kurz vor dem Einschlafen. Die Schmerzen kommen und gehen und sind üblicherweise nicht so stark, dass die Kinder durch sie am Schlaf gehindert werden.

Mit Schmerzen und Kindern ist es allerdings so eine Sache. Gerade bei den Kleinen ist die Lokalisierung oft nicht einfach, und es kann auch etwas anderes hinter dem Schmerz stecken. Deshalb ist es immer sinnvoll, sich nicht ausschließlich auf die eine angegebene Stelle zu fokussieren. Vielleicht tut es doch noch woanders weh? Oder das Kind hat Sorgen, braucht einfach Nähe?

Das Schwierige an Wachstumsschmerzen ist zudem, dass man sie nur per Ausschluss diagnostizieren kann. Ein Kinderarzt kann sie durch eine Untersuchung also nicht eindeutig feststellen, er kann nur alle anderen Gründe für Knochenschmerzen ausschließen. Die Faustregel lautet wie so oft: Wenn neben den Schmerzen noch an weiteren Stellen im Körper Symptome auftauchen, muss man sich mehr Gedanken machen.

Fast jedes Kind hat mal Knochenschmerzen und es stecken längst nicht immer Wachstumsschmerzen dahinter. Häufig ist der wahre Übeltäter ein banaler *Muskelkater*. Oder die Knochenschmerzen stammen von einer *Verletzung*: Das Kind ist beim Trampolinspringen oder Fußballspielen gestürzt? Aua! So eine Prellung kann wehtun – auch länger. Selbst wenn äußerlich nichts zu sehen ist: Bei starken anhaltenden Schmerzen muss man immer damit rechnen, dass ein Knochen verletzt ist. Auch die Haltestrukturen, die sogenannten Bänder, die die Knochen miteinander verbinden, können etwas abbekommen haben. Selbst wenn man gar nichts von einem Unfall mitbekommen hat, sollte man immer auch an eine Verletzung denken (→ S. 204).

Zu den selteneren Ursachen für Knochenschmerzen gehören *Gelenkentzündungen*. Bei dem Stichwort denken viele gleich an chronisches Rheuma, was allerdings bei Kindern sehr selten ist. Dafür müssten die Schmerzen mehrere Monate lang bestehen.

Sollte dagegen eine akute rheumatische Erkrankung vorliegen, sendet der Körper meistens weitere Signale: Das Gelenk schmerzt dann nicht nur, sondern es ist auch angeschwollen, fühlt sich warm an oder ist rot. Manche Kinder haben zudem ein entzündetes Auge oder einen Hautausschlag. Meist sind diese Symptome harmlos, infektbedingt und verschwinden wieder. Es kann aber hilfreich sein, mit der Kinderärztin zu besprechen, wie man die Symptome am besten lindert.

Ganz selten schmerzt ein Knochen, weil sich dort eine *Infektion* eingenistet hat. Möglicherweise hatte das Kind eine tiefe Verletzung, die abgeheilt ist, doch ein paar Bakterien sind in den Knochen gelangt. In diesem Fall muss es ins Krankenhaus.

Die größte Sorge von Eltern ist, dass hinter Knochenschmerzen eine *Krebserkrankung* stecken könnte. Doch auch wenn diese Möglichkeit einem beim Googeln naheliegend erscheint: Tumore im Knochen sind extrem selten. Und wenn, dann treten sie eher im Schulalter auf. Zu den wirklich schwerwiegenden, aber äußerst seltenen Erkrankungen im Vorschulalter gehört Blutkrebs. Er kann ebenfalls Knochenschmerzen bis hin zur völligen Laufverweigerung verursachen. In der Regel kommt es dann aber zu weiteren gravierenden Symptomen wie starker Abgeschlagenheit, blauen Flecken, einem angeschwollenen Bauch. Bei einem Kind, bei dem einfach nur vorübergehend Knochenschmerzen auftreten, braucht man sich damit wirklich nicht verrückt zu machen.

Angenommen alle anderen Diagnosen sind ausgeschlossen und es bleibt die naheliegendste übrig: Das Kind hat Wachstumsschmerzen. Was dann?

Am besten macht man als Eltern die Sache nicht zu groß, damit sich das Kind nicht hineinsteigert und bereits die Angst vor den Schmerzen das Einschlafen verhindert. Lieber arbeitet man mit suggestiven Mitteln: kühlt, wärmt, streichelt – was auch immer hilft. So manches Kind freut sich auch, wenn man anerkennt: Wow, toll, das heißt, du wächst! Dann kannst du ja bald schon mit dem großen Fahrrad fahren.

## Pandemie des Übergewichts

Hier geht es nicht um überzogene Schlankheitsideale. Ein perfekt trainierter Influencer-Körper ist nicht das Ziel. Und schon gar nicht wollen wir an die niedliche natürliche Speckschicht kleiner Kinder ran!

Das ist wichtig festzuhalten, bevor man sich dem etwas heiklen Thema Übergewicht annimmt. Derzeit kämpft ja eine wachsende Zahl von Aktivistinnen und Aktivisten gegen die Stigmatisierung dicker Menschen. Zu Recht – übergewichtige Leute werden häufig immer noch abgestempelt als undiszipliniert und unkontrolliert. Wer kennt nicht Sprüche wie »Friss die Hälfte«? Solche Vorurteile sind nicht nur verletzend, sie verharmlosen auch ein ernst zu nehmendes Problem: Adipositas ist eine Krankheit, unter der Betroffene in jeder Lebensphase leiden und die mit fortschreitendem Alter eine Menge Folgeerkrankungen nach sich ziehen kann (Herz-Kreislauf-Erkrankungen, Diabetes, Krebs …). Es hat viele Jahre gedauert, bis der Deutsche Bundestag sich ein Beispiel an der Weltgesundheitsorganisation (WHO) genommen und im Juli 2020 die Adipositas endlich als eigenständige Erkrankung anerkannt hat.

Bei Kindern spricht man von Adipositas, wenn ihr Body Mass Index (BMI) höher ist als bei 99 Prozent der anderen Kinder ihrer Vergleichsgruppe. Liegt er über dem von 90 Prozent der anderen Kinder, läuft das unter Übergewicht. Die Rechnerei und Vergleicherei ist immer etwas kompliziert. Doch wer sich wirklich Gedanken über das Gewicht seines Kindes macht, kann einfach den BMI-Rechner der Arbeitsgemeinschaft Adipositas im Kinder- und Jugendalter für eine erste Einschätzung verwenden.[84]

Fakt ist: In Deutschland gibt es heute so viele übergewichtige Kinder wie nie zuvor. Bereits vor der Coronapandemie war jedes sechste

Kind betroffen.[85] Verschiedene jüngere Umfragen zeigen eine beunruhigende Tendenz nach oben. In Europa ist aktuellen Zahlen der WHO zufolge jedes dritte Kind im schulpflichtigen Alter adipös oder übergewichtig.[86] Noch extremer ist die Situation in den USA.

Es ist etwas außer Balance geraten – das ist offensichtlich. Energieaufnahme und Energieverbrauch stehen nicht mehr in einem gesunden Verhältnis zueinander. Die Gründe sind vielfältig: Das Nahrungsangebot ist groß und immer verfügbar. Kleine und große Menschen verbringen mehr Zeit vor dem Bildschirm (→ S. 174) und weniger Zeit mit Bewegung (→ S. 146). Alle, die Kinder begleiten, sollten darum für diese Dysbalance sensibilisiert sein. Der Kampf gegen zu viel Körperfett hat nichts mit »Body-Shaming« zu tun. Es handelt sich wirklich um Vorbeugemaßnahmen, damit Kinder gesund aufwachsen und vor allem später möglichst gesund alt werden können.

### Wie entsteht Übergewicht?

In Phasen der Nahrungsmittelknappheit sichert uns dieser Mechanismus das Überleben, doch in einer Welt des Überangebots an Essen wird er uns zum Verhängnis: Menschen sind imstande, Speicherenergie einzulagern. Das ist nicht bei allen Lebewesen so. Mäuse haben zum Beispiel eine Regulation, die verhindert, dass sie zu dick werden – es sei denn, sie leiden unter einer Krankheit. Evolutionär ergibt das Sinn, denn eine dicke Maus kommt kaum mehr in ihr Mäuseloch hinein und ist eine leichte Beute für Fressfeinde.

Unser Erbgut ist zwar zu weit über 90 Prozent identisch mit dem der Mäuse, doch in diesem Fall ticken wir anders: Wenn der Mensch sich mehr Energie zuführt, als er braucht, wird sie in Form von Fettgewebe gespeichert. Passiert das Tag für Tag, nimmt er an Gewicht zu. Übrigens ist es nicht schlimm, im Urlaub mal eine Woche lang über die Stränge zu schlagen oder sich an Festtagen ordentlich vollzufuttern. Üblicherweise dauert es danach zwei, drei Tage – und das Normalgewicht ist wieder erreicht. Denn so schnell gewöhnt sich der Körper nicht an ein neues Gewicht. Erst durch ein dauerhaftes Zuviel an Energie verändert sich das Regulationssystem im Gehirn – und speichert die höhere Kilogrammzahl als Normalität ab.

Das erklärt auch, warum es so schwer ist, wieder abzunehmen. Eine Woche Diät führt nämlich leider nicht dazu, dass das Erreichte niedrigere Gewicht als neues Normalgewicht abspeichert wird. Hallo, Jojo-Effekt …! Ist der Körper einmal auf ein Gewicht genormt, kann dieses nur langfristig verändert werden, nicht innerhalb von Wochen und Monaten. Das macht es für übergewichtige und adipöse Menschen so schwer. Um die Regelgrößen im Gehirn wieder zu modifizieren, müssen sie ihr Verhalten komplett verändern – über Jahre. Darum ist es absolut entscheidend, wie man sie in der frühen Kindheit »einstellt«.

Im Körper gibt es eine Art Energiestandanzeiger, vergleichbar mit der Tankanzeige im Auto. Das Fettgewebe produziert Botenstoffe, die dem Gehirn melden, wie der Energiestand ist. Geht die Tankanzeige nach oben (hoher Energiestand), reguliert der Körper den Appetit nach unten und erhöht den Energieverbrauch. Geht die Tankanzeige nach unten (niedriger Energiestand), drosselt der Körper die Energie: Wir frieren dann leichter, weil wir nicht mehr so viel Wärmeenergie produzieren, und können uns nicht mehr so gut bewegen. Insgesamt ist das ein fein justiertes System.

Wenn nun von früher Kindheit an die Tankanzeige permanent nach oben ausschlägt und der hohe Energiestand als Normalgröße eingestellt wird, ist es ganz schwer, davon wieder wegzukommen. Man geht davon aus, dass Kinder, die im Kita-Alter übergewichtig sind und ein übergewichtiges Elternteil haben, zu 80 Prozent auch als Erwachsene übergewichtig sein werden. Das Übergewicht beginnt also im Kleinkindalter und zum Teil sogar schon davor – als Prägung durch die Eltern (→ S. 27).

**Was kann man dagegen tun?**

Entscheidend ist, dass Erwachsene sich bewusst machen: Es geht hier nicht um ein paar zu vernachlässigende Kilos, sondern darum, eine ernst zu nehmende Erkrankung samt drastischer Folgen zu verhindern. Und: Für Betroffene ist es wirklich schwer, aus dieser Situation herauszukommen. Schuldfragen helfen dabei nicht weiter. Es sind nicht die undisziplinierten Eltern, die keine Ahnung haben. Es ist nicht das unvernünftige Kind, das zu viel Süßes in sich hineinstopft. Bei krankhaftem Übergewicht kommen eine Menge Umgebungsfaktoren zusammen. In manchen Regionen sind zum Beispiel mehr Kinder adipös als in anderen. Gesunde Ernährung ist auch eine Frage des Geldbeutels, ausreichend Bewegung auch eine Frage des Angebots, gemeinsame Aktivitäten und Kochaktionen auch eine Frage der Zeit. Darum werden bei der Behandlung einer Adipositas heute nicht nur Mediziner einbezogen, sondern idealerweise auch Psychologinnen, Sozialarbeiter, Sportpädagoginnen und Ernährungsberater.

Vorbeugend ist beim Thema Übergewicht eine ganze Menge möglich. Wenn Eltern selbst Probleme mit ihrem Gewicht haben, sollten sie besonders sorgfältig darauf achten, andere Risikofaktoren zu minimieren. Hilfreich ist es, während der Schwangerschaft nicht so viel zuzunehmen (→ S. 28) und sich schon früh mit der Kinderärztin in den Vorsorgeuntersuchungen dazu zu besprechen.

Konkret geht es immer darum:

1. die Ernährung so zu gestalten, dass die Kalorien, die man zuführt, zum Energieverbrauch passen.

2. die Energie auch wirklich zu verbrauchen, indem man die Bewegung regelmäßig in den Alltag integriert.

3. darauf zu achten, dass die Gewichtsentwicklung nicht permanent die Längenentwicklung überschreitet.

Bisher sind es vor allem die nächsten Bezugspersonen, auf die es bei der Umsetzung ankommt. In der Schule ist es für präventive Maßnahmen eigentlich bereits zu spät. Selbst in der Kita wird es mitunter schon knapp. Entscheidend sind nun mal die ersten 1000 Tage (→ S. 19).

## Chronisch krank

Das Leben mit einem kranken Kind sucht man sich nicht aus. Hauptsache, es ist gesund, heißt es vor der Geburt. Wie schaffen die das?, fragen sich viele beim Blick auf Familien mit einem erkrankten Kind. Gesund zu sein gilt in unserer Gesellschaft als normal. Es ist das, was wir zunächst erwarten, als hätten wir ein Recht darauf. Das echte Leben sieht jedoch oft ganz anders aus. Etwa jedes fünfte Kind hat eine chronische Erkrankung. Was bedeutet dieses Label eigentlich, das Eltern, aber auch Kita-Personal und Lehrkräften oft so einen Riesenschreck einjagt?

### Die Diagnose

Chronos kommt aus dem Griechischen und bedeutet Zeit. Ist eine Erkrankung chronisch, heißt das zunächst also nichts anderes, als dass sie eine bestimmte Zeit dauert. Und zwar drei Monate und länger – im Unterschied zu einer akuten Erkrankung. Wie belastend die jeweilige Krankheit ist, ob sie gleichbleibt, sich im Laufe der Zeit verbessert oder verschlechtert, all das ist mit dieser Bezeichnung noch nicht gesagt. Tatsächlich ist das auch vollkommen unterschiedlich. Kinder, die an Adipositas leiden, wirken zum Beispiel üblicherweise nicht schwer krank. Sie müssen keine Medikamente nehmen und können weitgehend normal am Leben teilhaben. Ähnliches trifft auf eine Reihe weiterer chronischer Krankheiten zu.

Grundsätzlich kann jedes Organsystem von einer Erkrankung betroffen sein. Beispiel *Gehirn*: Wenn es unter der Geburt zu einem anhaltenden Sauerstoffmangel kommt, kann es zu Fehlfunktionen mit dauerhaften Folgen kommen, einer Zerebralparese. Die Erkrankung wird üblicherweise nicht schlechter, sondern besser, weil das Gehirn flexibel ist und die Kinder sich zudem entwickeln. Zwar langsamer als andere, aber sie entwickeln sich.

Sehr viel seltener ist eine chronische Krankheit des Gehirns, bei der Kinder bereits Erlerntes wieder vergessen, ähnlich einer Alzheimer-Erkrankung. Dass man als Nichtmediziner jemals ein Kind mit einer solchen Erkrankung erlebt, ist aufgrund der Seltenheit sehr unwahrscheinlich.

Beispiel *Lunge*: Das relativ häufige Asthma wird meistens sehr viel besser im Laufe des Lebens. Anders sieht es bei der Mukoviszidose aus, einer angeborenen Stoffwechselerkrankung, bei der zäher Schleim sich unter anderem in der Lunge festsetzt. Diese Erkrankung wird tendenziell schlechter, ist aber sehr selten. Selten heißt: Das betrifft weniger als 1 von 2000 Kindern.

Insgesamt nehmen chronische Krankheiten bei Kindern zu. Man weiß nicht bei allen, warum. Unter anderem liegt es an den sogenannten Zivilisationserkrankungen (wie Adipositas, Diabetes). Auch werden heute viele Kinder mit chronischen Leiden gerettet, früher wären sie bereits in jungen Jahren gestorben. Die Medizin macht enorme Fortschritte, sodass es den Kindern in der überwiegenden Zahl der Fälle dauerhaft gut oder zumindest besser als früher geht. Das kann durch Medikamente geschehen, wie es zum Beispiel bei Asthma, Mukoviszidose und Diabetes der Fall ist. Oder durch eine Anpassung der Ernährung, etwa bei Zöliakie, bei der ein bestimmter Getreidebestandteil (Gluten) eine Entzündungsreaktion im Darm auslöst.

### Die Reaktion

Die medizinische Perspektive auf chronische Erkrankungen ist nur eine unter mehreren. Für betroffene Familien bedeutet so eine Diagnose oft erst einmal: totaler Ausnahmezustand. Womöglich ändert sich das gesamte Leben von heute auf morgen, weil permanent der Zuckerspiegel des Kindes kontrolliert werden muss, die Betreuung in der Kita dadurch infrage steht oder man sich damit abfinden muss, dass das eigene Kind (scheinbar) niemals das Leben führen können wird, das man sich für es vorgestellt hat. Der damit verbundene Schock muss Raum bekommen. Kliniken haben aus diesem Grund häufig Traumatherapeutinnen und Psychologen, die Familien in dieser Situation begleiten.

Man spricht von den verschiedenen Phasen der Akzeptanz, die Betroffene im Umgang mit der Krankheit durchlaufen. Am Anfang steht Unglaube. Es ist unvorstellbar, dass das eigene Leben sich so verändert. Danach kommt die Wut: Warum trifft es gerade unsere Familie? Vielleicht wehrt man sich gegen die Diagnose und kämpft gegen die neue Situation an – bis man irgendwann langsam ein Stadium erreicht, in dem man sie anzunehmen beginnt. Um diese Akzeptanz zu erreichen, brauchen die meisten Menschen Unterstützung.

**Der neue Alltag**

Um mit einer chronischen Erkrankung leben zu lernen, ist nicht nur die Begleitung durch kompetente Fachleute wichtig. Eine immense Bedeutung hat für viele Familien dabei der Austausch mit anderen Betroffenen. Mit Menschen, die selbst schon mal eine ähnliche Situation zu bewältigen hatten, die ihre Erfahrungen teilen und auch einen gewissen Ausblick ermöglichen, wie der Alltag weitergehen könnte. So wird all das, was man mit dem Kind noch erleben wird, leichter zu verarbeiten. Es erscheint normaler, weil man eben nicht allein mit der jeweiligen Krankheit ist.

Für fast jede chronische Erkrankung gibt es *Selbsthilfegruppen*, die in mehrerlei Hinsicht von Bedeutung sind.

- Sie sind Anlaufstelle und unterstützen die Behandelnden bei der Aufklärung und die Familien bei der Verarbeitung der Diagnose.
- Sie werben Spenden ein und bringen damit die Forschung voran. Oft mit beeindruckenden Erfolgen: Die gigantischen Fortschritte in der Mukoviszidosetherapie etwa wären ohne die Mittel der Selbsthilfe undenkbar.
- Sie machen Druck auf die Politik, wenn die Situation von chronisch erkrankten Menschen im Alltag oder in der Gesetzgebung nicht genügend berücksichtigt wird.

Tatsächlich ist der letzte Punkt einer, der Familien besonders zu schaffen macht. Unser Kita- und Schulsystem versucht Antworten auf die besonderen Bedürfnisse von Kindern mit chronischen Erkrankungen zu finden. Doch ob das im konkreten Fall gelingt, ist häufig noch sehr von der Expertise und dem Engagement einzelner Fach- oder Lehrkräfte abhängig. Oft fühlen sich Familien schrecklich alleingelassen in ihrer Situation. Für Angehörige ist es wichtig zu wissen, dass sie durchaus auch auf die Behandler zurückgreifen können, wenn sie selbst nicht weiterkommen im System. Sie vermitteln dann Kontakt zu einem Sozialarbeiter, der zum Beispiel mit der Krankenkasse redet, wenn eine Leistung nicht bewilligt wird. Oder eine Psychologin setzt sich mit der Kitaleitung zusammen, um Antworten auf Alltagsprobleme zu finden.

Eltern und andere Bezugspersonen sollten jede Hilfe in Anspruch nehmen, um auf Dauer selbst eine konstruktive, vielleicht sogar optimistische Haltung zu der Erkrankung zu entwickeln. Überträgt man den eigenen negativen Blick, hat es das Kind schwer.

Studien zeigen, wie enorm belastet Eltern chronisch erkrankter Kinder sind. Sie zeigen aber auch, dass es Kindern oft sehr viel schneller gelingt, eine Erkrankung als normal anzuerkennen und im Alltag zu integrieren. Als Erwachsene messen wir uns an der Normalität unserer Mitmenschen. Ein Kind schaut auf sich und findet alles, was zu seinem täglichen Befinden dazugehört, zunächst mal normal. Es gibt Umfragen unter Kindern mit Nierenerkrankungen: Diese Kinder empfinden ihre Lebensqualität nicht als schlechter, teilweise sogar als besser. Obwohl sie schwer krank sind, obwohl ihr Tagesablauf immer wieder von der Dialyse unterbrochen wird.

Dieses plakative Beispiel zeigt: Der Alltag von Familien mit chronisch erkranktem Kind muss nicht automatisch schlechter sein. Er ist anders.

## Diagnose: Krebs

Muss das sein? Muss man sich wirklich mit dem Worst-Case-Szenario beschäftigen, dass ein Kind an Krebs erkrankt?

Einerseits nein: Die allermeisten Familien werden nie eine Kinderkrebsstation von innen sehen. Sie werden die dortige Routine zwischen Fingerpiks, Chemotherapie und Spielzimmer nie selbst erfahren. Krebserkrankungen im Kindes- und Jugendalter sind sehr selten. In Deutschland erkranken pro Jahr etwa 2.200 junge Menschen unter 18 Jahren an *Krebs*. Für ein neugeborenes Kind liegt die Wahrscheinlichkeit, bis zum 18. Geburtstag eine Krebsdiagnose zu erhalten, damit bei 0,3 Prozent.[87]

Andererseits ja: Auch wenn man es nicht wahrhaben möchte – Kinder können schwer krank werden. Krebs ist tatsächlich die zweithäufigste Todesursache bei Kindern und Jugendlichen. Im ersten Lebensjahr geht die größte Gefahr von schweren genetischen Erkrankungen und Infektionen (→ S. 93) aus, danach von Unfällen (→ S. 201) und Krebserkrankungen. Die wenigsten Familien sind selbst betroffen, doch die meisten kennen dann doch Fälle aus dem Bekanntenkreis, aus Kita oder Schule. Häufig sind die Berührungsängste groß. Krebs – gerade bei Kindern – ist ein Tabuthema, das man am liebsten weit von sich wegschieben möchte. Für betroffene Kinder und ihre Familien wird es dadurch nur noch schwieriger, mit dieser Diagnose umzugehen.

Krebs bei Kindern und Jugendlichen unterscheidet sich in vielerlei Hinsicht von Krebs bei Erwachsenen. Der wichtigste Unterschied ist: Die meisten von ihnen verlassen das Krankenhaus wieder gesund. Drei von vier Kindern führen später ein Leben weitgehend ohne Einschränkung, bei manchen Tumorarten sogar 90 Prozent.[88] Noch vor 50 Jahren wären solche Zahlen vollkommen undenkbar gewesen.

Wie Krebs in einem so jungen Alter überhaupt entsteht, das ist bis heute nicht vollständig geklärt, die Medizin lernt aber stetig dazu. Am häufigsten treten bei Kindern und Jugendlichen Leukämien auf, für die es einige genetische Faktoren gibt (etwa in Verbindung mit einer Trisomie 21).

Meistens sind veränderte Zellen der körpereigenen Abwehr entgangen. Sie entwickeln dadurch ein Eigenleben, fangen an zu wuchern und verdrängen andere. Wenn das Immunsystem das nicht rechtzeitig entdeckt, entsteht Krebs. Viele Krebserkrankungen sind schon sehr früh angelegt im Leben – und bilden sich während der embryonalen Entwicklung im Bauch aus. Im Erwachsenenalter spielt die Lebensführung (Stichwort: Übergewicht, Rauchen) bei der Entstehung von Krebs eine große Rolle. Das ist bei Kindern nicht der Fall. Die Sorge von Eltern, dass äußere Ursachen die Krankheit auslösen können, ist in den allermeisten Fällen unbegründet. Ob die Nähe zu einem Atomkraftwerk ein Risikofaktor darstellt, wurde zum Beispiel immer wieder in Studien untersucht – ohne Ergebnis.

Die *Behandlung* einer Krebserkrankung, das ist die schlechte Nachricht, ist in den allermeisten Fällen auch heute noch mit sehr hohen Nebenwirkungen verbunden. Am offensichtlichsten ist der Haarverlust, den viele besonders fürchten, gerade weil er die Krankheit für alle sichtbar macht. Warum fallen den meisten die Haare bei einer Chemotherapie aus? Die Krebsmedikamente (Zytostatika) zerstören alle sich schnell teilenden Zellen im Körper, um die gefährlichen aufzuhalten. Leider erwischen sie dabei ebenfalls die guten, darunter unter anderem die Haarzellen. Medizinisch betrachtet gravierender ist allerdings, dass auch die Erneuerung der Blutzellen gebremst wird. Die weißen Blutkörperchen sind aber ganz entscheidend bei der Abwehr von Krankheitserregern. Darum ist es während einer Krebsbehandlung unerlässlich, jedes Fieber sehr ernst zu nehmen und ärztlich zu überwachen. Unangenehme Auswirkungen für die Kinder hat es auch, dass die Zellen im Verdauungstrakt betroffen sind. Deshalb kommt es zu Schleimhautschäden und es können sich schmerzhafte Aphten bilden – vom Mund bis zum Po.

Doch die Haare kommen wieder, die Blutbildung normalisiert sich und der Darm erholt sich.

Was betroffene Familien nach dem ersten Schock und den Nebenwirkungen der Behandlung besonders belastet, ist die permanente Unsicherheit, die sie oft über Jahre begleitet: Gibt es irgendwo Metastasen? Ist der Krebs wirklich besiegt? Kommt es zu einem Rückfall? Es sind nicht nur die medizinischen, sondern vor allem auch die *psychologischen Herausforderungen*, mit denen die Kinder und ihre Eltern, Geschwister und andere Bezugspersonen einen Umgang finden müssen.

Es ist darum kein Zufall, dass sich gerade auf Kinderkrebsstationen oft eine besonders starke Community entwickelt. Selbsthilfe (→ S. 258) und Verbände sind sehr aktiv. Das Beratungsangebot ist groß und die Möglichkeiten zum Austausch mit Gleichgesinnten sind vielseitig. Für Betroffene kommt das nicht selten einer Rettung gleich.

Ebenso wichtig ist es allerdings für viele Familien, ihr altes Leben vor der Erkrankung nicht völlig aufzugeben. Erwachsene fürchten oft, dass die Diagnose Krebs ihrem Kind einen wichtigen Teil der Kindheit raubt. Um dem entgegenzuwirken hat sich in den vergangenen Jahren viel getan. Kinderonkologien sind bemüht, so viele Therapien wie möglich ambulant durchzuführen und Kinder und Eltern, wann immer es geht, nach Hause zu lassen. Schon Grundschüler bekommen heute oft einen Avatar, mit dem sie im Klassenraum dabei sein können, um den Unterricht zu verfolgen und Teil des Klassenverbandes zu bleiben. Die umfassende soziale Bedeutung von Schule haben in der Coronapandemie alle Familien spüren können. Schule – das ist nicht nur Bildung, das ist auch Kontakt zu Gleichaltrigen und vor allem ein großes Stück Normalität.

Viele Entwicklungen bei dem schweren Thema Krebs machen heute Hoffnung:

- Die Behandlung ist von den langfristigen Folgen her immer weniger einschneidend.
- Es werden neuere Therapien mit weniger Nebenwirkungen als früher entwickelt.

- Auch die Medikamente gegen Übelkeit und andere Nebenwirkungen werden stetig besser.
- Die Mittel zur Überwachung der Krankheit haben sich verfeinert.
- Gerade in der Onkologie gibt es ständig neue Entwicklungen. Manche Krebsarten können seit Kurzem zum Beispiel mit sogenannten Antikörpern (mit-)behandelt werden.
- Und die Forschung hört nicht auf: Genetische Untersuchungen werden nach und nach eine angepasstere und zum Teil personalisierte Behandlung ermöglichen, und es wird an Impfstoffen gearbeitet. Letztlich war auch der Corona-Impfstoff eine Art Parallelprodukt aus dieser Forschung.

Noch vor einem Jahrhundert wäre all das unvorstellbar gewesen. Die ersten Kinderonkologen wurden unter anderem von Medizinkollegen aufs Schärfste kritisiert: Es hieß, sie würden Kinder, die ohnehin dem Tode geweiht seien, unnötigen Qualen aussetzen. Ohne ihren Mut wären die heutigen Fortschritte undenkbar.

Inzwischen ist die Krebstherapie ein hochkontrollierter Prozess. Bevor ein neues Medikament verabreicht wird, muss es nicht nur ein aufwändiges Zulassungsverfahren, sondern auch eine strenge Überprüfung der Ethikkommission bestehen. Letztere prüft unter anderem, ob der Einsatz des Medikamentes auch wirklich im Sinne des einzelnen Kindes ist. Wenn nur der Hauch einer Gefahr besteht, dass es einen Schaden anrichten könnte, wird es im Zweifelsfall gestoppt. Die Regularien haben sich zugunsten des einzelnen Kindes geändert.

Für Eltern und alle, die Kinder bei einer Krebserkrankung begleiten, ist dieser Punkt wichtig. Denn 95 Prozent der erkrankten Kinder nehmen heute an Studien teil. Sie haben insgesamt ein besseres Behandlungsergebnis. Studie klingt darum zu Unrecht nach Versuchskaninchen und bedeutet eigentlich nur, dass die Behandlung unter streng kontrollierten Bedingungen stattfindet und die Ergebnisse ausgewertet werden. Es geht darum, stetig neue Erkenntnisse zu gewinnen – im Kampf gegen den Krebs.

## Ergotherapie: Hype oder Hilfe?

Auf die frühe Kindheit kommt es an! Das hat sich inzwischen herumgesprochen. Wenn ein Kind sich in der Kitazeit nicht altersgemäß entwickelt – sei es motorisch, kognitiv oder sozial –, dann wird es später in der Schule ungleich schwieriger, das wieder aufzuholen und den Anschluss zu halten.

Darum schauen viele Eltern und Erzieherinnen bei Drei- bis Sechsjährigen besonders genau hin: Ist es nicht auffällig, dass dieser Junge sich nie länger als zwei Minuten auf eine Sache konzentriert? Bräuchte jenes Mädchen nicht Nachhilfe in Sachen Motorik? Schnell steht dann eine Empfehlung im Raum: Ergotherapie – das könnte doch was für ihn / sie sein!

Vor nicht allzu langer Zeit wurde Ergotherapie noch als Beschäftigungstherapie kleingeredet, heute aber kommt sie groß raus: Immer mehr Kinder gehen zur Ergotherapie und es gibt immer zu wenig Plätze. Das liegt auch an einem verbreiteten Missverständnis, für wen diese Therapieform gedacht ist und für wen nicht.

Was ist Ergotherapie eigentlich genau? Ergotherapie dient dazu, eine eingeschränkte Handlungsfähigkeit im Alltag zu verbessern. Ursachen für die Einschränkungen können eine angeborene körperliche oder geistige Schädigung, eine Krankheit oder Verletzung sein. Ein typisches Beispiel wäre ein Kind mit einer Zerebralparese (→ S. 256), das aufgrund seiner sehr starken Muskelspannung nicht in der Lage ist, sich selbst anzuziehen. In der Ergotherapie würde man mit diesem Kind entsprechende Bewegungsmuster trainieren, um ihm ein selbstbestimmteres Leben zu ermöglichen. Auch Kinder mit krankhaften Entwicklungsverzögerungen und psychischen Auffälligkeiten können von dem ganzheitlichen Blick dieser Therapieform profitieren. Ergotherapeutische Verfahren kommen meist spielerisch daher, sind aber schulmedizinisch vollständig anerkannt.

Was ist Ergotherapie nicht? Ergotherapie ist nicht dazu gedacht, gesunde Kinder maximal zu fördern oder optimal auf die Schule vorzubereiten. Erwachsene werden heute schnell nervös, wenn ein Kind nicht überall in der Norm liegt. Seine Fähigkeiten sind nicht exakt so wie erwartet? Dann soll die Ergotherapie nachhelfen. Nicht selten sind es die Eltern selbst, die den Anstoß dazu geben. Um nichts zu verpassen, fragen sie die Kinderärztin: Finden Sie es nicht auch besorgniserregend, dass mein Kind dies und das noch nicht kann? Würden ein paar Stunden Ergotherapie ihm nicht guttun? Meine Freundin hat auch gesagt, dass …

Für den Behandler bedeutet das: Druck. Man macht es sich manchmal nicht bewusst, was es für einen Arzt heißt, wenn man mit einer vorgefertigten Meinung vor ihm steht und gleich eine Forderung aufstellt. Entweder er gibt dem Druck nach und trifft dadurch womöglich eine medizinisch fragwürdige Entscheidung. Oder er gibt dem Druck nicht nach und die Familie geht unzufrieden nach Hause. Am Ende steht dann eine schlechte Bewertung im Internet: Mit dem Typen kann man nicht reden …

Das höhere *Ziel* der Ergotherapie ist es, Menschen die Chance zu geben, ihr Leben mit möglichst hoher Lebensqualität selbst zu gestalten. Gesamtgesellschaftlich ist es ein Problem, wenn die Therapeutinnen Kinder ohne klares Defizit behandeln und dadurch Kapazitäten fehlen für Kinder, die dringend Unterstützung brauchen. Auch für das einzelne betroffene Kind ist es nicht gut, wenn normale entwicklungsbedingte Verzögerungen vorschnell als behandlungsbedürftig angesehen werden. Es wird dadurch ein Stück weit »krankgeredet«.

Der eindringliche *Appell* wäre an dieser Stelle also:

1. sich immer wieder darauf zu besinnen, wie variantenreich Entwicklung verläuft. Ein ansonsten gesundes Kind muss nicht immer und überall genau in der Norm liegen.

2. seiner Kinderärztin zu vertrauen, dass sie als Fachfrau die Situation richtig einschätzt. Die Vorsorgeuntersuchungen sind ja genau dafür gedacht, die altersgemäße Entwicklung zu prüfen und im richtigen Moment einzugreifen.
3. sich bewusst zu machen, dass Ergotherapie – wie viele andere Bereiche der Medizin – in den nächsten Jahren aufgrund des Fachkräftemangels ein knappes Gut bleiben wird. Mehr noch als heute. Es ist somit auch eine Frage der Solidarität, darauf zu achten, dass jene die Leistung erhalten, die sie wirklich benötigen. Gemeinsam gut haushalten lautet die Devise. Wer weiß, welche Hilfe man selbst einmal dringend brauchen wird?

Das mag enttäuschend sein für Mütter und Väter, die überzeugt sind, dass ihr Kind von einer Unterstützung profitieren würde. Da stellt sich tatsächlich dieser Kinderarzt quer und sagt: Ich halte es nicht für angemessen, eine Therapie zu verordnen. Doch zum einen können Eltern zum Beispiel darum bitten, dass er sich das Kind in einem Vierteljahr noch einmal anguckt, damit sie nicht ein halbes Jahr bis zur nächsten Vorsorgeuntersuchung warten müssen.

Zum anderen können Mütter, Väter und andere Bezugspersonen mit Kindern ihre Handlungsfähigkeit wunderbar trainieren. Gerade wenn sie in alltagspraktischen Fähigkeiten hinterherhängen. Jeden Tag bieten sich dafür unzählige Lerngelegenheiten. Eltern können morgens mehr Zeit einplanen, damit das Kind sich selbst anziehen kann (Grobmotorik, Feinmotorik, Konzentration). Großeltern können mit dem Kind backen (Mengen- und Zahlenverständnis), es Gurken schneiden lassen (Feinmotorik), das Fahrrad putzen. Die Spülmaschine kann gemeinsam ausgeräumt werden und Bett beziehen ist zusammen auf jeden Fall lustiger als allein.

Je kleiner Kinder sind, umso mehr möchten sie den Erwachsenen nacheifern und bei allem mitmachen. Und je mehr sie in Alltagstätigkeiten einbezogen werden, umso selbstständiger werden sie.

## Bereit für die Schule?

Der Countdown dauert gefühlt ein Jahr lang. Hurra, jetzt bist du ein Vorschulkind! Nun gehörst du zu den Großen in der Kita. Erste Zahlen werden gemalt und Buchstaben gekritzelt. Tag der offenen Tür in der Grundschule. Bald lernst du hier auch lesen! Wie findest du den Schulhof? Post vom Gesundheitsamt: Einladung zur Schuleingangsuntersuchung. Möchtest du denn überhaupt zur Schule? Monate vor der Einschulung dann der Ranzenkauf. Nicht, dass es kurz vorher keine Auswahl mehr gibt. Noch einmal Urlaub machen außerhalb der Schulferien. Die letzten Wochen in der Kita. Abschied. Schultüte basteln. Freust du dich auf die Schule? Fragen alle! Die Aufregung steigt ins Unermessliche – bei der ganzen Familie.

Die Einschulung ist eine Riesensache. Und wie immer, wenn wir etwas zu einer Riesensache machen, ist das Ereignis mit starken Gefühlen verbunden. Mit Vorfreude und gespannter Erwartung, aber auch mit Unsicherheiten und Ängsten.

Wird das Kind zurechtkommen im System Schule, in dem alle viel mehr funktionieren müssen und es nicht mehr so überschaubar und kuschelig zugeht wie in der Kita? Woran merkt man, ob ein Kind bereit ist für diesen großen Schritt in Richtung Selbstständigkeit? Wie läuft so eine Schuleingangsuntersuchung ab und ist das eine Prüfung? Was kann man selbst dafür tun, dass der Schulstart gut gelingt?

### Die Schulfähigkeit

Viele kennen aus ihrer eigenen Kindheit noch den Begriff Schulreife. Es ist nämlich noch gar nicht so lange her, dass man dachte, alle Kinder müssten vor Eintritt in die Schule ganz bestimmte körperliche Voraussetzungen erfüllen. Das wurde mit konkreten Aufgaben getestet, indem man zum Beispiel mit dem Arm über den Kopf greifen musste, um das andere Ohr zu erreichen.

Solche oberflächlichen Kriterien gelten heute als überholt. Darum spricht man auch besser nicht mehr von Schulreife, sondern von Schulfähigkeit. Eine allgemeingültige Definition, was Schulfähigkeit bedeutet, exisitiert nicht.[89] Dazu sind Kinder, Schulen und auch die einzelnen Bundesländer viel zu unterschiedlich.

Das Wesentliche ist, dass Kinder fähig und bereit dazu sind, sich diesem Entwicklungsschritt zu stellen – natürlich mit Ermunterung durch die Erwachsenen. Im Vordergrund stehen die kognitiven Fähigkeiten, aber auch soziale Kompetenzen und körperliche Belastbarkeit sind wichtig. Schule ist in vielerlei Hinsicht anstrengender als Kita. Man muss länger stillsitzen, sich konzentrieren und anpassen. Schulfähigkeit bedeutet allerdings nicht, dass man das alles schon können muss, bevor es losgeht. Die Bereitschaft, es zu lernen, ist wichtig. Ein Schulkind wird man dann in der Schule. Und gerade im ersten Schuljahr geht es in der Regel noch sehr spielerisch zu.

### Die Schuleingangsuntersuchung

Post vom Gesundheitsamt steckt nur selten im Briefkasten, darum kann der Behördenbrief im ersten Moment abschreckend wirken. Das Kind soll von einem Amtsarzt untersucht werden? Ist das jetzt eine Prüfung, die es zu bestehen gilt, bevor es grünes Licht für die Schule gibt?

Nein. Schuleingangsuntersuchungen finden inzwischen in allen Bundesländern statt – sofern es die Personalsituation erlaubt. Fallen sie aus, ist das ein Missstand, denn die flächendeckende Untersuchung ist nicht einfach nur irgendein Verwaltungsakt. Sie ist dafür da, frühzeitig zu erkennen, ob ein Kind vor der Einschulung noch einen medizinischen Bedarf hat oder Förderung braucht. Sie ist somit auch ein wichtiges Instrument in Sachen Gerechtigkeit. Eltern kümmern sich unterschiedlich intensiv um die Gesundheit ihrer Kinder. Manchen fehlen Impfungen, manchen Vorsorgeuntersuchungen. Bei manchen wurden Entwicklungsverzögerungen gar nicht bemerkt, geschweige denn von einer Fachperson angeschaut.

Der Inhalt der Untersuchung kann sich je nach Bundesland geringfügig unterscheiden. Üblicherweise gehören dazu: Elternfragebögen, eine körperliche Untersuchung (Größe, Gewicht usw.), ein Seh- und Hörtest. Es wird geschaut, ob Motorik, Koordinations- und Bewegungsfähigkeit altersgerecht sind, ob sich das Kind konzentrieren und logisch-analytisch denken kann. Auch von der sozialen und emotionalen Entwicklung des Kindes macht sich die Ärztin einen Eindruck. Dieser Blick von außen ist für viele Familien ganz entscheidend, gerade wenn sie noch unsicher sind, ob es für ihr Kind der richtige Zeitpunkt ist, mit der Schule zu starten.

Es gibt gesetzlich festgelegte Stichtage für die Einschulung, die je nach Bundesland weit auseinanderliegen. Doch auch wenn ein Kind erst nach diesem Stichtag sechs Jahre alt wird, darf es bereits in die erste Klasse – sofern die Erziehungsberechtigten sich aktiv dafür entscheiden. Darum fragen sich jedes Jahr eine Reihe von Müttern und Vätern sogenannter *Kann-Kinder*, ob diese schon bereit fürs Lernen sind oder ob sie lieber noch ein Jahr lang spielen sollen.

Die Entscheidung wird immer ein Dilemma bleiben. Wie ein Kind mit dieser Entwicklungsphase umgehen wird, ist nicht absehbar. Allerdings wird sich auch kaum herausstellen, ob die Entscheidung richtig oder falsch war. Man wird ja keinen Vergleich haben. Eindeutige Empfehlungen, an die man sich halten kann, gibt es nicht. Man kann den Betroffenen lediglich ein paar Hinweise mitgeben, über die sich vielleicht nachzudenken lohnt.

- Mädchen gelingt der Schulstart im jüngeren Alter im Schnitt etwas leichter als Jungen.
- Wer Zweifel hat, aber im Laufe des Jahres eine Unterforderung in der Kita fürchtet, kann auch außerschulische Herausforderungen für das Kann-Kind finden. Vielleicht hat es zum Beispiel Lust, ein Instrument zu lernen?
- Man sollte bei der Entscheidung immer auch die Langstrecke im

Blick haben. In der Pubertät kann eine frühe Einschulung manche Jugendliche noch mal einholen, falls sie sich deutlich später entwickeln als ihre Mitschüler.

Seltener als die vorgezogene Einschulung beschäftigt Familien die Überlegung, ihr Kind *zurückstellen* zu lassen und es ein Jahr später einzuschulen. Auch dafür gibt es vielfältige Gründe. Tatsächlich ist eine Rückstellung aber gar nicht so einfach und nichts, was Eltern selbst entscheiden können. Sie müssen dafür gute Gründe vorbringen, gegebenenfalls Entwicklungsverzögerungen nachweisen und einen entsprechenden Antrag stellen. Wer darüber nachdenkt, sollte früh mit den Erziehern und der Kinderärztin ins Gespräch kommen. Sie haben nicht nur einen fachlichen Blick auf das Kind, sondern wissen auch, wie das Verfahren in dem jeweiligen Bundesland abläuft. Die Einschätzung der Amtsärzte bei der Schuleingangsuntersuchung ist ebenfalls wertvoll, manchmal aber terminlich schon sehr spät.

**Der Schulstart**

Wie aufgeladen die Vorschulzeit ist, zeigen Begriffe wie Wackelzahnpubertät oder Sechs-Jahres-Krise. Sie kursieren in diversen Ratgeberformaten und sollen den manchmal doch recht aufgewühlten Zustand von Kindern kurz vorm Schuleintritt beschreiben. Wissenschaftlich belegt sind sie nicht. Das Stichwort Pubertät suggeriert, dass die Phase irgendetwas mit Hormonschwankungen zu tun hat, was definitiv nicht der Fall ist. Die Organe, die Sexualhormone produzieren, befinden sich in diesem Alter im Schlafzustand. Auch von einer Lebenskrise kann man nicht sprechen.

Richtig ist: Der Schulstart ist ein großer Übergang. In solchen Situationen neigen Kinder dazu, sich auf das zurückzubesinnen, was vorher war. Sie machen möglicherweise zeitweise Rückschritte, brauchen zum Beispiel wieder mehr Begleitung beim Einschlafen oder wollen Dinge nicht mehr allein erledigen, die eben noch selbstverständlich waren. In der Fachsprache nennt sich so etwas regressive Phase.

Eltern brauchen hier keinen Schreck kriegen und befürchten, das Kind habe alles wieder verlernt. Am besten vermitteln sie viel Sicherheit und zeigen geduldig: Wir sind da! Eine Aufgabe der Erwachsenen, die oft unterschätzt wird: Sie müssen ihren Kindern etwas zutrauen. Oft mobilisieren sie ungeahnte Kräfte, wenn neue Anforderungen an sie gestellt werden.

## Typisch Mädchen, typisch Jungs

Elternsein bedeutet auch eine dauerhafte Konfrontation mit Geschlechterklischees. Oh, was für eine süße Prinzessin ihr da habt, quietschen die Leute beim Blick in den Kinderwagen. Die Jungs waren schon wieder so wild heute, klagen die Erzieherinnen beim Abholen in der Kita. In jedem Klamottenladen wird strikt nach Geschlecht getrennt. Sogar Badezusätze werden gegendert: Feen für die Mädchen, Piraten für die Jungs. Die gesamte Konsumwelt, eingeteilt in rosa und blau. Die Schulranzenfrage! Ein Mädchen, das sich für einen grünen Tornister entscheidet, ist beinahe eine Revoluzzerin. Ein Junge, der mit Glitzerschläppchen zum Turnen geht? Wie mutig!

Gleichzeitig laufen gesellschaftliche Debatten um verhaltensauffällige Jungs und Mädchen, die einfach keine naturwissenschaftlichen Fächer wählen wollen. Was Themen wie Gendern oder Unisex-Toiletten angeht, befinden wir uns schon fast in einem Kulturkampf.

Zu Hause streitet man sich dann womöglich noch mit seinem Partner oder seiner Partnerin über die Aufteilung familiärer Aufgaben und fragt sich: Wie kann es sein, dass wir selbst in solchen Klischeefallen landen?

So weit die verwirrende Gesamtgemengelage.

Mit all diesen widersprüchlichen Eindrücken im Kopf blickt man auf sein Kind und denkt: Der beschäftigt sich ja wirklich nur mit Autos. Mal sehen, wie lange sie diese Puppenmama-Nummer noch durchzieht. Hoffentlich wird er nicht ausgelacht, wenn er morgen mit Rock in der Kita aufkreuzt. Es wäre schön, wenn sie mal eine richtige Freundin hätte und nicht immer nur mit Jungs spielt.

Naheliegende Fragen, die sich daran anschließen: Hat er / sie das von uns? Woher kommen diese Verhaltensweisen und Vorlieben? Sind sie biologisch oder anerzogen? Gibt es das überhaupt – typisch Junge, typisch Mädchen?

Einfache Antworten darauf wird man vergebens suchen. Geschlechtsidentität ist komplex und vielschichtig. Im Getöse der öffentlichen Debatten geht das allerdings meist unter.

Im Englischen unterscheidet man schon rein sprachlich zwischen »sex« und »gender«. Das biologische Geschlecht (»sex«) umfasst all die körperlichen Faktoren, die uns zu Männern oder Frauen machen können. Das soziale Geschlecht (»gender«) beinhaltet die männlichen oder weiblichen Rollen, die gesellschaftlich geprägt oder durch Erziehung erlernt werden.

Natürlich hängen beide Ebenen eng miteinander zusammen. Die interessante Frage ist: Wann entwickelt sich was im Leben?

### 1. Genetische Anlage: Die Chromosomen

Bei Jungen tragen ein X- und ein Y-Chromosom die Erbanlangen, Mädchen besitzen zwei X-Chromosomen. Was die Entstehung von Krankheiten betrifft, ist die Situation der Mädchen wesentlich komfortabler. Sie haben immer einen Ersatz. Ist ein Gen defekt, kann es von dem anderen ausgeglichen werden. Rein genetisch betrachtet sind Jungen darum das schwächere Geschlecht. Ihr Y-Chromosom ist klein und verkümmert. Es verfügt über viel weniger Erbanlagen und hat die Evolution wahrscheinlich nur überlebt, weil es ausschlaggebend für die Entwicklung der *inneren Geschlechtsorgane* ist.

In den ersten Wochen nach der Befruchtung ist die Anlage der inneren Genitalien bei Jungen und Mädchen zunächst noch gleich. Doch dann übernimmt bei Jungen das Y-Chromosom die Steuerung und bildet die Geschlechtsorgane männlich aus. Passiert das nicht, entwickeln sie sich automatisch weiblich.

An dieser Stelle könnte man schlussfolgern: Aha, die Chromosomen machen das biologische Geschlecht aus! Doch das wäre zu einfach. Es gibt noch andere Player, die da mitmischen.

**2. Biologische Prägung: Die Hormone**

Bereits im Mutterleib fangen die inneren Geschlechtsorgane an zu arbeiten. Ihr Job? Sie produzieren Botenstoffe. In den Eierstöcken werden hauptsächlich Östrogene gebildet und in den Hoden Androgene. Gleich nach der Geburt lösen sie kurioserweise eine Minipubertät aus (→ S. 57). Beide Hormone sind eng miteinander verwandt – mit ganz wenigen Umbauten könnte man aus dem einen das andere basteln. Dennoch sind sie verschieden genug, um nun unterschiedliche *äußere Geschlechtsorgane* auszubilden: bei Mädchen den äußeren Teil der Scheide und bei Jungen den Penis.

Aha, Chromosomen plus Hormone machen also das biologische Geschlecht aus. Das stimmt. Doch es heißt nicht, dass das Geschlecht dadurch immer eindeutig festgelegt ist. Bitte was?

Angesichts all der aufgeregten Debatten, die wir derzeit um Geschlechtsidentitäten erleben, ist es sinnvoll, hier einen kleinen Exkurs zu den *Sonderfällen* zu machen, bei denen das Geschlecht nicht so eindeutig ist. Es kann nämlich vorkommen, dass ein Mensch, der von seinen Erbanlagen her weiblich ist (zwei X-Chromosomen), durch einen Fehler in der Nebenniere männliche Geschlechtshormone (Androgene) produziert. Dadurch vermännlicht sich ein Teil der äußeren Geschlechtsorgane. Andersherum können bei einer genetisch als Mann angelegten Person die männlichen Geschlechtshormone nicht wirken, sodass sie äußerlich wie eine biologische Frau aussieht (inklusive Scheidenanlage und später auch Brustansatz). Oft wird dann erst in der Pubertät festgestellt, dass die inneren Geschlechtsorgane gar nicht denen eines Mädchens entsprechen.

Früher hätte man in diesen Fällen von Intersexualität gesprochen, heute bezeichnet man sie als Varianten der Geschlechtsentwicklung. Sie zeigen, dass man mit einer Entweder-oder-Sichtweise auf die Geschlechter schon unter rein biologischen Gesichtspunkten nicht immer weiterkommt. Auch eine dritte Sammelkategorie, »divers«, wird diesen Entwicklungsbildern nicht gerecht. Sie sind unterschiedlich und spezifisch. Es bräuchte deutlich mehr als drei Geschlechter, um sie abzubilden. An die medizinische Diagnose schließt sich für Kinder und Jugendliche gewöhnlich ein umfangreicher Selbstfindungsprozess an, bei dem sie intensiv von unterschiedlichen Fachleuten begleitet werden müssen.[90]

Man kann also festhalten: Das biologische Geschlecht wird von mehreren Faktoren bestimmt. Nicht immer ist es eindeutig festgelegt. Und: Es passiert hormonell schon eine Menge, bevor die Umwelt (Familie, Kita, rosa-blaues Konsumangebot) überhaupt irgendeinen Einfluss auf die Ausbildung des Geschlechts nehmen können. Welche Spuren die Hormone genau im Gehirn hinterlassen, dafür hat man bisher allerdings nur Anhaltspunkte. Dazu wird geforscht; es ist ein sehr spannendes Feld der Wissenschaft. Doch die Reaktionen darauf sind mitunter heftig. Erfahren hat das zum Beispiel eine US-amerikanische Arbeitsgruppe, die aus ihren Studien zum Hormoneinfluss ableitete, dass Mädchen mit starkem männlichen Hormoneinfluss im Mutterleib später vermehrt ein männliches Spielverhalten an den Tag legen. Ein nachweisbarer Effekt der Biologie? Für diese These gab es mächtig Gegenwind. Schwierig, in einem Bereich zu forschen, in dem Wissenschaft und Weltanschauung im Konflikt liegen.

Doch auch für einen positiven Einfluss weiblicher Östrogene auf das Leseverhalten und den Spracherwerb von Mädchen existieren inzwischen Hinweise. Sie passen zu dem, was Lehrkräfte in den ersten Grundschuljahren beobachten, und zu bildungswissenschaftlichen Befunden. Doch zweifelsfrei bewiesen ist auch hier noch nichts.

### 3. Soziale Prägung: Die Erziehung

Geschlechtsspezifische Erwartungen von Müttern, Vätern und anderen Bezugspersonen beginnen meistens ebenfalls vor der Geburt des Kindes. Wisst ihr schon, was es wird? – diese Frage hören werdende Eltern unzählige Male während der Schwangerschaft. Und die meisten wollen sich vom Geschlecht des Kindes auch nicht überraschen lassen, sondern es möglichst früh von ihrer Frauenärztin erfahren. In den USA werden »Gender Reveal Partys« gefeiert, bei denen das Geschlecht mit viel Tamtam enthüllt wird – gelegentlich schwappt der Trend auch zu uns herüber.

Obwohl große Teile der Gesellschaft die Haltung vertreten, man solle Kinder doch bitte nicht in klischeemäßige Geschlechterrollen drängen, scheint es für die meisten dann doch von zentraler Bedeutung zu sein, ob sie ein Mädchen oder einen Jungen bekommen. Daran ist gar nichts auszusetzen. Es macht nur deutlich, dass das Geschlecht eine mächtige Kategorie ist.

Es wurden eine Reihe psychologischer Versuche gemacht, die zeigen, dass Mütter und Väter, aber auch andere Bezugspersonen unterschiedlich mit Mädchen und Jungen umgehen. Sie bieten etwa Spielzeug an, das angenommenen geschlechtstypischen Vorlieben der Kinder entspricht. Sie toben mehr mit Jungs und singen mehr mit Mädchen. Und natürlich – das ist vielleicht der wichtigste Aspekt – leben sie und viele andere Erwachsene den Kindern bestimmte Rollenbilder vor, an denen sie sich orientieren.

Die Erziehung hat also unbestritten einen Einfluss auf die Entwicklung der Geschlechtsidentität. Sei es, weil stereotype Rollen weitergegeben werden oder weil zwanghaft gegengesteuert wird.

Mit dem Wissen um die biologische Prägung vor der Geburt kann man Eltern aber vielleicht davon entlasten, sich allzu krampfhaft diesem Thema zu widmen. Tatsache ist: Wir haben es mit einem Wechselspiel zwischen Genen, Hormonen und Erziehung zu tun, das längst noch nicht durchschaut ist. Eltern allein werden ihr Kind sicherlich nicht in die eine oder andere Richtung beeinflussen. Warnen würde man eigentlich nur vor zu starren Vorstellungen – egal in welche Richtung: Wenn ein Junge / Mädchen nur mit Autos spielen will? Ok. Und wenn er / sie immer rosa Glitzernagellack tragen möchte? Auch ok. Empfehlenswert ist es, Kindern jedes Geschlechts ein möglichst breites Spektrum anzubieten aus Spielen, Erfahrungen, Verhaltensweisen. Dazu gehört, diese rosa-blaue Welt vielleicht mal gemeinsam zu hinterfragen. Schließlich gibt es ja auch noch gelb, grün, orange und viele Farben mehr. Kindern einen positiven Blick auf Vielfalt zu eröffnen und ihnen partnerschaftliches Verhalten vorzuleben ist sicherlich wichtiger, als sich an aufgeheizten Geschlechterfragen abzuarbeiten.

Je unbefangener man an diese Dinge herangeht, umso faszinierender ist es, Kinder dabei zu beobachten, wie sie unterschiedliche Rollen testen. Zwischen drei und sechs Jahren sind sie stark mit der Geschlechtsfindung beschäftigt. Sie beginnen, sich als Mädchen und Jungen wahrzunehmen, und probieren Kleidung, Frisuren und Verhaltensmuster aus. In dem Alter ist das alles sehr spielerisch und noch gar nicht festgelegt.

# V

# SEINER SELBST BEWUSST:

# DAS SCHULKIND (6 BIS 10 JAHRE)

## Unsicherheitstoleranz – warum mentale Gesundheit so wichtig ist

Ein Kind übt unentwegt, das Gleichgewicht zu halten. Zum ersten Mal sitzen, stehen, laufen. Toll! Endlich allein schaukeln, über den Baumstamm balancieren, zwei Sekunden freier Handstand. Respekt! Jedes Kunststück erfordert hartnäckiges Training – ist ja klar. Also motivieren die Erwachsenen fleißig. Sie reichen die Hand und schubsen an. Sie lassen los und halten fest, trösten und applaudieren.

Das innere Gleichgewicht dagegen wird häufig kaum beachtet. Dabei ist psychische Stärke ebenso wenig angeboren wie die Fähigkeit, ein Rad zu schlagen. Auch sie muss sich entwickeln und trainiert werden. Jedes Kind erlebt Situationen, in denen seine innere Stabilität wankt und es Erwachsene braucht, die ihm die Hand reichen, es anschubsen, ihm Halt geben.

Seit einiger Zeit mehren sich die Warnzeichen, dass die junge Generation insgesamt außer Balance geraten ist, was ihre seelische Verfassung betrifft. Bereits vor der Coronapandemie zeigten etwa 15 Prozent der älteren Kinder und Jugendlichen psychische Auffälligkeiten. Währenddessen verdoppelte sich die Zahl jener, die unter Ängsten, Essstörungen oder depressiven Gedanken litten. Wenigstens die depressiven Symptome sind inzwischen wieder zurückgegangen.

Zunächst ist es normal, dass Kinder in einer Krisensituation traurig und ängstlich reagieren. Nicht normal ist dagegen, dass die größte Last oft bei jenen Kindern landet, die es ohnehin schon schwerer haben als andere – etwa weil ihre Eltern von Armut, Fluchterfahrungen oder psychischen Problemen betroffen sind. Die Familie – das zeigen die Erkenntnisse der Hamburger COPSY-Längsschnittstudie[91] – ist in

Deutschland nach wie vor entscheidend bei der Frage, wie gut oder schlecht eine missliche Lage verkraftet wird.

Die äußeren Krisen häufen sich, davon bleiben Kinder nicht unberührt. Doch die Wartelisten der Kinderpsychotherapeuten sind lang, auch auf einen stationären Therapieplatz wird oft monatelang gewartet. Gleichzeitig ist kein Ende der Herausforderungen in Sicht. Neben einem Ausbau der Kapazitäten fordern Fachleute darum, viel intensiver als bisher auf Vorbeugung zu setzen und die Psyche von Kindern zu stärken.

**Mentale Gesundheit – was ist das überhaupt?**

So vertreibst du negative Gedanken! So vermeidest du Konflikte! So löst du dich aus einer toxischen Beziehung! Das Internet ist voll mit Ratschlägen zur Verbesserung der psychischen Gesundheit. Wahrscheinlich rührt daher dieses weit verbreitete Missverständnis, mental gesund würde in etwa so viel heißen wie: gut drauf, ruhig, entspannt.

Allenthalben wird mentale Gesundheit mit Wohlbefinden verwechselt. Darum ist es kein Wunder, dass viele Eltern nervös werden, wenn ihr Kind traurig, wütend oder aggressiv ist. Die amerikanische Entwicklungspsychologin Lisa Damour warnt vor einer krankhaften Sichtweise auf negative Gefühle.[92] Statt Traurigkeit, Angst und Stress wie Feinde aus dem Familienleben zu verbannen, müssten Eltern endlich dafür sorgen, dass ihre Kinder damit umgehen lernen.

Tatsächlich bedeutet, mental gesund zu sein, nämlich, dass man …

1. der Situation angemessene Gefühle hat – auch dann, wenn sie unerwünscht sind. Ein Kind muss eifersüchtig und enttäuscht sein dürfen, wenn sich der beste Freund auf einmal jemand anderem zuwendet und einen links liegen lässt.

2. die Gefühle durchlebt und mit ihnen umgehen kann. Das Kind könnte sich zum Beispiel bei seinen Eltern ausweinen, mit dem Freund sprechen, niedergeschlagen sein, sich ebenfalls auf andere Kontakte besinnen …

Konflikte gehören zum Leben. Jeder Mensch muss lernen, sie auszuhalten. Ohne Konflikte findet keine Entwicklung statt.

### Die Rolle der Erwachsenen

Man kann nicht behaupten, dass es derzeit besonders einfach wäre, der nächsten Generation Halt und Orientierung zu geben. Die Welt ist ja auch für Erwachsene unübersichtlicher als je zuvor. Sie selbst sind – sofern sie in Mitteleuropa groß wurden – mit einem beispiellosen Versprechen von Stabilität und Wohlstand aufgewachsen. Ihre Kindheit war geprägt von Frieden, Sicherheit und dem (naiven) Glauben an ein ständiges Wachstum. Dazu kommt, dass man heute maximal sensibilisiert für die kindlichen Emotionen ist und stärker denn je darauf achtet, Kinder vor negativen Erfahrungen zu schützen.

Kurz: Mütter und Väter, die selbst nicht klarkommen mit all diesen Ungewissheiten, sollen nun ihren Kindern einen gesunden Umgang damit vermitteln, während sie ihnen gleichzeitig am liebsten alles Negative ersparen.

Möglicherweise hilft hier wirklich nur knallharter Realismus. Kinder müssen lernen, mit Unsicherheit zu leben, sie gewissermaßen als Normalität zu begreifen, sonst werden sie es schwer haben. Erwachsene sind verpflichtet, ihnen dabei zu helfen (und helfen sich damit womöglich selbst). Und zwar nicht, indem sie die kindlichen Gefühle immerzu moderieren und versuchen, sie zu beeinflussen. Das ist nicht gemeint.

In erster Linie geht es darum, dass sie selbst die negativen Gefühle ihrer Kinder aushalten. Man kann sie nicht von jeglichem Stress abschirmen. Der kommt ja nicht nur in der Schule auf sie zu, sondern auch später in der Ausbildung, im Studium, im Berufsleben. Man tut Kindern keinen Gefallen, wenn man sie immer sofort von schlechten Erfahrungen ablenkt. Enttäuschungen, Verletzungen, Verluste gehören dazu – das ganze Leben lang. Man muss die Chance haben, den Umgang damit zu erlernen. Kindern alles abzunehmen ist dabei keine Hilfe. Woher sollen sie sonst später die Kraft nehmen, etwas Anstrengendes durchzuziehen, wenn ihnen nie etwas abverlangt wurde?

Kinder dürfen ängstlich, traurig und wütend sein. Sie müssen es sogar. Und Erwachsene müssen diese Gefühle, die sie selbst am liebsten verdrängen, achtsam begleiten. Nur so kann ein Kind in geschütztem

Rahmen üben, mit den Widrigkeiten des Lebens umzugehen. Das ist von großer Bedeutung, damit es gesund aufwachsen und seinen eigenen Weg gehen kann – und dabei das Gleichgewicht hält.

## Die Latenzphase

Das erste Schulhalbjahr ist fast vorbei und es war noch niemand richtig krank. Die Kinder haben den ganzen Nachmittag einträchtig in ihrem Zimmer gespielt. Nach dem Abendessen haben sie freiwillig den Tisch abgedeckt, weil die Erwachsenen so platt waren.

Für Eltern von Kleinkindern klingen solche Sätze nach Science-Fiction. Doch es gibt eine Zeit, in der sie wahr werden. Nicht jeden Tag und bei jedem Kind – aber tendenziell. Willkommen in der Latenzphase!

Dieser Entwicklungsabschnitt fällt in etwa mit der Grundschulzeit zusammen. Man könnte ihn auch als Ruhe vor dem Pubertätssturm bezeichnen. Latenz bedeutet: Etwas ist vorhanden, aber (noch) nicht eingetreten. Der Begriff geht auf Sigmund Freud zurück. Vor rund hundert Jahren teilte der Begründer der Psychoanalyse die Entwicklung des Menschen in fünf Phasen ein. Im Zentrum stand dabei die Sexualität. Freud betrachtete sie als grundlegend für die psychische Entwicklung (und für psychische Störungen). Seine Gedanken waren damals revolutionär und sind bis heute faszinierend, wenngleich viele seiner Aussagen inzwischen als überholt gelten.

Tatsächlich sind bereits Babys dem Einfluss weiblicher und männlicher Hormone ausgesetzt – und zwar in der Minipubertät (→ S. 57) gleich zu Beginn des Lebens. Bereits in den ersten Lebensjahren spielt Sexualität eine Rolle (→ S. 206). Und in der Pubertät kommt dann richtig Schwung in die Sache (→ S. 324). Doch dazwischen? Da gibt es eine Phase, in welcher der Hormoneinfluss weitgehend zurückgedrängt ist. Zumindest das Grundschulalter ist mehr oder weniger frei von jeglicher Sexualität. In dieser Zeit kann man sich entspannt allem anderen widmen, was das Leben zu bieten hat. Das ist, knapp skizziert, die Erklärung dafür, dass Freud hier das Stichwort Latenz verwendete. Heute führt man die Entwicklung des Menschen natürlich nicht mehr so einseitig auf diese sexuellen Phasen zurück. Doch die Latenzphase hat auch abgesehen von den Hormonen eine Bedeutung.

Oft werden in der Grundschulzeit viele Dinge leichter, die in der Kleinkind- und Kitazeit noch sehr herausfordernd waren. Schon rein *gesundheitlich* treten die Kinder im Schnitt in eine ruhigere Phase ein. Die Zahl der Infekte nimmt ab. Viele haben sie einfach in der Kita schon durchgemacht. Das Immunsystem hat dazugelernt, ist stärker geworden und wehrt nun den ein oder anderen Virus ab, ohne dass die Krankheit richtig ausbricht (→ S. 229). Die Kinder haben sich koordinativ stark weiterentwickelt. Die meisten sind schon fähig zu Absprachen: Sie haben erfahren, dass Verabredungen, die man miteinander trifft, sinnvoll und wirksam sind, und beginnen Gefahren zu erkennen. Außerdem können sie sich auch mal ruhig hinsetzen und sich eine Zeit lang auf etwas konzentrieren. Und sie haben bereits ein Gefühl dafür, wie bedeutend soziale Kontakte sind und wie man sie gestaltet.

Die Kinder verfügen nun über grundlegende Fähigkeiten, um bereits recht selbstständig am normalen Leben teilzunehmen. Üblicherweise kooperieren sie in dieser Phase gern mit den Erwachsenen. Das kann man zwischen dem Aufbegehren in der Trotzphase und der Abgrenzung in der Pubertät auch ruhig mal genießen. Und langweilig wird es dadurch nicht: Gerade in den ersten Schuljahren passiert ja kognitiv gigantisch viel. Auf einmal kann das Kind einem einen Zettel schreiben und selbst Comics lesen. Leider können in dieser Zeit auch neue Schwierigkeiten auftreten – wenn es mit der Konzentration und dem Lernen nicht so klappt wie erhofft (→ S. 294). Oder wenn Kinder zu ruhig werden, Ängste entwickeln, sich sozial zurückziehen (→ S. 303).

Das Gros der Kinder aber erlebt in vielerlei Hinsicht eine stabile Phase. Trotzdem bleiben Kinder natürlich Kinder. Sie können (meist vorübergehend) in alte Muster zurückfallen, sind unkontrolliert und wild. Doch sie sind eben auch echte Gesprächspartner, mit denen man immer neue Ebenen erreichen kann.

## Was steckt hinter Kopf- und Bauchweh?

Man wird kein Kind finden, das nicht schon mal über das eine oder das andere geklagt hat: Wenn es im Grundschulalter irgendwo zwickt oder zwackt, dann besonders häufig im Kopf oder im Bauch. Neun von zehn Kindern hatten schon mal Kopfweh. Und Bauchschmerzen – die kennen ohnehin alle. Sei es durch Magen-Darm-Erkrankungen, weil man etwas Falsches gegessen hat oder einfach nur mal ganz dringend auf Toilette muss.

Kopf- und Bauchweh sind leider nicht nur sehr häufig, sondern als Symptome mit das Diffuseste, was der kindliche Körper zu bieten hat. Alle möglichen Gründe können dahinterstecken, harmlose und schwerwiegende, organische und psychosomatische. Das ist nicht nur für die betroffenen Kinder und ihre Eltern eine Herausforderung, sondern auch für Ärztinnen. Die entscheidenden Fragen lauten darum: Wann muss man diese Schmerzen als bedenklich einordnen? Und wie hilft man dem Kind, wenn sie sporadisch kommen und gehen?

### Wenn der Kopf brummt

Beim Stichwort Kopfschmerzen denken die meisten an Migräne und die wenigsten an Kinder. Doch in der Tat leiden bereits fünf bis zehn Prozent von ihnen an Migräne. Noch häufiger ist im Grundschulalter allerdings der Spannungskopfschmerz. Ist ja auch logisch – so viel, wie sich in dieser Phase verändert. An die Kinder werden ganz andere Ansprüche gestellt als vorher, viele verspüren zum ersten Mal Leistungsdruck. Das kann durchaus zu Anspannung führen. Dazu kommen soziale Herausforderungen und bei vielen Kindern (zu) lange Bildschirmzeiten (→ S. 319).

*Migräne* hat die ungewöhnliche Eigenschaft, nicht nur Schmerzen, sondern weitere Symptome verursachen zu können. Auch Kinder berichten zum Teil von der sogenannten Aura: Lange, bevor die Migräne beginnt, treten Vorzeichen wie Schwindel, verschwommenes Sehen, eine hohe Lichtempfindlichkeit und manchmal Bauchschmerzen auf. Extrem selten sind Lähmungserscheinungen, bei denen Arme und Beine nicht mehr bewegt werden können. Danach kommt auf einmal der Kopfschmerz dazu – und man weiß: Es ist eine Migräne.

Ein Kind, das unter Migräne leidet, zieht sich üblicherweise zurück. Der Schmerz entsteht aus einer vorübergehenden Erweiterung der Blutgefäße, die einen starken Druck auslösen. Spielen, Lernen oder Sport machen gehen da nicht mehr. Erwachsene spüren die Migräne-Schmerzen in der Regel nur auf einer Seite, Kinder häufig auf beiden Seiten. Es wird empfohlen, frühzeitig Medikamente einzunehmen, meist gilt Ibuprofen als erste Wahl. Doch das sollte vorher unbedingt mit dem Kinderarzt besprochen werden.

Bei *Spannungskopfschmerz* nützen Medikamente weniger. Hier zählt vor allem Entspannung, da der Schmerz durch eine Anspannung der Muskeln entsteht. Wird die Stirn permanent in Sorgenfalten gelegt, tun die Muskeln irgendwann weh. Auch wenn man krampfhaft auf einen Bildschirm starrt, werden gewisse Teile des Kopfes stark beansprucht. Der Spannungskopfschmerz ist deutlich weniger intensiv und beeinträchtigend als eine Migräne. Oft hilft es dann, eine Runde an der frischen Luft zu drehen oder mal eine Pause einzulegen.

**Achtung, Alarmsignale!**

So unangenehm Kopfschmerzen sind – gefährlich sind sie in den allermeisten Fällen nicht. Es gibt allerdings ein paar Alarmzeichen, auf die man achten sollte.

- Schnell einsetzender Kopfschmerz mit Fieber: Insbesondere wenn der Nacken schwer beweglich ist oder kleinere Kinder sich nach hinten überstrecken. Das könnten Zeichen einer Hirnhautentzündung oder -reizung sein. Ab in die Kinderklinik.

- Kopfschmerzen, verbunden mit anderen Ausfallzeichen: Wenn das Nervensystem beteiligt ist, ein unwillkürliches Zucken wahrnehmbar ist, ein Kind einen Arm nicht mehr bewegen kann, nicht mehr läuft, ein Mundwinkel oder ein Augenlid hängt, gilt es, keine Zeit zu verlieren. Ab in die Notaufnahme.
- Kopfschmerzen mit morgendlichem Erbrechen: Wenn sich das jeden Morgen wiederholt, kann es sein, dass etwas aufs Gehirn drückt. In diesem Fall muss man nicht sofort in die Notaufnahme, das Kind sollte aber gründlich von einer Kinderärztin untersucht werden.
- Kopfschmerzen mit Gewichtsabnahme. Auch das ein Fall für den Kinderarzt.

Wenn diese Alarmzeichen nicht auftreten und die Kopfschmerzen zwischendurch immer wieder verschwinden, kann man erst mal gelassen bleiben. Selbst wenn das Kopfweh über Wochen und Monate immer wiederkehrt – solange sich keine Verschlechterung abzeichnet und das Kind im Alltag nicht wirklich beeinträchtigt ist, kann man abwarten und die Situation beobachten.

Natürlich fällt das vielen Eltern nicht leicht, zumal sich beim Googeln schnell ein fürchterlicher Verdacht aufdrängt: Hirntumor! Im echten Leben liegt diese Diagnose jedoch gar nicht nah, im Gegenteil: Hirntumore sind extrem selten. Solange keine der oben beschriebenen Auffälligkeiten oder Krampfanfälle bestehen, muss man sich nicht verrückt machen. Eltern wünschen sich manchmal trotzdem ein *MRT* (Magnetresonanztomografie) zur Beruhigung, um einmal in den Kinderkopf hinein zu gucken … Doch es gibt exakte medizinische Vorgaben, in welchen Fällen dieses aufwändige bildgebende Verfahren anzuwenden ist.

Zunächst viel einfacher und sinnvoller ist es, ein *Kopfschmerztagebuch* zu führen. Wenn Familien sich Sorgen machen, sollten sie festhalten, wann, wo und in welchen Situationen die Symptome auftreten, wie stark sie sind und was sonst an dem Tag los war … Für solche Protokolle gibt es Vorlagen. Wichtig ist, nicht dauernd nach den Schmerzen zu fragen, sondern sie zu notieren, wenn das Kind sie äußert. Die Dokumentation hat mehrere Effekte: Häufig kommen Familien dem Auslöser der Kopfschmerzen dabei selbst auf die Spur. (Seien es Anstrengung, Kälte, Wärme, Flüssigkeitsmangel, Schul- oder Freizeitstress, soziale Probleme, zu wenig Schlaf oder zu viel Medienzeit.) Wenn sie keine Ursache feststellen können, merken sie vielleicht zumindest, was sich dagegen als hilfreich erweist. (Zum Beispiel frische Luft, Bewegung, Pausen, Trinken, Essen, Kühlung des Kopfs, Spielen oder Schlaf). Möglicherweise stellen sie auch fest, dass das Problem immer dann auftaucht, wenn das Kind zu lange auf die digitale Tafel in der Schule schaut – und machen einen Termin beim Augenarzt.

Bereits die Dokumentation der Schmerzen kann die Situation verbessern. Manch eine Familie bemerkt: So oft kommen die Beschwerden nun auch wieder nicht vor, und letztlich passiert nichts Schlimmes. Das kann sich ebenfalls positiv auf das Kopfweh auswirken.

In jedem Fall ist das Kopfschmerztagebuch eine gute Grundlage, um mit dem Kinderarzt die Lage zu analysieren und zu entscheiden, ob und welche weiteren Schritte erforderlich sind.

### Wenn der Bauch drückt

Hier ist die Sache leider noch komplizierter, denn die Ursachen für Bauchschmerzen sind schier unendlich. Von Muskelkater, über Verdauungsprobleme oder Würmer bis hin zu schweren Entzündungen – um nur ein paar Beispiele zu nennen.

Im Bauch ist so viel los: Da sind die Hohlorgane, die pumpen und sich bewegen, wie der Magen, der Darm, die Harn- und Gallenblase. Dazu kommen die festen Organe wie die Leber, die Bauchspeicheldrüse oder die Nieren. Sie alle können Probleme haben, die sich in Bauchschmerzen äußern. Doch nicht nur das. Auch angrenzende Organe können sich im Bauch bemerkbar machen. Typisches Beispiel: Eine Entzündung, die tief in den Lungen sitzt, kann sich wie Bauchschmerzen anfühlen. Selbst erfahrene Erwachsene können das nicht auseinanderhalten. Noch dazu verursachen Krankheiten Bauchschmerzen, bei denen man gar nicht damit rechnet (zum Beispiel ein lang anhaltender Husten mit Muskelkater im Zwerchfell oder – viel dringlicher in der Behandlung – ein entgleister Diabetes).

**Achtung, Alarmsignale!**

Auch bei Bauchweh sollte man die wichtigsten Alarmzeichen kennen:

- unkontrollierbarer Durchfall mit Erbrechen und vor allem Stuhlerbrechen
- größere Mengen Blut im Stuhl
- ein komplett harter Bauch (nicht einer, der sich erst auf Drücken hin anspannt)
- anhaltend starkes Bauchweh mit hohem Fieber
- unerträgliche Bauchschmerzen

Bei all diesen Symptomen muss man sich sofort mit dem Kind auf den Weg ins Krankenhaus machen.

Meistens ist die Situation jedoch weniger dramatisch und das Kind leidet trotzdem. Dann ist die Kinderarztpraxis die richtige Adresse – falls man nicht eh schon weiß, dass eine Magen-Darm-Grippe dahintersteckt oder das Kind etwas Falsches gegessen haben könnte. Bei *akuten Bauchschmerzen* wird übrigens gern übersehen, dass das Kind schlicht auf Toilette muss. Aus vielen Jahren Krankenhauserfahrung sei verraten: Oft ist am Ende ein Abführmittel die Rettung, wenn ein Kind mit Bauchweh vorgestellt wird. Chronische Verstopfungen behebt man dadurch natürlich nicht. Diese können manchmal ernste Ursachen haben und sollten mit dem Kinderarzt besprochen werden. Vorher kann man aber zu Hause einiges versuchen. Dazu gehört: genügend trinken zu den Mahlzeiten, ballaststoffreich essen (Obst, Gemüse, Vollkornprodukte), auf ausreichend Bewegung achten und den Magen-Darm-Reflex nutzen (→ S. 240).

Bei *wiederkehrenden Bauchschmerzen* gilt, wie so oft, die Grundregel: Solange es bei Bauchschmerzen, vor allem rund um den Nabel, bleibt, muss man sich weniger Gedanken machen, als wenn weitere Symptome dazukommen. Kritisch wird es, wenn Kinder nachts wiederholt wegen der Bauchschmerzen aufwachen, wenn die Haut oder die Gelenke Probleme machen, es immer wieder zu Durchfällen oder Erbrechen kommt, wenn ein Kind abnimmt oder nicht mehr richtig wächst. In diesen Fällen ist ein rasches Handeln erforderlich – und zwar auf keinen Fall in Eigenregie.

Es kommt immer wieder vor, dass Familien in wohlmeinender Absicht bestimmte Nahrungsmittel weglassen (vielleicht verträgt das Kind kein Gluten?). Eine völlig falsche Reaktion! Im besten Fall macht man etwas Überflüssiges und erschwert sich dadurch das Leben. Im schlechtesten Fall verschleiert man dadurch die Ursache für das Bauchweh und erschwert die medizinische Diagnose. Man sollte niemals selbst irgendwelche Diäten mit einem Kind ausprobieren, sondern immer nur mit ärztlicher Begleitung, um dann auch solide Rückschlüsse ziehen zu können.

Bauchschmerzen sind tückisch. Sie sind schwer zu lokalisieren – darum macht es wenig Sinn, wenn Mütter und Väter selbst anfangen, den Bauch abzutasten. Sie sind schwer zu diagnostizieren – weil sie so viele verschiedene Ursachen haben können. Und der Verlauf ist schwer vorherzusehen. Darum wird ein Kind mit Bauchschmerzen im Zweifel zur Beobachtung in der Klinik stationär aufgenommen.

Gerade wenn Bauchschmerzen immer wieder kommen und gehen, müssen sie sehr gut erforscht werden: Wie akut treten sie jeweils auf? Wie stark sind sie? Welche Begleitumstände gibt es? Und was hilft dagegen? Wie bei den Kopfschmerzen ist es auch hier sinnvoll, seine Beobachtungen in einem Tagebuch festzuhalten und diese mit der Kinderärztin zu besprechen.

Glücklicherweise haben die Profis bei der Diagnostik andere Möglichkeiten als beim Kopf: Eine *Ultraschall-Untersuchung* ist weit weniger aufwändig als ein MRT. Sie wird häufiger eingesetzt, ist aber nicht in jedem Fall sinnvoll. Auch eine Stuhluntersuchung oder eine Blutabnahme können zur Abklärung durchgeführt werden. Die Ärzte entscheiden das abhängig von möglichen Ursachen für die Beschwerden.

In vielen Fällen werden am Ende keine organischen Gründe für die Bauchschmerzen gefunden. Dann handelt es sich um sogenannte *funktionelle Bauchschmerzen*.[93] Sie entstehen, weil die Nerven im Darm überempfindlich auf die Dehnung und Bewegung des Darms reagieren. In aufregenden oder belastenden Situationen kann sich die Darmmotorik verstärken und damit auch die Bauchschmerzen. Schätzungsweise sind 20 bis 25 Prozent der Schulkinder davon betroffen. Bei einigen kommen dazu Durchfälle (die aber noch kontrollierbar sind), gelegentlich im Wechsel mit Verstopfung. Man spricht dann von einem Reizdarm. Kopfschmerzen können damit einhergehen.

Insgesamt bewegt man sich bei diesen Beschwerden im psychosomatischen Bereich. Das macht einen ganzheitlichen Blick auf das Kind erforderlich. Die Kinderärztin wird in diesen Fällen gegebenenfalls an ein sozialpädiatrisches Zentrum oder einen Psychotherapeuten überweisen, um den Symptomen genauer auf den Grund zu gehen. Sie könnten zum Beispiel auch Hinweise auf eine Angst-, Lern- oder Verhaltensstörung sein (→ S. 303 u. S. 294).

Bauchschmerzen sind zwar kompliziert – gleichzeitig sind sie aber so häufig, dass Eltern und Kinder irgendwann aus Erfahrung wissen, ob Hilfe nötig ist oder nicht. Vielleicht ein kleiner Trost.

## ADHS und Lernstörungen

Gute Kitas können ein Schutzraum für Kinder sein. Dort begegnet man ihren Besonderheiten oft noch sehr gelassen. Sofern es der Betreuungsschlüssel zulässt, gehen Erzieherinnen auf einzelne Bedürfnisse ein und auch die Tagesstruktur ist nicht zwingend. In der Schule müssen die Kinder viel stärker funktionieren und Erwartungen erfüllen. Verständlich, dass sie sich an die neuen Strukturen erst einmal gewöhnen müssen. Dass einige dabei vorübergehend ein auffälliges Verhalten zeigen oder Schwierigkeiten haben, sich ans Lernen zu gewöhnen, ist normal. Solche Phasen wird es immer wieder mal geben.

Etwa eine Handvoll Kinder pro Klasse aber hat dauerhaft große Mühe, sich in den Schulrhythmus einzufügen und wie die anderen lesen, schreiben oder rechnen zu lernen. Bei ihnen geht das Problem tiefer. Für sie stellt der Schulalltag eine besondere Herausforderung dar, denn sie haben eine Störung im Sinne einer Erkrankung. Das bedeutet: Die Symptome, Ursachen, Verlauf und Behandlungsmöglichkeiten werden in der Medizin genau beschrieben.[94]

Typischerweise werden Kinder im Laufe der ersten Klasse mit dem Verdacht auf eine Aufmerksamkeits- oder Lernstörung bei Therapeuten oder Ärztinnen vorgestellt. Auf einmal ecken sie an mit Verhaltensweisen und Schwierigkeiten, die sich in der Kita zwar angedeutet haben, dort aber nicht so ins Gewicht gefallen sind. Läuft es bei einem Kind in der Schule nicht, herrscht dagegen rasch Aufregung. Lehrer verlangen nach mehr Disziplin, Eltern nach mehr Unterstützung. Schnell schwirren alle möglichen Vermutungen umher: Könnte das Kind eine ADHS haben? Eine Lese-Rechtschreib-Schwäche (LRS)? Fällt ihm das Lesen / Schreiben / Rechnen einfach nur etwas schwerer als den anderen? Oder ist es Legasthenie, Dyslexie, Dyskalkulie? Je nachdem, ob ein Arzt, eine Pädagogin oder jemand von der Schulbehörde auf die Sache schaut, kursieren die unterschiedlichsten Begriffe. Für betroffene Familien ist das vor allem eins: verwirrend.

Es ist aber wichtig, ernsthafte Störungen sehr sorgfältig von zeitweiligen Auffälligkeiten abzugrenzen. Sonst bestehen zwei Gefahren:

1. Das Kind wird vorschnell als krank abgestempelt, obwohl sein (Lern-)Verhalten völlig normal ist. Es braucht nur etwas mehr Anleitung und Förderung. Hier sind Schule und Elternhaus in der Pflicht.

2. Ein Kind wird mit Problemen alleingelassen, die einer professionellen Behandlung bedürfen. Es braucht eine sorgfältige Diagnose und Unterstützung durch Fachpersonal. Mit disziplinarischen Maßnahmen hier und ein bisschen Hausaufgabenbetreuung da ist ihm nicht geholfen.

Was die Sache zusätzlich komplex macht: Aufmerksamkeits- und Lernschwierigkeiten gehen ineinander über und bedingen sich sogar gegenseitig.

### ADHS

Die Abkürzung hat wohl jeder schon mal gehört, seit sich immer mehr Prominente zu dieser Diagnose bekennen. Das Wortungetüm, das sich dahinter verbirgt, ist weniger geläufig: Aufmerksamkeitsdefizit-/Hyperaktivitätsstörung. Sie zeigt sich bei Kindern in einem auffälligen Verhalten auf drei verschiedenen Ebenen:

- *Unaufmerksamkeit*: Das Kind hört im Unterricht nicht zu und lässt sich schnell ablenken; Hausaufgaben werden zum Kampf – es fällt ihm schwer, Dinge zu Ende zu bringen; Flüchtigkeitsfehler häufen sich.
- *Impulsivität*: Das Kind handelt vorschnell, ohne über die Konsequenzen nachzudenken; es fällt anderen ins Wort und kann schlecht warten, bis es dran ist; es beachtet Grenzen und Anweisungen nicht.
- *Hyperaktivität*: Das Kind ist zappelig und kann nicht stillsitzen;

im Unterricht steht es permanent auf und läuft durch die Gegend; es kann sich nicht längere Zeit ruhig mit einem Spiel beschäftigen.

Leichte Auffälligkeiten in diesen Bereichen sind noch kein Grund zur Sorge. Jedes Kind ist mal unruhig oder kann sich mal schlecht konzentrieren. Jedes Kind erlebt Dinge, die es in Unruhe versetzen. Sei es, weil etwas in der Familie passiert ist oder es sich auf eine neue Situation einstellen muss. Und Stillsitzen gehört sowieso nicht gerade zu den Kernkompetenzen jüngerer Kinder. Wer hin und wieder solche Verhaltensweisen an einem Kind beobachtet, braucht also nicht sofort denken, dass es krank ist.

Von einer ADHS sprechen Fachleute erst, wenn die Symptome so stark ausgeprägt sind, dass sie das Kind einschränken und es darunter leidet. Sie müssen zudem situationsübergreifend auftreten (zu Hause und in der Schule) und mehr als sechs Monate anhalten.

Wie bei anderen psychischen Störungen sind die Übergänge zwischen normalem und auffälligem Verhalten fließend. Für Eltern ist es darum wirklich nicht einfach zu erkennen, wann ihr Kind Hilfe braucht. Dass bei dem Thema noch jede Menge überkommene Erziehungsmethoden und Mythen herumschwirren, macht es nicht gerade leichter. Vor nicht allzu langer Zeit hat man Kinder mit den oben beschriebenen Symptomen noch pauschal als Zappelphilipp und Störenfried bezeichnet. Ihr auffälliges Verhalten versuchte man mit Strenge in den Griff zu bekommen (in die Ecke stellen, Schlagen, Nachsitzen). Noch kürzer liegt die Zeit zurück, in der die ADHS als Modediagnose galt, die viel zu häufig diagnostiziert und medikamentös behandelt wurde.

Heute ist man weiter: Eine wissenschaftliche Leitlinie hält fest, wie man diese Störung erkennt und behandelt.[95] Man geht davon aus, dass nur ein niedriger, einstelliger Prozentteil der Kinder davon betroffen ist (darunter deutlich mehr Jungen als Mädchen). Und man verfügt über viele therapeutische Möglichkeiten, bevor Medikamente zum Einsatz kommen. Ärztinnen, Psychotherapeuten und nicht zuletzt Lehrkräfte haben inzwischen viel Erfahrung mit dem Störungsbild gesammelt.

Wer sich ernsthaft Sorgen macht, dass das eigene Kind betroffen sein könnte, sucht darum am besten zunächst das Gespräch mit der Klassenlehrerin. Meistens kommt sie schon von sich aus auf die Eltern zu. Wenn sie über ein paar Jahre Erfahrung im Schuldienst verfügt, hat sie bereits einige Kinder mit ADHS-Diagnosen erlebt und kann in der Regel gut einschätzen, wie gravierend die Situation ist, ob das Kind rasch Hilfe benötigt oder ob man ruhig noch abwarten kann, wie sich die Symptome entwickeln.

Umfassende Informationen bietet das zentrale ADHS-Netz, das zwei sehr gute Plattformen betreibt. Die Seite www.adhs.info wendet sich an Kinder, Jugendliche und ihre Bezugspersonen und hat das Material für die jeweiligen Zielgruppen aufbereitet. Auf der Seite www.zentrales-adhs-netz.de finden sich vor allem Inhalte für Fachleute, aber auch Hinweise zu Versorgungsmöglichkeiten und aktuellen Entwicklungen.

Falls sich der Verdacht erhärtet und man abklären lassen möchte, ob bei dem Kind wirklich eine ADHS vorliegt, ist die geeignete Anlaufstelle der *Kinder- und Jugendpsychiater* oder ein *sozialpädiatrisches Zentrum*. Dort arbeiten verschiedene Berufsgruppen zusammen (etwa Sozialarbeiterinnen, Pflegekräfte, Psychologen, Ärztinnen, Ergotherapeuten), um einen ganzheitlichen Blick auf das Kind zu gewährleisten. Die Fachleute können eine ADHS zuverlässig diagnostizieren und entscheiden, welche Behandlungsmaßnahmen für dieses Kind geeignet sind. Das kann eine Verhaltenstherapie sein oder eine medikamentöse Therapie.

Die *Diagnostik* selbst ist aufwendig. Eine ADHS von anderen Auffälligkeiten (zum Beispiel Lernstörungen) abzugrenzen ist gar nicht so leicht. Es muss zudem sorgfältig geprüft werden, ob den Symptomen eine Erkrankung (in seltenen Fällen zum Beispiel eine Epilepsie) zugrunde liegt. Die Kinder werden darum vollständig neurologisch untersucht. Oft kommt eine ADHS-Diagnose nicht allein und es treten weitere psychische Auffälligkeiten auf (darunter Störungen des Sozialverhaltens, Ängste, Tics, Lernstörungen).

Wie in vielen Bereichen werden die Wartezeiten für therapeutische Maßnahmen in den nächsten Jahrzehnten weiter steigen, weil das Personal fehlt. Langfristig wird das dazu führen, dass man auch bei einer ADHS bevorzugt besonders schwer betroffene Kinder behandeln wird. Und jene zurückgestellt werden, deren Situation vom Umfeld noch aufgefangen werden kann. So unangenehm diese Aussicht ist, sie ist leider realistisch und darf darum nicht unerwähnt bleiben.

Dennoch kann man heute etwas gelassener bleiben bei einer ADHS-Diagnose. Schulen agieren in der Regel umsichtig und unterstützend, sie stempeln ein Kind nicht einfach pauschal als verhaltensauffällig ab. Die prominenten Outings der vergangenen Jahre haben zudem gezeigt, dass viele Erwachsene mit diesem Störungsbild durchaus erfolgreich ihren Weg gehen. Die Diagnose heißt also mitnichten, dass ein Kind dadurch an einem selbstbestimmten und zufriedenen Leben gehindert wird.

Bagatellisieren darf man die Belastung betroffener Familien trotzdem nicht. Eltern geraten durch das herausfordernde Verhalten eines Kindes mit ADHS häufig an ihre Belastungsgrenze. Sie empfinden oft einen starken Druck von außen, weil es ihr Kind ist, dass alle anderen aufmischt. Zu Hause haben sie ebenfalls viele Konflikte auszutragen. Um auf die Besonderheiten ihres Kindes angemessen reagieren zu können, kann es Müttern und Vätern helfen, etwas für sich selbst zu tun. Unterstützung finden viele bei einem Elterntraining oder in einer Selbsthilfegruppe. Gegebenenfalls können Eltern die familiäre Situation auch besser managen, wenn sie selbst psychotherapeutisch begleitet werden. Die Nöte anderer Familienmitglieder werden oft vergessen, weil alle nur auf das betroffene Kind schauen.

### Lese-/Rechtschreibstörung (LRS)

Ein großer Zeichensalat, viel mehr ist die Schrift am Anfang nicht für Kinder. Erst nach und nach lernen sie diesen zu entziffern, die einen schneller, die anderen langsamer. Einige aber haben große und anhaltende Probleme, lesen und schreiben zu lernen. Bei manchen hakt es in beiden Bereichen, bei anderen nur in einem.

Eine *Lesestörung* erkennt man daran, dass ein Kind deutlich langsamer als die Klassenkameraden liest und viele Fehler macht. Es kann den Zeichensalat nur sehr schwer entschlüsseln und oft versteht es den Inhalt nicht. Erste Hinweise auf ernsthafte Probleme können auch Kopf- und Bauchschmerzen (→ S. 287) am Morgen vor dem Deutschunterricht sein.

Eine *Rechtschreibstörung* zeigt sich darin, dass ein Kind erhebliche Schwierigkeiten damit hat, Laute zu unterscheiden und ihnen die entsprechenden Zeichen zuzuordnen. Reimwörter finden oder Silben unterscheiden? Das fiel betroffenen Kindern oft schon in der Kita schwer.

Vor Mitte der zweiten Klasse kann man eine Lese-/Rechtschreibstörung nicht eindeutig feststellen. Doch wenn der Deutschlehrer besorgt ist, der Förderunterricht in der Schule nichts bringt, das Kind seine Motivation verliert und man sich zu Hause wegen der Hausaufgaben herumstreitet, sollte man nicht länger zögern und die Sache abklären lassen. Je früher das Kind geeignete therapeutische Maßnahmen erhält, umso erfolgversprechender sind sie.

Die *Diagnostik* ist ähnlich aufwändig wie bei einer ADHS. Zunächst müssen andere Gründe für den erschwerten Lese- und Schreiberwerb ausgeschlosen werden. Dazu gehören Seh- oder Hörprobleme, eine verminderte Intelligenz sowie psychische oder neurologische Erkrankungen. Danach sind umfangreiche Tests notwendig, um nicht fälschlicherweise eine vorübergehende Schwäche als krankhaft einzuordnen. Die Diagnosekriterien sind in einer wissenschaftlichen Leitlinie festgehalten und für jeden nachlesbar.[96] Zudem hat der verantwortliche Kinder- und Jugendpsychiater Gerd Schulte-Körne sie in einem Ratgeber für Laien zusammengefasst.[97]

Wenn am Ende des Untersuchungsprozesses wirklich die Diagnose LRS steht, ist das für viele Eltern und Kinder zunächst eine Erleichterung. Nun gibt es wenigstens eine Erklärung für die ausbleibenden Lernfortschritte. Im Anschluss stellen sich allerdings viele weitere Fragen. Oft ist es gar nicht so einfach, eine geeignete *Lerntherapie* in der Umgebung zu finden – der Begriff ist nicht einmal geschützt. Worauf Eltern dabei achten sollten, erfahren sie auf der Online-Plattform Londi, die von Bildungswissenschaftlern, Kinder- und Jugendpsychiatern betrieben wird. Dort finden Mütter und Väter auch ein Elterncoaching, das ihnen zu einem besseren Umgang mit der Lernstörung verhilft.[98]

Ein weiteres Problem ist, dass die Krankenversicherungen Lernstörungen anders behandeln als andere Entwicklungsstörungen. Während sie bei einem stotternden Kind die Logopädin bezahlen, lehnen sie eine Kostenübernahme für die Behandlung von Lese-/Rechtschreibstörungen bisher ab. Auch die Jugendämter fühlen sich häufig nicht zuständig. So hängt es stark vom Elternhaus ab, ob ein Kind Hilfe bekommt oder nicht. Es gibt Möglichkeiten, die Unterstützung wenigstens teilweise erstattet zu bekommen. Der Elternverband »Bundesverband Legasthenie und Dyskalkulie e. V.« ist für diese und viele andere Informationen eine hilfreiche Adresse.

Kinder frühzeitig zu unterstützen ist auch deshalb wichtig, weil eine LRS häufig psychische Belastungen mit sich bringt. Das ständige Scheitern kann zu starken Selbstzweifeln führen. Mindestens unterschwellig kommt die Botschaft an: Du bist zu dumm. Du tust zu wenig für die Schule. Manche Kinder entwickeln Ängste (→ S. 303), die sich in körperlichen Symptomen wie starkem Schwitzen, Erröten und Herzrasen zeigen können. Der Abstand zwischen der Klasse und dem betroffenen Kind wird immer größer, wenn es mit dem Problem allein bleibt – von der Leistung her, aber oft auch sozial.

Eltern sind in dieser Situation ebenfalls hilflos. Sie machen sich Sorgen um das Kind und um seine Zukunft. Oft sind Familien zu tapfer und denken, sie müssten mit der Sache allein klarkommen. Eine Lese-/Rechtschreibstörung ist aber eine ernst zu nehmende Diagnose. Die Kinder benötigen eine gezielte Therapie und Förderung.

Selbst wenn nicht sofort der richtige Ansprechpartner zur Verfügung steht, selbst wenn die Kostensituation komplex ist – jetzt bloß nicht verzweifeln. Die schon erwähnten sozialpädiatrischen Zentren haben Personal, das sich nicht nur mit medizinischen Sachverhalten auskennt, sondern auch mit Gesetzen und Kostenerstattung. Manchmal dauert es dort ebenfalls eine Weile, bis man einen Termin bekommt. Doch es lohnt sich dranzubleiben.

### Rechenstörung

Etwa jedes vierte bis fünfte Kind mit LRS hat zusätzlich große Probleme beim Rechnenlernen. Eine Rechenstörung kann jedoch auch isoliert auftreten. Betroffenen Kindern fehlen grundlegende Kompetenzen im Umgang mit Zahlen und Mengen. Sie lösen Matheaufgaben sehr langsam und machen viele Fehler – und das über einen langen Zeitraum. Es fällt ihnen schwer, Mengen und Zahlen einander zuzuordnen und zu vergleichen und Textaufgaben zu erfassen, obwohl ihre allgemeine Lernfähigkeit (Intelligenz) völlig normal ist.

Wenn Lehrkräfte und Eltern solche massiven Schwierigkeiten beim Rechnen beobachten und naheliegende Gründe (zum Beispiel mangelnde Deutschkenntnisse, durch Krankheit verpasster Stoff) ausgeschlossen werden können, sollten sie das abklären lassen. Erst recht, wenn das Kind bereits ohne Erfolg an schulischen Fördermaßnahmen teilgenommen hat. Die Diagnostik läuft sehr ähnlich ab wie bei der Lese-/Rechtschreibstörung und ist ebenfalls in einer wissenschaftlichen Leitlinie festgehalten.[99]

### Eine Mischung aus allem?

Oft kommen bei Kindern die Symptome einer Aufmerksamkeits- und Lernstörung zusammen. Wichtig ist dann zu klären: Hat das Kind eine ADHS und gelingt es ihm deswegen nicht Rechnen, Lesen, Schreiben zu lernen? Oder ist es so überfordert von Zahlen und/oder Buchstaben, dass es kapituliert hat und dadurch Aufmerksamkeitsprobleme entstanden sind? Je nachdem, was ursächlich für die Probleme ist, verschiebt sich der Fokus der Behandlung.

Für Eltern ist es hart, wenn ihr Kind beim Lernen *und* im Verhalten starke Auffälligkeiten zeigt. Oft zermartern sie sich den Kopf, woher die Symptome kommen und ob sie diese irgendwie mitverschuldet haben. Hier kann man entlastend sagen, dass sowohl bei ADHS als auch bei Lernstörungen nach jetzigem Wissensstand unterschiedliche Faktoren zusammenkommen. Es gibt erbliche Ursachen, denn es sind familiäre Häufungen zu beobachten. Dazu gesellt sich dann der Einfluss der Umwelt. Wird zu Hause viel gespielt, gelesen, gesprochen? Werden in der Kita Reimspiele gemacht, das Erfassen von Mengen geübt? Sind die Erzieherinnen und Lehrer einfühlsam und kompetent? Ist das soziale Umfeld des Kindes stabil?

Fertig erforscht sind die Ursachen für ADHS, LRS und Rechenstörungen nicht. Doch sicher ist: Selbst wenn Mütter und Väter alles richtigmachen, können sie nicht sicher verhindern, dass ihr Kind eine Auffälligkeit entwickelt. Ob und wie viel in Familien gelesen wird, hat laut Längsschnittstudien zum Beispiel nur einen geringfügigen Einfluss auf das LRS-Risiko.[100]

Eltern helfen ihrem Kind am besten, indem sie sich informieren, Hilfe organisieren und keinen zusätzlichen Druck ausüben. Es gibt Millionen Menschen, die mit solchen Diagnosen ganz zufrieden und erfolgreich gelebt haben und leben: Mozart, Darwin, Einstein, da Vinci, Agatha Christie, Emma Watson, Jennifer Aniston, Christopher Lauer, Sarah Kuttner, Steven Spielberg, Robbie Williams, Benjamin von Stuckrad-Barre, Bodo Ramelow, Jamie Oliver, Keira Knightley ... Man könnte diese Liste endlos fortsetzen.

# Ungesunde Ängste

Die Erstklässlerin hat seit Tagen jeden Morgen Bauchweh und will nicht zur Schule. Da ist es richtig blöd, findet sie.

Die Siebenjährige möchte abends nicht mehr mit der Babysitterin allein bleiben. Sie fürchtet, den Eltern könnte beim Konzert etwas passieren.

Der Neunjährige weigert sich, auf Kindergeburtstage zu gehen. Er hat keinen Bock auf die anderen Jungs.

In solchen Situationen fragen sich Eltern: Ist das noch normal? Geht das von selbst vorüber? Oder müssen sie sich ernsthaft Sorgen machen? Wie sollen sie damit umgehen? Dem Kind entgegenkommen oder eben gerade nicht?

Um hier angemessen reagieren zu können, sollten Bezugspersonen drei Dinge wissen:

1. In gewissen Situationen Ängste zu haben ist alterstypisch und Teil einer gesunden Entwicklung (→ S. 198). Dass Angstgefühle phasenweise stärker auftreten und dann wieder weniger werden, ist ebenfalls völlig normal.

2. Angststörungen gehören zu den häufigsten psychischen Störungen im Kindes- und Jugendalter und sie können weitreichende Folgen haben.

3. Wie Erwachsene mit diesen Ängsten umgehen, ist häufig entscheidend für den weiteren Verlauf.

Wenn man also gerade ein auffallend ängstliches Kind hat, bedeutet das: nicht in Panik verfallen, die Situation aber auch nicht bagatellisieren, sondern sie genau beobachten. Kann das Kind über einen längeren Zeitraum den Alltag nicht mehr bewältigen und ist in seiner Entwicklung eingeschränkt aufgrund seiner Ängste? Dann geht das in eine krankhafte Richtung, bei der man Hilfe suchen sollte.

Zu den häufigsten Störungsbildern gehören bei Kindern die Trennungsangst, die Leistungsangst und die soziale Angst. Sie treten im Alter zwischen sechs und zehn Jahren vor allem im schulischen Kontext auf. Die Zahl der Betroffenen liegt im unteren einstelligen Prozentbereich, darunter mehr Mädchen als Jungen.

### Trennungsangst

Wer kleine Kinder hat, kennt die herzzerreißenden morgendlichen Szenen, in denen sich Kinder nicht von ihren Eltern lösen können. Sie sind in jeder Kita und an jeder Grundschule zu beobachten. Dass Kinder phasenweise mal stärker an der Trennung leiden, ist völlig normal. Doch wenn sie dauerhaft mit Weinen, Schreien, Festklammern reagieren, ist das ein Alarmsignal. Trennungsangst wird oft von Bauchweh, Durchfall oder Kopfschmerzen begleitet. Auch abends beim Zubettgehen fällt es dem Kind häufig schwer, wenn Mama oder Papa das Zimmer verlassen – es möchte nicht allein einschlafen.

Betroffene Kinder haben die irreale Angst, dass den Eltern in ihrer Abwesenheit etwas passieren könnte. Häufig weigern sie sich beharrlich, in die Schule zu gehen. Erwachsene müssen in diesem Fall den Drahtseilakt vollbringen, die Ängste einerseits ernst zu nehmen, die Kinder andererseits aber keinesfalls in ihrem Vermeidungsverhalten zu bestärken. Ich darf zu Hause bleiben? Dann scheint die Angst ja doch irgendwie berechtigt zu sein. Und es ist wirklich viel angenehmer bei Papa als in der Schule …

Eltern sollten versuchen, dem Kind seine unbegründete Angst zu nehmen, dabei aber sehr klar in ihrer Erwartungshaltung bleiben: Es herrscht eine Schulpflicht und es ist nicht verhandelbar, ob man dorthin geht oder nicht. Am besten überlegt man gemeinsam: Was würde es dem Kind leichter machen? Fällt uns ein Abschiedsritual ein? Könnte das Lieblingskuscheltier beim Übergang helfen?

Häufig ist der erste Reflex der Erwachsenen: Schonung. Eine nachvollziehbare und typische Reaktion – in diesem Fall aber leider die Falsche. In aller Regel verstärkt sie die Symptome der Trennungsangst nur. Das kann so weit gehen, dass ein Kind eine Schulphobie entwickelt und wochen- und monatelang zu Hause bleibt.

**Schulangst**

Während bei der Trennungsangst ein Film im Kopf des Kindes abläuft, ist die Bedrohung bei der Schulangst real. Irgendetwas belastet das Kind in der Schule so sehr, dass es nicht mehr hinmöchte.

Eine Möglichkeit ist, dass es die Klassendynamik fürchtet. Vielleicht gab es eine Rauferei oder das Kind findet keinen Anschluss und wird gehänselt. Vielleicht ist es mit einer Lehrerin aneinandergeraten und hat Angst vor ihr. Manche Kinder haben auch große Probleme, vor der Gruppe zu sprechen. Sie halten es kaum aus, wenn die Aufmerksamkeit auf sie gerichtet ist. In diesen Fällen spricht man von einer *sozialen Angst.*

Andere Kinder fürchten, dass sie versagen. Insbesondere bei jenen, die Schwierigkeiten mit dem Lernen haben (→ S. 294), kann ein massives Überforderungsgefühl entstehen. Sie beginnen dann, alltägliche Situationen zu katastrophisieren: Wenn ich morgen wieder so schlecht vorlese, kann ich das Gymnasium vergessen. Anhaltende Misserfolge können dann in eine *Leistungsangst* münden. Zu den körperlichen Symptomen gehören dabei zum Beispiel ein beschleunigter Puls, starkes Schwitzen, Zittern und Schwindel.

Bei der Schulangst ist es entscheidend, dass man als Vertrauensperson nachforscht: Was steckt dahinter? Man kann das Kind nicht einfach weiterhin in die problematische Situation schicken, sondern muss die konkreten Auslöser angehen. Dafür sollte man umgehend das Gespräch mit der Klassenlehrerin und anderen Ansprechpartnern an der Schule suchen (Elternsprecher, Sozialpädagoginnen, Psychologen …). Soziale Probleme müssen im Klassenverband angegangen und möglicherweise mit dem Kind psychotherapeutisch aufgearbeitet werden. Sind es eher Versagensängste, muss geprüft werden, ob das Kind zusätzliche Förderung braucht oder womöglich eine echte Lernstörung vorliegt (→ S. 298).

Eine Schulangst, die nicht behandelt wird, nimmt oft einen chronischen Verlauf. Die Betroffenen schwänzen dann zum Beispiel den Unterricht und entwickeln dadurch immer gravierendere Wissenslücken. Das Problem verschärft sich weiter, ein Teufelskreis. Die Kinder und Jugendlichen bleiben leistungsmäßig meistens deutlich hinter dem zurück, was von ihren kognitiven Fähigkeiten her zu erwarten wäre.

Neben diesen sehr typischen Ängsten können im Grundschulalter *Phobien* vor bestimmten Situationen und Objekten auftreten (zum Beispiel Spinnen, Menschenmengen, Verkehrsmittel). Manche Kinder erleben auch *Panikattacken* oder eine übersteigerte *generalisierte Angst* vor allen möglichen Dingen.

**Die Rolle der Familie**

Von einer Angststörung sind meistens alle Familienmitglieder betroffen, weil sie sich Sorgen machen und weil sie Rücksicht nehmen (müssen). Es ist hart, wenn ein Kind den Alltag nicht mehr so bewältigen kann, wie man es in seinem Alter erwarten würde.

Forschende gehen davon aus, dass die genetische Veranlagung eine wichtige Rolle spielt bei der Entstehung einer Angststörung. Dafür kann natürlich niemand etwas. Doch das bedeutet, dass viele Eltern im Kindesalter ähnliche Situationen erlebt haben. Möglicherweise schauen sich die Kinder auch Ängste von ihnen ab. Wenn Mütter und Väter diesem Gefühl dann in bester Absicht viel Aufmerksamkeit widmen, wird die Angst mitunter noch bedeutsamer und größer.

Wenn Eltern verstehen, wie sie zu den Ängsten beitragen, können sie ihren Kindern effektiver helfen, sie zu bewältigen. Darum werden Angehörige üblicherweise in die Therapie einbezogen. Wenn sie einen besseren Umgang mit ihren eigenen Ängsten finden, hilft das nicht nur den Kindern, sondern auch ihnen selbst.

# Den Körper verstehen

Oh nein, jetzt wird es kompliziert. Unser Körper ist ein Wunder, ein Meisterwerk der Natur. Wie soll man es verstehen, wenn man nicht gerade Medizin studiert hat? Dafür gibt es doch Expertinnen und Experten …

So oder so ähnlich denken wahrscheinlich viele. Einen Körper hat man, den muss man nicht verstehen – solange alles funktioniert. Viele Eltern kommen mit ihren Kindern nie über die Benennung offensichtlicher Körperteile hinaus. Wie das da in uns drinnen alles zusammenhängt? Puh. Das ist oft weder Teil der Erziehung noch Teil der Schulbildung. Wir sind zwar vollständig auf unseren Körper angewiesen und haben ihm alles zu verdanken – doch die meisten von uns wissen erstaunlich wenig über ihn.

Ein Fehler! Schließlich können wir nicht wegen jedem Zipperlein gleich zur Ärztin rennen. Um gut und fit alt zu werden, sollte man am besten möglichst früh verstehen, was einen gesund erhält. Typischerweise befasst man sich damit jedoch erst, wenn man bereits krank ist und es ganz und gar nicht mehr selbstverständlich ist, dass alles rundläuft. Dabei wäre es ein Leichtes, Kindern von Klein auf Körperwissen und Gesundheitskompetenzen zu vermitteln. Schon einem Grundschulkind kann man altersgerecht erklären, wie der Körper funktioniert. Und was es dafür tun muss, um die Funktionen zu erhalten.

### Wie funktioniert der Körper?

Beim Blick auf einen Menschen fällt als Erstes auf: Er ist ein Lebewesen. Im Gegensatz zu einem Gegenstand bewegt er sich – seine Arme, Füße, Hände und Augen – aus eigenem Antrieb. Und wieso kann er das? Weil er ein *Gehirn* hat, das in der Lage ist, alle Eindrücke aufzunehmen, zu verarbeiten und zu steuern.

Unser Körper verfügt wie ein Computer über viele kleine Kabelverbindungen, die all die verschiedenen Teile, die sich bewegen, sehen, hören und fühlen, miteinander vernetzen. Ein echter Computer muss zwischendurch Strom kriegen, sonst ist der Akku leer und er funktioniert nicht mehr. Auch unser Körper braucht Versorgung, allerdings fließt bei uns kein Strom durch Kabel, sondern Blut durch Adern. Dieses Blut bringt auch dem Gehirn alles, was es benötigt: im Wesentlichen Energieträger (Kalorien) und Sauerstoff.

Das Blut fließt dabei nicht von allein, sondern wird von einem Kraftwerk angetrieben, unserem *Herzen*. Das Herz pumpt das Blut nicht nur ins Gehirn, sondern vorher in die *Lunge* und ins *Verdauungssystem*. Dort sammelt es alle nötigen Nährstoffe ein, die den Körper am Leben halten.

Bei der Energiegewinnung entstehen Abfallstoffe, die wir loswerden müssen, zum Beispiel Kohlendioxid, das unmittelbar durch die Lunge entweicht, indem wir ausatmen. Die restlichen Substanzen, die der Körper nicht mehr braucht und die ihn teilweise sogar vergiften könnten, werden sorgfältig von zwei großen Organen entsorgt. Das ist der *Darm* für den Stuhlgang und die *Niere* für den Urin. Viele der Stoffe wurden vorher von anderen Organen (zum Beispiel der Leber) gereinigt und aufbereitet. Vereinfacht dargestellt ist das zunächst das Wichtigste, um den Körper zu verstehen.

### Wie schafft man es, die Funktionen zu erhalten?

Ein Computer veraltet, wenn man nicht regelmäßig ein Update macht. So verhält es sich auch mit unserem Körper. Wir müssen ihn trainieren, damit möglichst alles lebenslang funktioniert.

Das Gehirn bekommt sein Update jeden Tag in der Schule. Auch im späteren Leben sollte das *Lernen* idealerweise nie aufhören.

Damit sämtliche Körperteile die Befehle des Gehirns ausführen können (heb den Schulranzen hoch! Renn durch die Turnhalle! Schreib mit dem Stift!), müssen die Muskeln regelmäßig trainiert werden. Die WHO empfiehlt für Grundschulkinder täglich mindestens eine Stunde *Bewegung* mittlerer bis hoher Intensität (→ S. 146). Auch unser Kraftwerk, das Herz, braucht diese regelmäßige Anstrengung beim Sport, denn wenn es schneller pumpen muss, werden die Adern besonders gut durchblutet.

Schlecht für die Adern sind Giftstoffe, die hauptsächlich im Fettgewebe entstehen. Unser Körper kann sie nur schwer loswerden. Ein bisschen Fettgewebe zu haben ist gut: Es speichert Energie und ist damit eine Art Reservetank. Zu viel Fettgewebe aber feuert die Giftstoffproduktion an – und schadet auf Dauer den Adern.

Um alle Körperfunktionen gesund zu halten, ist der richtige Treibstoff wichtig – eine ausgewogene *Ernährung* (→ S. 150). Wird ein Benziner-Auto mit Diesel getankt, geht es kaputt. Ähnlich verhält es sich bei unserem Körper: Wenn er ständig das Falsche zu essen bekommt, nimmt er ebenfalls Schaden.

Und zuletzt darf die richtige *Entspannung* nicht vergessen werden – dazu gehört vor allem genügend Schlaf. Jeder Computer muss mal herunterfahren.

Entscheidend, damit unser Körper auf Dauer gut funktioniert, sind also:

- lebenslanges Lernen,
- ausreichend Bewegung,
- ausgewogene Ernährung,
- adäquate Entspannung.

Der menschliche Körper ist – anders als die Menschheit als Ganzes – extrem gut darin, Dinge zu recyceln. Jeder Stoff wird dreimal umgedreht: Könnte man ihn noch gebrauchen? Oft ist uns gar nicht bewusst, dass das Leben aus Mangel entstanden ist, nicht aus Überfluss.

Starb man früher an Bakterien, Viren und mangelnder Hygiene, ist es heute dieser Überfluss, der uns bedroht. Stichwort: Zivilisationskrankheiten. Wie alt man wird, das hat man nicht in der Hand. Das ist von Zufällen ebenso abhängig wie von Veranlagung. Doch möglichst gesund alt zu werden, dafür kann man sehr viel tun. Wer sich das bewusst macht, versteht die Bedeutung von Gesundheitskompetenz. Kindern ein gutes Verhältnis zu ihrem Körper zu vermitteln ist in mehrerlei Hinsicht ein wertvolles, nachhaltiges Geschenk.

## Erste Hilfe

Mit jeder Minute, die das Herz stillsteht, sinkt die Überlebenschance eines Menschen um zehn Prozent.[101] Nach zehn Minuten stirbt das Gehirn ab, wenn es vom Herzen nicht mehr mit Sauerstoff versorgt wird. Und um die zehn Minuten dauert es im deutschsprachigen Raum, bis der Rettungsdienst eintrifft – abhängig vom Bundesland und der Lage (Stadt oder Land).

Diese entscheidenden Minuten können bereits Grundschulkinder sehr effektiv überbrücken, das zeigen Studien.[102] Sie können erste Hilfe leisten, wenn sie das in entsprechenden Kursen gelernt haben.

Das entscheidende Stichwort ist hier: Kurs! Auch für die Erwachsenen. Man ist nicht durch mit dem Thema Erste Hilfe, wenn man einmal für die Führerscheinprüfung einen Crashkurs gemacht hat. Zum einen verändert sich der Wissensstand mit den Jahren: Die Wiederbelebungsmaßnahmen konzentrierten sich zum Beispiel früher sehr stark auf die Atmung, wohingegen man heute mehr Wert auf die Stabilisierung des Blutkreislaufs legt. Zum anderen müssen Erste-Hilfe-Maßnahmen wirklich trainiert werden, denn in einer akuten Notsituation kommt es auf die praktische Handlungsfähigkeit an. Um ertasten zu können, ob noch Blut durch die Adern gepumpt wird, braucht es Übung.

Das Rote Kreuz und der Arbeiter-Samariter-Bund setzen sich schon länger dafür ein, die Erste Hilfe fest in den Bildungsplänen der Grundschulen zu verankern. Unter dem Motto »Niemand ist zu klein zu helfen« finden an vielen Schulen bereits Kurse für Drittklässler statt.

Wir können hier nur einige prinzipielle Einblicke in die Erste Hilfe geben, um zu verdeutlichen, wie wichtig es ist, das Thema von Klein auf ernst zu nehmen und sich immer weiter fortzubilden.

### In Lebensgefahr

Um erste Hilfe leisten zu können, muss man verstehen, was für unser Überleben entscheidend ist (→ S. 308).

Am wichtigsten ist unser Steuerorgan, das Gehirn. Ein Computer darf nicht aus dem dritten Stock fallen, sonst ist er defekt. So ähnlich verhält es sich beim Menschen. Wenn jemand direkt auf den Kopf fällt, ist in seinem Gehirn möglicherweise etwas kaputt. Darum muss ein Kind überwacht werden, wenn es einen solchen Unfall hatte (→ S. 128).

Wird das Gehirn nicht mehr mit Sauerstoff und Energieträgern (Kalorien) versorgt, ist es wie ein Computer ohne Strom und Akku. Hört das Herz auf zu pumpen, wird es darum sehr schnell gefährlich. Mehr als zehn Minuten überlebt man das nicht. (Es gibt seltene Ausnahmen, etwa wenn ein Kind im Eis einbricht und die Kälte das Gehirn quasi einfriert, wodurch es noch etwas länger funktionsfähig bleiben kann.)

Für die erste Hilfe heißt das:

1. Wenn ein Mensch bewusstlos aufgefunden wird und/oder sein Zustand unklar ist, muss man versuchen, sein Herz zum Weiterpumpen zu animieren.
2. Die Versorgung muss die beiden entscheidenden Bestandteile enthalten: Energieträger (für die haben wir glücklicherweise einen Speicher) und Sauerstoff (den müssen wir permanent zu uns nehmen). Am zweitwichtigsten nach dem Herz ist darum die Lunge.

In den Erste-Hilfe-Kursen lernt man, wie und wo man den Herzschlag am besten prüft. Danach muss man überprüfen, ob die Lunge arbeitet, und checken, ob die Atemwege frei sind.

Merken kann man sich diese Maßnahmen mit der ABC-Regel:

A wie *airway*: Sind die Atemwege frei? Sonst muss man etwaige Fremdkörper entfernen.

B wie *breathing*: Klappt die Atmung? Sonst muss die Person beatmet werden.

C wie *circulation*: Funktioniert der Blutkreislauf? Arbeitet das Herz? Sonst muss eine Herzdruckmassage durchgeführt werden.

In echten Notfallsituationen gilt es nicht nur, selbst Hilfe zu leisten, sondern auch professionelle Hilfe zu organisieren. Je geordneter man beim Notruf unter der Nummer 112 erklären kann, wem was wo geschehen ist, umso schneller werden die passenden Helfer losgeschickt. Auch für diese Telefonate werden Kinder und Erwachsene in Kursen geschult.

**Bei Verletzungen**

Die meisten Situationen sind nicht akut lebensbedrohlich. Wenn Atmung und Kreislauf funktionieren und keine Bewusstlosigkeit besteht, kann man die Sache als Ersthelfende deutlich entspannter angehen. Zuerst bannt man weitere Gefahrenquellen. Ein Kind, das vom Rad gestürzt ist, muss rasch runter von der Straße. Dann beruhigt man es. Danach überprüft man, ob es Verletzungen hat und ob man damit in die Notaufnahme muss (→ S. 203).

In Erste-Hilfe-Kursen lernt man auch das Einmaleins der Wundversorgung. Wie wird zum Beispiel eine Blutung gestoppt? Viele fürchten immer noch, sich dabei mit irgendetwas Schlimmem anzustecken. Das ist allerdings höchst unwahrscheinlich – gerade bei einem Kind. Darum gilt: Wenn man nichts anderes zur Verfügung hat, fest mit der Hand auf die Wunde drücken.

Selbst banalere Tipps können in einer Verletzungssituation Wunder wirken. Wie etwa schneidet man ein Pflaster zurecht, um einen richtig guten Fingerkuppenverband anzulegen? Mit diesem Wissen können schon Grundschüler punkten und sich untereinander helfen. Das ist nicht nur praktisch, sondern es stärkt die Sozialkompetenz. Kinder macht es stolz, wenn man ihnen zutraut, Verantwortung zu übernehmen.

## Sorgen am Familientisch

Schon wieder keinen Hunger? Willst du nicht wenigstens mal probieren? Hast du in der Schule was gegessen? Ernährst du dich jetzt nur noch von Gurken? Warst du nicht gestern erst joggen? Wie viel hast du eigentlich abgenommen? Wo ist denn der ganze Süßkram hin? Deine wievielte Portion ist das jetzt?

Wer sein Kind immer häufiger mit solchen Fragen bedrängt, teilt eine weit verbreitete Sorge: Es wird doch keine Essstörung entwickeln?!

Wir alle kennen die verstörenden Bilder von magersüchtigen Mädchen, die nur noch aus Haut und Knochen bestehen, aus den Medien. In jedem Bekanntenkreis finden sich Kinder mit einem irgendwie krankhaften Essverhalten. Die Sensibilisierung für das Thema ist insgesamt recht hoch. Die meisten Familien wissen, dass eine Essstörung nichts ist, was man auf die leichte Schulter nehmen darf.

20 Prozent der 11- bis 17-Jährigen zeigen Symptome einer *Essstörung*, so das Ergebnis einer Langzeitstudie des Robert Koch-Instituts (RKI).[103] Sehr viel häufiger sind Mädchen betroffen: Jedes dritte entwickelt phasenweise ein problematisches Essverhalten. In den meisten Fällen werden die Symptome nicht so stark, dass Diagnose und Therapie folgen. Was die Zahlen jedoch verdeutlichen: (Nicht-)Essen ist ein Riesenthema in Familien.

Oft entwickeln Mädchen bereits in der Grundschule einen kritischen Blick auf den eigenen Körper. Sie fangen an, sich zu vergleichen: Die eine ist zu dick, die andere kann mit der Hand ihre Oberschenkel umfassen, die dritte macht super viel Sport …. In den Kinderkliniken sehen wir immer öfter jüngere Kinder, zum Teil acht-, neunjährige Mädchen, die einfach nicht mehr essen.

Die Herausforderung für Erwachsene ist zu unterscheiden: Hat man nur eine »schwierige Esserin« zu Hause oder ist das Verhalten krankhaft? Dabei kann es helfen, die verschiedenen Krankheitsbilder zu kennen.

**Anorexie**

Das Wort Anorexie kommt aus dem Griechischen und bedeutet Appetitlosigkeit, gemeinhin wird von Magersucht gesprochen. Auf keinen Fall muss man bei einem Kind, dass phasenweise weniger oder ein paar Tage kaum etwas isst, gleich an diese Krankheit denken. Normalerweise gehört zu der Störung, dass die Gedanken der Kinder und Jugendlichen permanent ums Essen kreisen: Wie viele Kalorien stecken wo drin? Wie viele verbraucht man bei welcher Tätigkeit?

Die Betroffenen sind unzufrieden mit ihrem Äußeren und haben eine verzerrte Selbstwahrnehmung. Klassische Situation: Ein Mädchen kommt in die Pubertät und die Hüfte wird breiter, was nicht in ihr Körperschema passt. Also versucht sie, das wegzuhungern, um eine »ideale« Körperfigur zu bekommen. Ein unerreichbares Ziel. Bei einem schweren Verlauf wird so ein Kind immer dünner und der Körper fängt an, Funktionen einzustellen, weil er schlicht keine Energie mehr dafür aufbringt. Bleibt die Anorexie unbehandelt, sterben 20 Prozent der Betroffenen.

Auffällig ist, dass insbesondere intelligente Mädchen dieses Krankheitsbild entwickeln. Sie sind argumentativ so stark und überzeugend, dass es ihnen oft lange gelingt, die Dramatik der Situation vor ihren Bezugspersonen zu verbergen. Körperliche Auffälligkeiten werden kaschiert und Versprechungen gemacht. Nicht aus Bösartigkeit, sondern aus einem inneren Zwang heraus. Angehörige sollten auf folgende *Warnsignale* achten.

Im *Verhalten*:

- Es werden regelmäßig Mahlzeiten ausgelassen.
- Die Essensaufnahme wird vorgetäuscht oder durch Erbrechen rückgängig gemacht.
- Das Kind befasst sich ständig mit Essen.

- Es treibt exzessiv Sport. Geht joggen, rennt x-mal die Treppe hoch und runter.
- Das Kind regelt die Zimmertemperatur herunter, um zu frieren und dadurch Energie zu verbrauchen.
- Das Kind empfindet sich als zu dick.

*Körperlich*:

- ein starker Abfall in den Perzentilenkurven für den Body-Mass-Index und/oder eine Unterschreitung der dritten Perzentile (→ S. 83)
- eine geschwächte Immunabwehr
- ein Aussetzen der Periode
- ein verlangsamter Herzschlag
- Müdigkeit, Blässe, körperlicher Leistungsknick

Eine große Gefahr liegt darin, dass viele Betroffene glauben, man könne die Situation in der Familie lösen. Das stellt sich meist als Irrtum heraus, dem Eltern aufsitzen, weil sie auf die Mitarbeit des Kindes setzen und sich möglicherweise um das Image der Familie sorgen. Wenn Kinder spüren, dass die Eltern Zweifel an der Notwendigkeit therapeutischer Maßnahmen haben, ist die Situation für die Behandelnden äußerst schwierig. Um die Erkrankung in den Griff zu bekommen, müssen Eltern und Therapeutinnen konsequent zusammenarbeiten.

### Bulimie und Binge-Eating

Während eine Magersucht bereits in jüngerem Alter beginnen kann, betreffen Bulimie und Binge-Eating eher Jugendliche. Darum nur in aller Kürze: Bei einer bulimischen Erkrankung geht es nicht um Kalorienvermeidung. Die Betroffenen (ebenfalls meistens Mädchen) essen anfallartig und unkontrolliert große Mengen und führen danach selbst ein Erbrechen herbei. Deswegen spricht man auch von einer Ess-Brech-Sucht.

Bei einer Binge-Eating-Störung treten ebenfalls exzessive Essanfälle auf. Binge ist englisch und bedeutet »Gelage«. Man kennt den Begriff vom Binge-Watching von Serien. Im Gegensatz zu anderen Essstörungen sind Mädchen und Jungen gleichermaßen betroffen und es geht nicht darum, Gewicht zu reduzieren.[104]

Diese Störungen sind nicht minder behandlungsbedürftig, führen anders als die Anorexie aber üblicherweise nicht zu einer akut lebensbedrohlichen Situation. Zu beachten ist, dass die Grenzen zwischen den Essstörungen fließend sind und sich die eine aus der anderen entwickeln kann.

**Orthorexie**

Zunehmend an Bedeutung gewinnt eine krankhafte Fixierung auf das richtige Essen (ortho ist Griechisch und bedeutet richtig). Eine eigentlich sinnvolle Auseinandersetzung mit dem Essen (ist es gesund? Wo kommt es her? Wie wurde es produziert?) schlägt bei dieser Erkrankung in eine obsessive Beschäftigung mit dem Thema um. Betroffene haben regelrecht Panik, etwas Falsches zu essen. Die selbst auferlegten Regeln zu Zusammensetzung, Herkunft, Anbau, Produktion und Vertrieb verhindern einen normalen Umgang mit Essen und belasten die gesamte Familie.

Kindern wird heute schon früh vermittelt, dass die Form der Ernährung das Klima beeinflusst. Nicht alle können diese Information auf produktive Weise umsetzen. Doch wo hört bewusstes Essen auf und wo fängt eine Krankheit an? Das ist nicht leicht zu erkennen. Gerade weil die Orthorexie noch recht unbekannt ist und sie auch zu einer Anorexie werden kann, sollten Bezugspersonen wachsam bleiben. In den Kliniken treten bereits Fälle in Form von mangelernährten Patientinnen auf.

**Was tun?**

Das ist die große Frage, die am Ende bleibt. Und sicherlich gibt es ein paar Dinge, die man als Eltern richtig machen kann. Man kann in der Familie ein gesundes Essverhalten durch gemeinsame Mahlzeiten etablieren (→ S. 150). Man kann Kindern einen normalen Umgang mit Nahrungsmitteln vorleben, indem man nicht jedes einzelne hinterfragt und sich nicht jede kleine Sünde verbietet. Man tut sicherlich auch gut daran, nicht permanent eigene Gewichtsprobleme zu thematisieren und ein halbwegs natürliches Verhältnis zum eigenen (unperfekten) Körper zu pflegen.

Doch selbst wer all das beherzigt, hat die Sache nur zu einem kleinen Teil im Griff. Früher wurden die Ursachen für Essstörungen (wie bei vielen anderen psychischen Krankheiten auch) stärker im familiären Kontext gesucht. Heute ist bekannt, dass viele Faktoren zusammenkommen müssen, damit dieses Störungsbild entsteht: Die Genetik spielt eine Rolle, das Umfeld in der Schule, mediale Einflüsse und Bilder. Vollkommen unmöglich, das alles zu kontrollieren.

Den Eltern keine Schuld zu geben ist wichtig, weil es zu kurz greift und die Hürde für sie sonst noch höher wird, sich Hilfe zu suchen, zur Kinderärztin oder in eine Beratungsstelle zu gehen. Das verzögert den Therapiebeginn. Eine Essstörung muss aber – wie jede andere chronische Erkrankung – behandelt werden.

## »Ich will ein Handy!«

Es gibt da diesen Gegenstand, der das Dilemma heutiger Eltern eindrücklich symbolisiert: die Smartwatch. Kaum eine Grundschulklasse, in der nicht ein paar Schüler so ein Ding am Arm tragen. Die internetfähigen Uhren werden extra für die Zielgruppe Kinder produziert. So können Eltern mit ihnen telefonieren, Nachrichten austauschen – und sie tracken. Die bunten Uhren dienen oft als Peilsender, um zu kontrollieren, wo sich das Kind befindet. Einige Geräte können sogar so programmiert werden, dass sie dem elterlichen Smartphone melden, wenn das Kind ein bestimmtes Gebiet verlässt.

Die Smartwatch steht damit für eine ernst zu nehmende Schieflage: Erwachsene überschätzen die Gefahren des echten Lebens und unterschätzen die Gefahren der digitalen Welt. Der sogenannte Streifradius, in dem sich ein Kind frei bewegen kann, wird seit Jahrzehnten immer kleiner, obwohl es da draußen sicherer zugeht als früher. Der Surfradius im Internet dagegen ist unendlich groß geworden. Kinder werden oft nicht ausreichend darauf vorbereitet, was man dort alles zu sehen bekommt und wie man sich angemessen verhält. Eltern sind fassungslos, wenn sie erfahren, dass ihr Grundschulkind Videoschnipsel mit pornografischen, gewalttätigen oder sonstigen verstörenden Inhalten angeschaut hat. Doch jede Lehrkraft weiß, dass genau das an der Tagesordnung ist.

Natürlich bietet die Digitalisierung gigantische Möglichkeiten. Das Netz gehört zu unserem Alltag. Es kann großartig, unterhaltsam und lehrreich sein. Doch das verstehen Kinder von ganz allein. Darum werden sie ja magisch angezogen von allem, was flimmert. Darum betteln sie ja ständig um mehr Bildschirmzeit. Darum verlangen sie in den letzten Grundschulklassen ja immer lauter nach einem eigenen Smartphone.

Etwa die Hälfte bekommt während der Grundschulzeit auch eines. Ein gewaltiger Schritt. Der Medienkonsum des Kindes ist dann viel schwieriger zu kontrollieren. Darum sollten Eltern sich vorher informieren, welche gesundheitlichen Risiken es gibt, welche Sicherheitsvorkehrungen und Regeln empfohlen werden und wie man erkennt, wenn die Sache aus dem Ruder läuft.

**Gesundheitliche Risiken**

Unzählige Studien befassen sich inzwischen mit den Auswirkungen digitaler Medien auf die Gesundheit. Zu einhelligen Aussagen zu kommen ist dabei schwierig. Erstens entwickeln sich die technischen Möglichkeiten rasant, sodass man mit der Forschung kaum hinterherkommt. Zweitens ist häufig schwer zu interpretieren, für welche Probleme die Mediennutzung ursächlich ist und wo sich Effekte überlagern. Plakativ formuliert: Ist ein Kind verhaltensauffällig, weil es so viel zockt? Oder zockt es so viel, weil es verhaltensauffällig ist und sich ablenken will?

Kinder- und jugendmedizinische sowie therapeutische Fachgesellschaften haben in einer aktuellen Medienleitlinie gesundheitliche Probleme zusammengetragen, die mit einem übermäßigen Medienkonsum assoziiert werden.[105] Dazu gehören:

- Übergewicht,
- Schlafstörungen,
- Augenerkrankungen,
- sprachliche und motorische Entwicklungsstörungen,
- Bindungs- und Verhaltensstörungen.

Dass da ein gewisser Zusammenhang besteht, leuchtet intuitiv ein. Allein wenn man sich bewusst macht, was ein Kind alles nicht tut in den Stunden, die es vor dem Bildschirm verbringt. Sport treiben, Freundinnen treffen, Bücher lesen, basteln, mit Geschwistern und Eltern reden, schlafen … Smartphones, Tablets und Co. sind Zeitfresser. Vor allem, wenn man noch dabei ist, grundlegende Fähigkeiten zu entwickeln, hat die dafür fehlende Zeit gravierende Auswirkung. Das macht es erforderlich, dass Erwachsene den Zugang regulieren.

**Klare Empfehlungen**

Regeln festzulegen und durchzusetzen gehört nicht gerade zu den entspanntesten Seiten des Elternseins. Erst recht, wenn man dabei Herzenswünsche der Kinder beschneidet (»Ich will doch nur eine halbe Stunde Computer spielen …«, »Ich will nur kurz was nachgucken auf dem Tablet …«, »Die anderen haben auch alle ein Handy«) und sich eigene Schwächen eingestehen muss (zu viel Social-Media-Zeit, Smartphone am Essenstisch oder Bett). Dazu kommen all die widersprüchlichen Einflüsse von außen. Die einen feiern die Digitalisierung und preisen Lern-Apps schon für die Kleinsten. Die anderen erlauben ihren Kindern keinen Klick und halten sie so weit wie möglich von dem Teufelszeug fern.

Die gute Nachricht ist, dass es inzwischen klare Empfehlungen von medizinisch, psychologisch und pädagogisch versierten Fachleuten gibt, an denen man sich orientieren kann. Sehr gut aufbereitet findet man diese Informationen zum Beispiel bei Initiativen wie www.klicksafe.de und www.schau-hin.info.

Grundsätzlich wird geraten:

- Freizeit nicht mit Medienzeit gleichzusetzen. Es muss genug Raum für andere Aktivitäten geben.
- medienfreie Zonen einzurichten. Das betrifft zum Beispiel Esstisch und Bett sowie die Zeit vorm Schlafengehen und nach dem Aufstehen.
- Medien nie zur Belohnung, Bestrafung oder Beruhigung einzusetzen.
- Kinder nicht unbegleitet im Internet surfen zu lassen.

Konkret wird empfohlen:

- Maximal 30 bis 45 Minuten freizeitliche Bildschirmnutzung pro Tag. (Natürlich kann dieses Zeitfenster an einem verregneten Samstag mal länger sein, wenn man gemeinsam einen Film guckt. An anderen Tagen sollte es entsprechend kürzer sein.)
- Keine eigene Spielekonsole für Kinder unter neun Jahren.
- Kein Smartphone im Grundschulalter, höchstens ein (Notfall-) Handy mit Tasten ab neun Jahren.

- Für die Geräte der Kinder einen Mediennutzungsvertrag zu erstellen, in dem sich Kinder und Eltern auf Regeln festlegen.[106]
- Das Gerät vorher kindersicher einrichten. Das wird oft »vergessen«, weil es so aufwändig und kompliziert erscheint. Hier helfen ständig aktualisierte Anleitungen und Assistenten im Netz.[107]

Viel zu oft kommt es vor, dass Erwachsene Kinder im Netz allein lassen. Doch Kinder brauchen Unterstützung, um sich dort gesund und verantwortungsvoll bewegen zu können. Man muss mit ihnen im Austausch über die Inhalte bleiben. Dann wenden sie sich hoffentlich auch an einen, wenn sie in der digitalen Welt etwas Verstörendes erleben.

**Achtung, Alarmsignale!**

Etwa sechs Prozent der Jugendlichen in Deutschland entwickeln eine internetbezogene Störung, die inzwischen zu den Verhaltenssüchten zählt. Bei den Jungen stellen Computerspiele hier die größte Gefahr dar, bei den Mädchen soziale Netzwerke. Damit es erst gar nicht so weit kommt, sollte man auch bei jüngeren Kindern rechtzeitig auf Alarmzeichen achten, die auf einen problematischen Medienkonsum hinweisen:

- Das Kind hat große Schwierigkeiten, den Ausknopf zu drücken.
- Das Kind interessiert sich nur noch für Medieninhalte und ist ausschließlich dann guter Stimmung, wenn es zocken oder surfen kann.
- Die Mediennutzung überschattet sonstige Familienaktivitäten und sorgt für ernsthafte Auseinandersetzungen.
- Das Kind reagiert sehr frustriert, wenn die Medienzeiten eingeschränkt werden, und schnappt sich die Geräte heimlich.
- Das Kind kann sich nicht konzentrieren und fällt in der Schule zurück.

Wer diese Reaktionen bei seiner Tochter oder seinem Sohn beobachtet und Schwierigkeiten hat, Regeln für den Medienkonsum durchzusetzen, sollte nicht zögern und sich Hilfe holen. Entsprechende Beratungsangebote findet man zum Beispiel über die oben erwähnten Aufklärungsportale. Auch Kinderärzte und Lehrkräfte sind in solchen Fragen ansprechbar.

Ehrlicherweise muss der Mediengebrauch gar nicht außer Kontrolle geraten, um Probleme zu verursachen – für die meisten Familien ist das Thema anstrengend. Es ist verführerisch und nur menschlich, die Dinge ein wenig laufen zu lassen und Bildschirme als Entlastung zu begreifen. Doch oft rächt sich das später, wenn das Zocken oder der Klassenchat außer Kontrolle geraten und ein Folgeproblem nach dem anderen mit sich bringen. Kurzfristig erscheint es aufwändig, sich früh bei Fachportalen zu informieren, halbwegs konsequent zu bleiben und sich am besten sogar mit anderen Eltern abzustimmen. Doch langfristig wird der Medienalltag in der Familie dadurch sicherlich entspannter. Mit etwas Glück hat man selbst noch etwas davon. Sei es, weil man wieder gesünder mit seinen eigenen Geräten umgeht. Oder weil einem in ein paar Jahren das schlaue Kind dabei hilft, sie altersgerecht einzurichten. Wer weiß?

## Start in die Pubertät – jetzt schon?

Die nächste Lebensphase kommt oft überraschend. Eines Morgens sagt die Tochter, die immer noch gern mit Kuscheltieren spielt: Schau mal, meine Brustwarze ist irgendwie dick. Eines Abends registriert man einen bisher unbekannten Geruch nach Schweiß, während man das Sportzeug des Sohns in die Waschmaschine stopft. Sind das nun schon erste Anzeichen der Pubertät? In der Grundschule? Hilfe, das geht doch alles viel zu schnell!

Tatsächlich beginnt die Pubertät heute früher, als es bei den jetzigen Eltern und erst recht den Großeltern der Fall war. Um vier Jahre hat sich das Einsetzen der Periode in den vergangenen 140 Jahren nach vorne verschoben. Zurückzuführen ist das auf die bessere Ernährung und die Eindämmung chronischer Krankheiten und Seuchen. Diese Entwicklung gelangt aber langsam an ein Ende.

Man macht sich manchmal nicht bewusst, wie relevant Umwelteinflüsse sind. Das trifft auf viele körpereigene Rhythmen zu. Tageslicht sorgt zum Beispiel morgens dafür, dass bestimmte Nachrichtenstoffe (hauptsächlich Cortisol) freigesetzt werden, damit man aufwacht. So entsteht ein sogenannter circadianer Rhythmus, also ein 24-Stunden-Rhythmus, auf den der Körper seine gesamten Funktionen hin abstellt. Neben tageszeitlichen sind dem Menschen auch jahreszeitliche Rhythmen eigen. Im Winter wachsen Kinder beispielsweise weniger als im Sommer. Und es gibt lebenszeitliche Rhythmen wie die Pubertät.

Doch woher weiß der Körper, wann er diese Entwicklungsphase starten soll? Tatsächlich hat man den Haupttaktgeber der Pubertät jüngst entdeckt: einen Stoff namens Kisspeptin. Er findet sich in verschiedenen Hirnarealen, ist also super vernetzt mit allen wichtigen Teilen des Gehirns. Sobald die kindliche Entwicklung weit genug fortgeschritten ist, der Körper ausreichend Speicherenergie hat und in der Lage ist, die Geschlechtsreife zu leisten, kommt aus all diesen Winkeln des Gehirns ein Go für die Pubertät. Die Kisspeptin-Zentrale fährt ihre Produktion hoch und läutet die Pubertät ein.

Die Info gelangt vom Gehirn in die Hirnanhangsdrüse, die daraufhin Botenstoffe (Hormone) produziert und unter anderem Richtung Eierstöcke oder Hoden schickt. Jetzt geht es los!

**Veränderungen des Körpers**

Bei achtjährigen Mädchen und neunjährigen Jungen möchte man natürlich noch nicht an Fortpflanzung denken. Doch die Fähigkeit dazu darf in diesem Alter anfangen sich zu entwickeln. Es ist normal, wenn bereits die Brustentwicklung bei Mädchen einsetzt und erste Schamhaare sprießen. Bei Jungs können Penis und Hoden zu wachsen beginnen. Geht die Pubertät noch früher los, sollte der Kinderarzt miteinbezogen werden.

Doch auf welche Signale muss man genau achten? Das ist gar nicht einfach. Viele denken, die ersten Schamhaare sind ein eindeutiges Zeichen für den Start der Pubertät. Das stimmt so nicht. Die Schambehaarung entsteht, weil die Nebenniere männliche Geschlechtshormone produziert, die bei Mädchen und Jungen den Haarwuchs auslösen. Das muss nicht direkt mit der Pubertät zusammenhängen. Auch die Brustentwicklung bei Mädchen allein ist noch kein verlässliches Anzeichen. In der Regel ist es zwar schon so, dass Östrogene an einen Empfänger (Rezeptor) andocken und den Befehl zum Brustwachstum übermitteln – dann ist diese Entwicklung natürlich Teil der Pubertät. Aber es kommt auch vor, dass dieser Rezeptor aktiv wird, ohne dass ihn Östrogene aktiviert haben. In diesen Fällen entwickelt sich die Brust, obwohl die Pubertät nicht begonnen hat.

Treten mehrere Pubertätsanzeichen auf, ist das ein deutlicher Hinweis auf einen Start: Schambehaarung plus Brustentwicklung, Schambehaarung plus Wachstumsschub, Brustentwicklung plus Wachstumsschub … Ist das vor dem achten Geburtstag bei Mädchen der Fall, sollte das untersucht werden. Wachsen bei einem Jungen schon vor dem neunten Geburtstag die Hoden, ist auch das Anlass für einen Besuch bei der Kinderärztin. So oder so ist sie die geeignete Ansprechpartnerin bei Unsicherheiten bezüglich der Entwicklung. Die zusätzlichen Vorsorgeuntersuchungen (U10 und U11) bieten dafür eine gute Gelegenheit. Sie sollen die große Lücke zwischen den standardmäßigen Vorsorgeuntersuchungen bis zum Schuleintritt und der ersten großen Jugenduntersuchung (J1) zwischen 12 und 14 Jahren schließen.

Das Problem an einer verfrüht einsetzenden Pubertät ist (rein körperlich), dass der damit einhergehende Wachstumsschub ebenfalls zu früh abgeschlossen sein könnte und das Kind dadurch klein bliebe. Besteht diese Gefahr, wird die Pubertät gegebenenfalls künstlich aufgehalten, mit Medikamenten, welche die Hormonproduktion unterdrücken.

Einer der *Risikofaktoren* für eine vorzeitige Pubertätsentwicklung ist Übergewicht. Im Fett wird ein Hormon namens Leptin gebildet, das dem Körper signalisiert: Du hast genügend Energiereserven und kannst voranschreiten. Umgekehrt sorgt fehlendes Leptin bei Untergewicht dafür, dass es nicht vorwärtsgeht.

Selbst wenn alles seinen üblichen Lauf nimmt, sollte man ein paar Dinge wissen.

1. Die Brustentwicklung beginnt häufig zunächst auf einer Seite, weil die Brustdrüsen unterschiedlich auf das Hormon ansprechen. Es kann ein ganzes Jahr dazwischenliegen, bis die andere Seite nachzieht. Man muss also keinesfalls an etwas Schlimmes denken, wenn man die Schwellung nur einseitig ertastet. Tumore sind in dem Alter extrem selten und in der Regel harte Knoten, die sich ganz anders anfühlen als das Brustgewebe. Übrigens weist auch etwa die Hälfte der Jungen eine Brustentwicklung auf, die in der Regel zurückgeht, wenn die Pubertät endet. Sie beginnt ebenfalls häufig einseitig.

2. Die Periode setzt zwischen 11 und 16 Jahren ein und man kann – was den Zeitpunkt betrifft – nicht immer von der Mutter auf die Tochter schließen. Es ist sinnvoll, ein Mädchen gegen Ende der Grundschulzeit darauf vorzubereiten.

3. Kinderärzte tasten bei der Untersuchung Brust und Hoden ab. Nur so können sie die altersgerechte Entwicklung überprüfen.

4. Jungen muss man beibringen, selbst regelmäßig die Hoden abzutasten. Hodenkrebs ist zwar selten, trifft aber tendenziell jüngere Männer. Bei frühzeitiger Behandlung sind die Heilungschancen sehr gut.

**Veränderungen der Persönlichkeit**

Mehr als die körperlichen Zeichen beschäftigen viele Familien die Verhaltensänderungen, die mit der Pubertät einhergehen. Wenn die Viertklässlerin in ihr Zimmer abrauscht und wütend die Tür zuknallt, wenn dem Neunjährigen keinerlei Infos mehr über die Schule zu entlocken sind – ist das dann schon typisch »Pubertier«?

Nach den ruhigeren Jahren der Latenzphase (→ S. 285) ringen Kinder in der Pubertät um Autonomie und grenzen sich von der Familie ab. Das müssen sie tun, um eine eigenständige Persönlichkeit zu entwickeln. Wenn Eltern ihr eigenes Kind nicht mehr wiedererkennen, sagen sie gern: Oje, die Hormone spielen verrückt. Doch die Wesensveränderungen allein auf hormonelle Schwankungen zu schieben wäre zu einfach.

Während der Pubertät findet ein gewaltiger Umbau im Gehirn statt. Mehr als die Hälfte der bestehenden Nervenverbindungen werden gekappt, andere ausgebaut und gestärkt. Am Ende wird das Gehirn effizienter als jemals zuvor sein. Doch währenddessen herrscht Chaos.

Zentral für die Veränderungen sind zwei Areale:

- Der präfrontale Kortex im vorderen Teil des Gehirns, auch Frontal- oder Stirnlappen genannt: Er ist verantwortlich für Vernunft und Emotionskontrolle. Wenn wir uns aufregen und am liebsten auf jemanden losgehen oder etwas kaputtmachen würden, zügelt uns der präfrontale Cortex. Solange er nicht ausgereift ist, ist das Verhalten noch nicht gut steuerbar.
- Das limbische System: Hier kochen die Emotionen über und es entstehen Triebe. Ein kleines Teufelchen sagt: Ist doch egal, dann mach doch was kaputt. Her mit dem Risiko! Dieser Teil des Gehirns ist oft bereits weiterentwickelt.

Wer um diese Umbauten im Gehirn weiß, dem fällt es vielleicht etwas leichter, gelassen auf das impulsive und selbstherrliche Verhalten vieler Pubertierender zu reagieren. Sie haben die kognitive Kontrolle einfach noch nicht erlangt. Und bis es so weit ist, kann es dauern – tatsächlich bis zum 25. Lebensjahr. Erst dann ist das Gehirn ausgereift.

Wer mit Grundschulkindern zu tun hat, für den fühlt sich das noch sehr weit weg an. Doch gerade weil bald diese aufwühlende Phase ansteht, ist es wichtig, an einer guten Beziehung zu arbeiten. Jetzt kann man noch Werte wie Vertrauen und Verlässlichkeit vermitteln, auf die man in der stürmischen Zeit zurückgreifen kann. Mit Erziehung ist während der Pubertät nämlich nicht mehr viel auszurichten. Dann ist man im besten Fall Ansprechpartnerin, Begleiter und Projektionsfläche (auch im negativen Sinne). Manchmal ist das schwer auszuhalten. Auf einmal erklären einem kraftstrotzende Jugendliche die Welt und reißen alles nieder, was man sich selbst über viele Jahre aufgebaut hat. Doch das ist nicht persönlich gemeint. Es gehört einfach dazu, wenn ein Kind sein eigenes Ich entwickelt. Lieber schreit man sich an, als dass man gar nicht mehr miteinander spricht. Streit zeigt immer: Es bedeutet mir etwas. Erwachsene sollten sich innerlich vorbereiten auf diese Phase, damit sie nicht überreagieren und das später bereuen.

An der Beziehung festhalten – das ist das Wichtigste.

# ZUM SCHLUSS

Ein ganzes Buch über Kindergesundheit und Entwicklung – und auf all den Seiten wird nicht einmal definiert, was Gesundheit überhaupt ist? Das ist doch eine Lücke, mag der eine oder die andere zwischendurch gedacht haben. Eine Lücke? Vielleicht. Aber eine vielsagende. Die gängigen Definitionen von Gesundheit sind nämlich so umfassend, dass man sich davon unter Druck gesetzt fühlen könnte.

Doch wenn wir den Familien von heute etwas wünschen dürfen, dann ist es mehr Mut zu den vielen Lücken, die sich im Alltag auftun.

- *Kein Kind entwickelt sich gleich.* Es ist besser, sich darauf zu fokussieren, was es kann – und nicht darauf, was es nicht kann.
- *Kein Elternteil macht alles richtig.* Statt jede Kleinigkeit zu googeln, ist es meistens zielführender, auf das Kind zu achten, das man vor sich hat. Je besser man es kennenlernt, umso mehr wird man mit der Zeit zum Experten oder zur Expertin für sein Kind.
- *Pausen sind unverzichtbar.* Viele Kinder haben heute einen extrem durchgetakteten Alltag. Doch sie brauchen unverplante Zeit, in der sie nicht funktionieren müssen. Die Eltern übrigens auch.
- *Betreuungsprobleme gibt es immer.* Wenn jede Krankheit und jeder Kitaschließtag sofort das gesamte Familienkonstrukt gefährdet, bedeutet das permanenten Stress für alle.
- *Engpässe sind normal.* So ärgerlich der Personalmangel im Gesundheits- und Bildungssystem ist – er ist nicht wegzureden. Umso wichtiger, dass alle Familien genau überlegen, an welchen Stellen sie Unterstützung benötigen und wo sie allein klarkommen.
- *Die Stimmung muss nicht immer gut sein.* Konflikte und negative Gefühle gehören zum Leben dazu. In der Kindheit lernt man, da-

mit umzugehen. Idealerweise in einem geschützten Raum – mit Menschen, die es gut mit einem meinen.

Ganz zum Schluss haben wir dennoch eine Definition, die uns hilfreich erscheint. Der Medizinethiker Giovanni Maio versteht Gesundheit als »eine Fähigkeit des Menschen, auch das Widrige und Einschränkende so weit in das eigene Lebenskonzept zu integrieren, dass man über diese Einschränkungen hinweg sein eigenes Leben führen kann«[108].

Diese Sichtweise ist entlastend, weil sie nicht jedes Problem, jede Abweichung von der Norm als Krankheit einordnet. Sie betont das große Bewältigungspotenzial, das in uns allen steckt, in unseren Körpern und in unserem Geist.

Wer Kindern dieses Zutrauen in die eigenen Superkräfte vermittelt, sorgt dafür, dass sie GROSSWERDEN können – auch in turbulenten Zeiten.

# ANHANG

# Studienhinweis

Ob in den Medien, unter Nachbarn oder zwischen Eltern: Heute wird fleißig mit wissenschaftlichen Erkenntnissen argumentiert. Leider wird dabei oft nicht hinterfragt, wie sie eigentlich zustande gekommen sind. Sind die Zahlen, auf die ich mich beziehe, seriös? Ist die Studie gut gemacht? Nicht selten führt das zu einer Lagerbildung, in der jeder glaubt, über die besseren Fakten zu verfügen. Eindrücklich zu beobachten war das während der Coronapandemie. An der Frage, wie gefährdet beziehungsweise gefährlich die Kinder seien, entzweite sich das Land.

Das Problem ist: An Untersuchungen heranzukommen ist heutzutage leicht für Laien. Sie ohne entsprechende Fachkenntnisse zu interpretieren ist schon schwieriger. Den Überblick über die gesamte Studienlage zu haben, also auch über jene Untersuchungen, die zu anderen Ergebnissen kommen, ist quasi unmöglich.

Zumindest folgende fünf Punkte sollte man bei der Einordnung im Hinterkopf behalten:

1. Wissenschaft ist nur seriös, wenn sie ihre eigenen *Grenzen* sieht. In guten wissenschaftlichen Studien werden darum immer die sogenannten Limitationen dargestellt. Meist ist das ein Absatz gegen Ende, in dem die Schwächen der eigenen Untersuchung erklärt werden. Gibt es diesen nicht, ist eine gewisse Skepsis angebracht.
2. Vernünftig gemachte Studien haben ein *Peer-Review-Verfahren* durchlaufen. Das bedeutet: Sie wurden begutachtet von unabhängigen Kolleginnen und Kollegen desselben Fachgebiets. Üblicherweise werden dazu Angaben gemacht.
3. Je größer die Studie, umso geringer die *Fehlerwahrscheinlichkeit.* Gerade bei Themen rund um Kindergesundheit müssen Studien

oft mit verhältnismäßig wenig Teilnehmenden auskommen. Aber kleine Studien neigen oft dazu, einen Effekt zu überschätzen. Andererseits werden bei riesigen Studien auch Ergebnisse überinterpretiert, bloß weil sie »statistisch signifikant« sind. Will heißen: Die Wahrscheinlichkeit eines Irrtums liegt unter fünf Prozent. Mehr sagt der Begriff nicht aus, auch wenn er gemeinhin anders aufgefasst wird.

4. Es gibt einen Unterschied zwischen *Kausalität* und *Korrelation.* Treten gleichzeitig mehr Störche und mehr Neugeborene auf, bedeutet das noch nicht, dass die Störche die Kinder bringen. Viele Studien zeigen lediglich, dass gewisse Phänomene gleichzeitig auftreten (Korrelation). Das heißt aber nicht, dass sie zusammenhängen (Kausalität). Um Kausalitäten herauszufinden sind Laborforschungen oft unumgänglich. Es müssten dann zum Beispiel Untersuchungen an Tieren oder Zellmodellen erfolgen.
5. Studien zu Medikamentenwirkungen sind in der Regel nur aussagekräftig, wenn sie *kontrolliert* sind. Das heißt in den meisten Fällen, dass es einer Vergleichsgruppe von Patienten bedarf, die die herkömmliche Behandlung erhält oder ein sogenanntes Placebo.

Wie können sich Laien also seriös Wissen aneignen? Eine gute Möglichkeit sind sogenannte Übersichtsartikel, die die Wissenslage in einem Feld zusammenfassen. Auch hier ist jedoch darauf zu achten, dass das Geschriebene begutachtet wurde (siehe 2.). So ist es in diesem Buch auch geschehen durch unsere drei Experten aus unterschiedlichen Fachbereichen und medizinischen Sektoren (→ S. 335). Dennoch haben wir ebenfalls Limitationen (siehe 1.): Es ist denkbar, dass wir eine aktuelle Entwicklung auf einem speziellen Gebiet noch nicht wahrgenommen haben. Zudem sind wir unweigerlich durch eigene, oft unbewusste Erfahrungen beeinflusst (»unconscious bias«). Möglicherweise betonen wir daher Themen besonders, die uns sehr wichtig erscheinen – und lassen andere weg. Leider sind Fehler immer möglich, selbst wenn viele Leute einen Text aufmerksam gelesen haben.

# Dank

Drei Menschen haben dieses Buch besonders intensiv begleitet. Sie haben uns bei der Konzeption beraten, jede einzelne Zeile hinterfragt, Fakten gecheckt, Studien gelesen – und vor allem: ihre reichhaltige Erfahrung als Kinderärzte und Kinderärztin eingebracht

Vielen herzlichen Dank an Dr. Anne Stockmann-Schulz, die eine eigene Praxis in Köln hat. Vorher war sie in der Kinderklinik tätig und hat unter anderem eine Spezialsprechstunde für Kinder mit Diabetes angeboten. Ihre Superkraft: medizinische Inhalte so vermitteln, dass Familien sie auch verstehen, wenn sie aufgeregt und besorgt sind.

Vielen herzlichen Dank an Dr. Burkhard Rodeck, der als Ärztlicher Direktor einer Kinderklinik gearbeitet hat. Der pensionierte Neonatologe und Spezialist für Magen-Darm-Erkrankungen ist Generalsekretär der Deutschen Gesellschaft für Kinder- und Jugendmedizin. Seine Mission: eine kindgerechte Gesellschaft.

Vielen herzlichen Dank an Dr. Christian Plank, der lange an einer Uniklinik Medikamente erforscht hat. Inzwischen ist er niedergelassener Kinderarzt in Erlangen und legt in seiner Praxis viel Wert auf ganzheitliche Verfahren. Sein Ausnahmetalent: den täglichen Spagat zwischen Wissenschaft und Komplementärmedizin meistern.

Dankbar sind wir auch unseren Familien für die vielen guten und genauen Anmerkungen beim Lesen sowie einigen Freundinnen und Freunden für ihre wichtigen Hinweise.

Wir danken unserer Lektorin Tanja Rauch und ihren Kolleginnen des DuMont Buchverlags. Vom ersten Moment an unsere Idee geglaubt hat unsere Agentin Nina Sillem. Sie hat uns während der gesamten Umsetzung großartig unterstützt – dafür Dank!

# Hilfsangebote

## Notfälle und Krisen

- *Notrufzentrale:* 112. Für lebensgefährliche Zustände (Atem-, Herz-Kreislauf- oder Bewusstseinsstörungen) und schwere Verletzungen.
- *Ärztlicher Bereitschaftsdienst:* Unter 116 117 kann man sich rund um die Uhr melden, wenn man medizinische Beratung braucht und die Kinderarztpraxis geschlossen hat. Bitte nicht bei Notfällen nutzen, dafür sind die Wartezeiten zu lang.
- *Giftnotrufzentralen:* Gibt es in verschiedenen Regionen. Die jeweilige Nummer findet man im Internet.
- *www.nummergegenkummer.de:* Unter 116 111 werden Kinder und Jugendliche kostenlos telefonisch beraten. Unter 0800 111 0550 wird ihren Eltern ebenfalls anonym und kostenlos geholfen.
- *Kinder- und Jugendpsychiatrien* verfügen in der Regel über Notfallnummern, die man im Internet rasch findet.
- *www.ich-bin-alles.de:* Infoportal zu Depression und psychischer Gesundheit bei Kindern und Jugendlichen – für Kinder und Eltern. Ein Projekt der Klinik und Poliklinik für Kinder- und Jugendpsychiatrie des LMU Klinikums München.

## Gesundheit und Entwicklung

- *www.dgkj.de/eltern:* Elterninformationen zu häufigen Gesundheitsproblemen von Kindern – aufbereitet von den Expertinnen und Experten der Deutschen Gesellschaft für Kinder- und Jugendmedizin.
- *www.gesund-ins-leben.de:* Informationen rund um Gesundheit und Ernährung für Schwangere und junge Eltern. Das Netzwerk aus Fachgesellschaften, Berufsverbänden und Institutionen ist im Bundeszentrum für Ernährung angesiedelt.

- *www.kindergesundheit-info.de:* Hier geht es um Gesundheit und Entwicklung von Kindern zwischen null und sechs Jahren. Das Portal wird von der Bundeszentrale für gesundheitliche Aufklärung (BZgA) betrieben und ist wissenschaftlich fundiert.
- *www.kinderaerzte-im-netz.de:* Informationen zu Krankheiten, Impfungen und Entwicklungsschritten – von der Baby- bis zur Teenagerzeit bietet die Website des Berufsverbandes der Kinder- und Jugendärzt*innen.
- *www.impfen-info.de:* Aufklärung zu den Impfempfehlungen – und zwar zu jeder einzelnen Krankheit – findet man auf der Spezial-Plattform der Bundeszentrale für gesundheitliche Aufklärung (BZgA).
- *www.londi.de:* Informationen zu Lernstörungen für Eltern, Lehrkräfte und therapeutisches Fachpersonal. Ein Projekt des LMU-Klinikums und des Leibniz-Instituts für Bildungsforschung und Bildungsinformation.
- *www.adhs.info:* Hilfe und Aufklärung für Kinder und Eltern ums Thema Aufmerksamkeitsdefizit-/Hyperaktivitätsstörung. Betrieben wird das Portal vom zentralen ADHS-Netz, das vom Bundesgesundheitsministerium gefördert wird.

**Medien**

- *www.bildschirmfrei-bis-3.de:* Infos, Elternbriefe und Tipps und Tricks für einen medienfreien Kleinkinderalltag. »Bildschirmfrei bis 3« ist eine Initiative der Universität Witten/Herdecke und des Bundesverbands der Kinder- und Jugendärzt*innen.
- *www.schau-hin.info:* Unterstützung bei der Medienerziehung für Familien. Man findet dort grundlegende und aktuelle Informationen und Elternkurse. Hinter der Initiative stecken das Bundesfamilienministerium, ARD, ZDF und die AOK.
- *www.klicksafe.de:* Hilfe bei der Vermittlung von Internetkompetenzen für Eltern, Lehrkräfte und andere Multiplikatoren. Die EU-Initiative bietet konkrete Tipps und einen Überblick über aktuelle Entwicklungen.

- *www.internet-abc.de:* Mehr Orientierung, Aufklärung und Schutz bietet diese Lernplattform für Kinder (fünf bis zwölf Jahre), Eltern und Lehrkräfte. Träger ist ein gemeinnütziger Verein, in dem alle Landesmedienanstalten Mitglied sind.
- *www.medien-kindersicher.de:* Geräte, Dienste und Apps kindersicher machen. Dabei hilft dieses Angebot diverser Landesmedienanstalten und der EU-Initiative für mehr Sicherheit im Netz »Klicksafe«. Ein Assistent hilft bei der Einrichtung.

# Quellen


1 nifbe e. V.: »Superdiverse Kindheit – Was ist in der frühkindlichen Bildung zu tun? (Prof. Dr. El-Mafaalani)«, online unter: *www.youtube.com/watch?v=og-Sk4H82SEs*

2 Bundesministerium für Familie, Senioren, Frauen und Jugend: »Neunter Familienbericht. Eltern sein in Deutschland«, 2021, online unter: *www.bmfsfj.de/resourcc/blob/174072/901fc1e82a5f657ea9eaaaa4a3fb140d/neunter-familienbericht-kurzfassung-data.pdf*

3 Knittel, Tilmann: »Die Grenzen der Planbarkeit sind zu berücksichtigen«, Beitrag zum Symposium, 25 Jahre SoFFI F, 2022, online unter: *www.soffi-f.de/files/Praesentation%20Familienforschung%2019.5.22_T.%20Knittel.pdf*

4 Gross, Peter: *Die Multioptionsgesellschaft*, Berlin: Suhrkamp 1994

5 Statistisches Bundesamt: »Bevölkerung. Geburten«, o. J., online unter: *www.destatis.de/DE/Themen/Gesellschaft-Umwelt/Bevoelkerung/Geburten/_inhalt.html*

6 Knittel, Tilmann: »Die Grenzen der Planbarkeit sind zu berücksichtigen«

7 Bundesinstitut für Bevölkerungsforschung: »Säuglingssterblichkeit in Deutschland (1872–2020)«, o. J., online unter: *www.bib.bund.de/DE/Fakten/Fakt/S10-Saeuglingssterblichkeit-ab-1872.html#:~:text=In%20den%20Kriegs%2D%20und%20Nachkriegsjahren,gesamten%20Sterblichkeitsniveau%20nur%20noch%20minimal*

8 Gießelmann, Kathrin: »Frühkindliche Ernährung. Die ersten 1000 Tage entscheiden«, in: *Dtsch. Ärztebl.* 2016, online unter: *www.aerzteblatt.de/archiv/183216/Fruehkindliche-Ernaehrung-Dieersten-1000-Tage-entscheiden*

9 Brune, Bettina et al.: »Epigenetik. Einfluss auf die fetale Entwicklung«, in: *Neonatologie Scan* 2017, online unter: *www.thieme-connect.de/products/ejournals/pdf/10.1055/s-0042-119062.pdf*

10 Dötsch, Jörg: »Perinatal programming. Myths, fact, and future of research«, in: *Mol Cell Pediatr.* 2014, online unter: *pubmed.ncbi.nlm.nih.gov/26567096/*

11 Netzwerk Gesund ins Leben: »Supplement Folsäure. Handlungsempfehlungen«, o. J., online unter: *www.gesund-ins-leben.de/fuer-fachkreise/familien-vor-*

*und-in-der-schwangerschaft/handlungsempfehlungen/supplemente/supplement-folsaeure/*

12 Deutsche Gesellschaft für Ernährung e. V.: »Vollwertig essen und trinken nach den 10 Regeln der DGE«, o. J., online unter: *www.dge.de/gesunde-ernaehrung/dge-ernaehrungsempfehlungen/10-regeln/*

13 Deutsche Gesellschaft für Ernährung e. V.: »Ernährung in Schwangerschaft und Stillzeit«, o. J., online unter: *www.dge.de/gesunde-ernaehrung/gezielte-ernaehrung/ernaehrung-in-schwangerschaft-und-stillzeit/*

14 Robert Koch Institut: »Zytomegalievirus-Infektion«, RKI-Ratgeber, 2023, online unter: *www.rki.de/DE/Content/Infekt/EpidBull/Merkblaetter/Ratgeber_Zytomegalievirus.html*

15 Herzberger, Veerle et al.: »Exercise During Pregnancy«, in: *Dtsch. Ärztebl.* 2022, online unter: *www.aerzteblatt.de/int/archive/article/228490/Exercise-during-pregnancy-effects-on-birth-weight-and-on-the-risks-of-gestational-diabetes-andpreterm-delivery*

16 Ferrari, Nina et al.: »Exercise during pregnancy and its impact on mothers and offspring in humans and mice«, in: *J Dev Orig Health Dis.* 2018, online unter: *pubmed.ncbi.nlm.nih.gov/28780912/*

17 Deutscher Ethikrat: »Wissens-Wert? Zum verantwortlichen Umgang mit nichtinvasiven Pränataltests (NIPT)«, 2022, online unter: *www.ethikrat.org/fileadmin/PDF-Dateien/Veranstaltungen/fb-2022-02-23-transkription.pdf*

18 Institut für Qualität und Wirtschaftlichkeit im Gesundheitswesen: »Vorgeburtliche Untersuchungen – ja oder nein?«, 2022, online unter: *www.gesundheitsinformation.de/vorgeburtliche-untersuchungen-ja-oder-nein.html*

19 Statistisches Bundesamt: »Fast ein Drittel aller Geburten im Jahr 2021 durch Kaiserschnitt«, 2023, online unter: *www.destatis.de/DE/Presse/Pressemitteilungen/2023/02/PD23_N009_231.html*

20 Aptaclub: »Jede dritte Mutter hadert mit Kaiserschnitt«, Umfrage 2023, online unter: *www.presseportal.de/pm/53080/5354334*

21 Weltgesundheitsorganisation (WHO): »Caesarean section rates continue to rise, amid growing inequalities in access«, 2021, online unter: *www.who.int/news/item/16-06-2021-caesarean-section-rates-continue-to-rise-amid-growing-inequalities-in-access#:~:text=Rising%20rates%20suggest%20increasing%20numbers%20of%20medically%20unnecessary%2C%20potentially%20harmful%20procedures&text=According%20to%20new%20research%20from,21%25)%20of%20all%20childbirths.*

22 Gesellschaft für Qualität in der außerklinischen Geburtshilfe e. V.: »Qualitätsbericht 2021. Außerklinische Geburtshilfe in Deutschland«, 2021, online unter: *www.quag.de/downloads/QUAG_Bericht2021.pdf*

23 Institut für Demoskopie Allensbach: »Weichenstellungen für die Aufgabenteilung in Familie und Beruf«, 2022, online unter: *www.ifd-allensbach.de/fileadmin/IfD/sonstige_pdfs/9213_Weichenstellungen.pdf*

24 Bundesministerium für Familie, Senioren, Frauen und Jugend: »Väterreport 2023«, 2023, online unter: *www.bmfsfj.de/resource/blob/230374/1167ddb2a80375a9ae2a2c9c4bba92c9/vaeterreport-2023-data.pdf*

25 Walper, Sabine: »Eltern im Wettbewerb«, in: *DJI Impulse* 2022, online unter: *www.dji.de/veroeffentlichungen/aktuelles/news/article/ungleiche-elternschaft.html*

26 Bischoff, Alexandra: »Minipubertät des Säuglings steuert Hirnreifung und Sprachentwicklung«, in: *Medical Tribune* 2019, online unter: *www.medical-tribune.de/medizin-und-forschung/artikel/minipubertaet-des-saeuglings-steuert-hirnreifung-und-sprachentwicklung*

27 Bundeszentrale für gesundheitliche Aufklärung: »Ein lautstarkes Signal: Schreien«, 2022, online unter: *www.kindergesundheit-info.de/themen/entwicklung/0-12-monate/schreien/*

28 Verband der Osteopathen Deutschland: »Osteopathie in Deutschland«, 2021, online unter: *www.osteopathie.de/mailing/20211027/Forsa-Studie_vod_osteopathie_2021.pdf*

29 Bundesverband Osteopathie: »Osteopathie kurz nach der Geburt«, 2021, online unter: *bv-osteopathie.de/2021/06/30/osteopathie-kurz-nach-der-geburt/*

30 Gesellschaft für Neuropädiatrie et al.: »Stellungnahme Osteopathie bei Kindern«, 2014, online unter: *www.dgspj.de/wp-content/uploads/service-stellungnahme-osteopathie-2015.pdf*

31 Deutscher Bundestag: »Osteopathie. Ausübung, Ausbildung und Studien«, 2020, online unter: *www.bundestag.de/resource/blob/678120/33aee74a7da726bef15c668fe-7f1e057/WD-9-091-19-pdf-data.pdf*

32 Deutsches Ärzteblatt: »Plötzlicher Kindstod in 30 Jahren um 93 Prozent zurückgegangen«, 2022, online unter: *www.aerzteblatt.de/nachrichten/139643/Ploetzlicher-Kindstod-in-30-Jahren-um-93-Prozent-zurueckgegangen*

33 Science Media Center Germany: »Einfluss von Formula-Industrie. Zu wenige Mütter stillen«, 2020, online unter: *www.sciencemediacenter.de/alle-angebote/research-in-context/details/news/einfluss-von-formula-industrie-zu-wenige-muetter-stillen/#:~:text=Nahrungen%20messen%20müssen.-,“,letzten%2020%20Jahren%20kaum%20geändert*

34 Brettschneider, Anna-Kristin et al.: »Stillverhalten in Deutschland. Neues aus KiGGS Welle 2«, in: *Bundesgesundheitsblatt* 2018, online unter: *edoc.rki.de/bitstream/handle/176904/6797/Brettschneider2018_Article_StillverhaltenIn-DeutschlandNeu.pdf*

35 McGowan, Catherine et al.: »The Benefits of Breastfeeding on Child Intelligence, Behavior, and Executive Function«, in: *Breastfeed Med.* 2023, online unter: *pubmed.ncbi.nlm.nih.gov/36749962/*

36 Stordal, Britta: »Breastfeeding reduces the risk of breast cancer«, in: *Cancer Med.* 2023, online unter: *www.ncbi.nlm.nih.gov/pmc/articles/PMC9972148/#:~:text=The%20decreased%20risk%20of%20breast,or%20age%20at%20first%20birth.&text=The%20data%20truly%20indicate%20that%20breastfeeding%20universally%20decreases%20breast%E2%80%90cancer%20risk*

37 Bundeszentrale für Politische Bildung: »Zur Geschichte der Schutzimpfung«, in: *APuZ* 2020, online unter: *www.bpb.de/shop/zeitschriften/apuz/weltgesundheit-2020/318298/zurgeschichte-der-schutzimpfung/*

38 Robert Koch Institut: »Impfkalender«, 2023, online unter: *www.rki.de/DE/Content/Kommissionen/STIKO/Empfehlungen/Aktuelles/Impfkalender.pdf?__blob=publicationFile*

39 Robert Koch Institut: »Schutzimpfung gegen Rotaviren«, 2013, online unter: *www.rki.de/SharedDocs/FAQ/Impfen/Rota/FAQ-Liste_Rotavirus_Impfen.html#FAQId4210324*

40 Bester, Johan Christiaan: »Measles and Measles Vaccination«, in: *JAMA Pediatr.* 2016, online unter: *jamanetwork.com/journals/jamapediatrics/article-abstract/2555881*

41 Bundeszentrale für Gesundheitliche Aufklärung: »Schutzimpfungen und persönlicher Infektionsschutz«, o. J., online unter: *www.bzga.de/was-wir-tun/schutzimpfungen-und-persoenlicher-infektionsschutz/antibiotika/*

42 Gartlehner, Gerald et al.: »Assessing the magnitude of reporting bias in trials of homeopathy«, in: *BMJ Evid Based Med.* 2022, online unter: *pubmed.ncbi.nlm.nih.gov/35292534/*

43 Freedman, Stephen B. et al.: »Effect of Dilute Apple Juice and Preferred Fluids vs. Electrolyte Maintenance Solution on Treatment Failure Among Children With Mild Gastroenteritis«, in: *JAMA* 2016, online unter: *pubmed.ncbi.nlm.nih.gov/27131100/*

44 Seifert, Georg et al.: »Integrative oder alternative Kinder- und Jugendmedizin?«, in: *Monatsschrift Kinderheilkunde* 2019, online unter: *www.springermedizin.de/paediatrie/phytotherapie/integrative-oder-alternative-kinder-und-jugendmedizin/17039030*

45 Deutsche Gesellschaft für Kinder- und Jugendmedizin: »Vegetarische Kostformen im Kindes- und Jugendalter«, in: *Monatsschrift Kinderheilkunde* 2018, online unter: *www.dgkj.de/fileadmin/user_upload/Stellungnahmen/1808_DGKJ_VegetarischeKost.pdf*

46 Reese, Imke: »Vegane Kostformen aus allergologischer Sicht«, in: *Allergologie*

46 2023, online unter: dgaki.de/wp-content/uploads/2023/04/DGAKI_PM_VeganeKostformen.pdf

47 Bocquet, A. et al.: »Baby-led weaning«, in: *Arch Pediatr.* 2022, online unter: *pubmed.ncbi.nlm.nih.gov/36109286/*

48 Deutsche Gesellschaft für Kinder- und Jugendmedizin: »Beikostprodukte aus Quetschbeuteln«, in: *Monatsschrift Kinderheilkunde* 2019, online unter: *www.dgkj.de/fileadmin/user_upload/Ablageordner_alte_Daten/Meldungen_2019/1903_SN_BeikostprodukteAusQuetschbeute.pdf*

49 *www.kinderaerzte-im-netz.de*

50 *www. kinderschutzhotline.de*

51 Bundeszentrale für gesundheitliche Aufklärung: »FSME-Impfung bei Kindern«, 2023, online unter: *www.impfen-info.de/impfempfehlungen/fuer-kinder-0-12-jahre/fsmefruehsommer-meningoenzephalitis/*

52 Schneider, Norbert F. et al.: *Familienleitbilder in Deutschland*, Opladen u. a.: Barbara Budrich 2015

53 Jurczyk, Karin: *Doing und Undoing Family*, Weinheim: Beltz Juventa 2020

54 WHO: »Guidelines on Physical Activity, Sedentary Behaviour and Sleep for Children under 5 Years«, 2020, online unter: *apps.who.int/iris/bitstream/handle/10665/311664/9789241550536-eng.pdf?sequence=1&isAllowed=y*

55 Stiftung Kindergesundheit: »Kindergesundheitsbericht 2022«, 2022, online unter: *s144625188.online.de/stiftungkindergesundheit/RZ_220909_Stiftung%20Kindergesundheit_Online_Gesamt.pdf*

56 Griebler, Robert et al.: »Ernährungskompetenz in Österreich«, 2023, online unter: *oepgk.at/schwerpunkte/messung-der-gesundheitskompetenz/ernahrungskompetenz/*

57 AOK: »Food literacy Studienbericht«, 2020, online unter: *www.aok-bv.de/imperia/md/aokbv/presse/pressemitteilungen/archiv/2020/pk_food_literacy_studienbericht_160620.pdf*

58 Verbraucherzentrale: »Nutri-Score«, 2023, online unter: *www.verbraucherzentrale.de/wissen/lebensmittel/kennzeichnung-und-inhaltsstoffe/nutriscore-das-bedeutet-die-kennzeichnung-76209#:~:text=Score%20verpflichtend%20wird.-,Das%20sagen%20die%20Verbraucherzentralen,Angabe%20des%20Nutri%2DScore%20freiwillig.*

59 Mensink, Gert B. M. et al.: »EsKiMo II. Die Ernährungsstudie als KiGGS-Modul«, RKI, 2020, online unter: *edoc.rki.de/bitstream/handle/176904/6887.2/EsKiMoII_Projektbericht.pdf?sequence=3&isAllowed=y*

60 DGKJ-Elterninformation: »Gesundes Essen für mein Kind«, 2020, online unter: *www.dgkj.de/eltern/dgkj-elterninformationen/elterninfo-gesundes-essen*

61 AWMF: »Leitlinie S2k. Enuresis und nicht-organische (funktionelle) Harninkontinenz bei Kindern und Jugendlichen«, 2021, online unter: *register.awmf.org/assets/guidelines/028-026l_S2k_Enuresis-und-nicht-organische-funktionelle-Harninkontinenz_2021-12.pdf*

62 Bühler, Daniela et al.: »Sprachentwicklung des jungen Kindes«, in: *Monatsschrift Kinderheilkunde* 2020, online unter: link.springer.com/article/10.1007/s00112-020-00842-x#auth-D_-B_hler-Aff1-Aff2

63 Sachse, Steffi et al.: *Sprachentwicklung*, Berlin: Springer 2020

64 AWMF: »Interdisziplinäre S3-Leitlinie. Therapie von Sprachentwicklungsstörungen«, 2022, online unter: *register.awmf.org/assets/guidelines/049-015l_S3_Therapie_von_Sprachentwicklungsst%C3%B6rungen_Text_2022-12.pdf*

65 *www.bildschirmfrei-bis-3.de*

66 AWMF: »S3-Leitlinie. Allergieprävention«, 2021, online unter: *register.awmf.org/de/leitlinien/detail/061-016*

67 Deutsches Ärzteblatt: »Unfallchirurgen warnen vor Verletzungsgefahren durch Trampoline«, 2017, online unter: *www.aerzteblatt.de/nachrichten/76219/Unfallchirurgen-warnen-vor-Verletzungsgefahren-durch-Trampoline*

68 Bertram, Hans et al.: *Die überforderte Generation*, Opladen u. a.: Barbara Budrich 2014

69 Deutsche Jugendinstitut: »Die zentralen Ideen und Ziele des Optionszeitenmodells«, online unter: *www.dji.de/themen/familie/optionszeiten.html*

70 Kasten, Hartmut: »Entwicklungspsychologische Grundlagen der Kindergarten- und Vorschulzeit (4.–6. Lebensjahr)«, 2015, online unter: *www.kita-fachtexte.de/fileadmin/Redaktion/Publikationen/KiTaFT_Kasten_II_2015.pdf*

71 Sozialbehörde Hamburg: »Umgang mit Krankheits- bzw. Erkältungssymptomen bei Kindern in der Kindertagesbetreuung«, 2023, online unter: *www.hamburg.de/kita/14291878/krankheitssymptome/*

72 AWMF: »S2k-Leitlinie. Adenoide Vegetationen«, 2022, online unter: *register.awmf.org/assets/guidelines/017-021l_S2k_Adenoide-Vegetationen_2022-12.pdf*

73 Schultz-Lampel, Daniela et al.: »Einnässen beim Kind«, in: *Dtsch. Ärztebl. Int.* 2011, online unter: *www.aerzteblatt.de/archiv/105579/Einnaessen-beim-Kind*

74 AWMF: »Leitlinie S2k. Harninkontinenz bei Kindern und Jugendlichen«

75 Konsensusgruppe Kontinenzschulung e. V.: »Informationen zum Thema Einnässen«, 2015, online unter: *www.kontinenzschulung.de/images/einnaessen/KgKS%20Elterninfo_11.2021.pdf*

76 Stanat, Petra et al.: *IQB-Bildungstrend 2021*, Münster: Waxmann 2021

77 AWMF: »Interdisziplinäre S3-Leitlinie. Therapie von Sprachentwicklungsstörungen«

78 AWMF: »S1 Leitlinie. Sprachentwicklungsstörungen bei Kindern«, 2008, on-

line unter: *register.awmf.org/assets/guidelines/049-006_S1_Sprachentwicklungs-stoerung_lang_09-2008_09-2013.pdf*
79 AWMF: »Interdisziplinäre S3-Leitlinie. Therapie von Sprachentwicklungsstörungen«
80 Ebd.
81 AWMF: »S3 Leitlinie. Pathogenese, Diagnostik und Behandlung von Redeflussstörungen«, 2016, online unter: *register.awmf.org/assets/guidelines/049-013l_S3_Redeflusstoerungen_2016-09-abgelaufen_03.pdf*
82 Deutscher Bundesverband für Logopädie e. V.: »Redeflussstörungen«, o. J., online unter: *www.dbl-ev.de/kinder-und-jugendliche/redeflussstoerungen*
83 Bundeszentrale für politische Bildung: »Bevölkerung mit Migrationshintergrund«, 2023, online unter: *www.bpb.de/kurz-knapp/zahlen-und-fakten/soziale-situation-in-deutschland/61646/bevoelkerung-mit-migrationshintergrund/*
84 BMI-Rechner, online unter: *www.adipositas-gesellschaft.de/bmi/*
85 RKI: »Kindliche Adipositas«, 2018, online unter: *www.rki.de/DE/Content/Gesundheitsmonitoring/Studien/Adipositas_Monitoring/AdiMon_Infobroschuere.pdf?__blob=publicationFile#:~:text=Etwa%20jedes%20sechste%20Kind%20in,Erwachsenenalter%20negative%20gesundheitliche%20Folgen%20haben*
86 WHO: »Jedes dritte Kind in der Europäischen Region der WHO leidet an Übergewicht oder Adipostias«, 2023, online unter: *www.who.int/europe/de/news/item/10-05-2023-1-in-3-children-in-the-who-european-region-is-living-with-overweight-or-obesity*
87 Gesellschaft für Pädiatrische Onkologie und Hämatologie: »Krebserkrankungen bei Kindern und Jugendlichen«, o. J., online unter: *www.gpoh.de/kinderkrebsinfo/content/erkrankungen/index_ger.html*
88 DGKJ: »Was ist Pädiatrische Onkologie und Hämatologie?«, o. J., online unter: *www.dgkj.de/eltern/spezialisten-portraits/paediatrische-onkologieund-haematologie*
89 Niesel, Renate: »Schulreife oder Schulfähigkeit – was ist darunter zu verstehen?«, Bundeszentrale für politische Bildung, 2017, online unter: *www.bpb.de/themen/bildung/dossier-bildung/250140/schulreife-oderschulfaehigkeit-was-ist-darunter-zu-verstehen/*
90 AWMF: »S2k-Leitlinie. Varianten der Geschlechtsentwicklung«, 2016, online unter: *www.aem-online.de/fileadmin/user_upload/Publikationen/S2k_Geschlechtsentwicklung-Varianten_2016-08_01_1_.pdf*
91 Ravens-Sieberer, Ulrike et al.: »Copsy-Studie«, 2022, online unter: *www.uke.de/kliniken-institute/kliniken/kinder-und-jugendpsychiatrie-psychotherapie-und-psychosomatik/forschung/arbeitsgruppen/child-public-health/forschung/copsy-studie.html*

92 The Ezra Klein Show: »The Teen Mental Health Crisis, Part 2«, 2023, online unter: *podcasts.apple.com/de/podcast/the-teen-mental-health-crisis-part-2/id1548604447?i=1000614118989*

93 Helios Klinikum Krefeld: »Funktionelle Bauchschmerzen beim Kind«, o. J., online unter: *www.helios-gesundheit.de/kliniken/krefeld/unser-angebot/fachbereiche/kinder-und-jugendmedizin/bauchschmerzen-kinder/*

94 Schulte-Körne, Gerd: *Lese-/Rechtschreibstörung*, Stuttgart: Kohlhammer 2021

95 AWMF: »S3 Leitlinie. Aufmerksamkeitsdefizit-/Hyperaktivitätsstörung (ADHS) im Kindes-, Jugend- und Erwachsenenalter«, 2017, online unter: *register.awmf.org/assets/guidelines/028-045l_S3_ADHS_2018-06-abgelaufen.pdf*

96 AWMF: »S3 Leitlinie. Diagnostik und Behandlung von Kindern und Jugendlichen mit Lese-und/oder Rechtschreibstörung«, 2015, online unter: *register.awmf.org/assets/guidelines/028-044l_S3_Lese-Rechtschreibst%C3%B6rungen_Kinder_Jugendliche_2015-06-abgelaufen.pdf*

97 Schulte-Körne, Gerd: *Lese-/Rechtschreibstörung*

98 *www.londi.de/eltern/elterncoaching/*

99 AWMF: »S3 Leitlinie. Diagnostik und Behandlung der Rechenstörung«, 2018, online unter: *register.awmf.org/assets/guidelines/028-046l_S3_Rechenst%C3%B6rung-2018-03_1.pdf*

100 Schulte-Körne, Gerd: *Lese-/Rechtschreibstörung*

101 Deutsches Zentrum für Herz-Kreislauf-Forschung e. V.: »Plötzlicher Herztod«, o. J., online unter: *dzhk.de/herz-kreislauf-erkrankungen/herz-kreislauf-erkrankungen/ploetzlicher-herztod/*

102 Deutscher Rat für Wiederbelebung: »Kinder ab 4 Jahren können erfolgreich Wiederbelebung erlernen und so zu Lebensretter*innen werden«, 2023, online unter: *www.grc-org.de/ueber-uns/aktuelles/288-Neue-Pressemitteilung-Kinder-ab-4-Jahren-konnen-erfolgreich-Wiederbelebung-erlernen-und-sozu-Lebensretter-innen-werden*

103 Robert Koch Institut: »Essstörungen«, 2020, online unter: *www.rki.de/DE/Content/GesundAZ/E/Essstoerungen/Essstoerungen_node.html*

104 *www.bzga-essstoerungen.de*

105 AWMF: »S2k Leitlinie. Zur Prävention dysregulierten Bildschirmmediengebrauchs in Kindheit und Jugend«, 2023, online unter: *register.awmf.org/assets/guidelines/027-075l_S2k_Praevention-dysregulierten-Bildschirmmediengebrauchs-Kinder-Jugendliche_2023-09.pdf*

106 *www.mediennutzungsvertrag.de*

107 *www.medien-kindersicher.de*

108 Maio, Giovanni: *Mittelpunkt Mensch. Lehrbuch der Ethik in der Medizin*, Stuttgart: Klett-Cotta 2017

# Register

Hinweis: In diesem Buch werden nicht immer beide Personenbezeichnungen genannt, sondern die männliche und weibliche Form abwechselnd benutzt, um das Lesen zu erleichtern. Häufig verwenden wir zudem offene Formulierungen für jene Menschen, die sich nicht klar einem Geschlecht zuordnen.

FSC
www.fsc.org
MIX
Papier | Fördert gute Waldnutzung
FSC® C083411

Das bei der Produktion dieses Buches entstandene $CO_2$
wurde durch die Finanzierung von Klimaschutzprojekten kompensiert:
climate-id.com/17531-2110-1001/de

1. Auflage 2024

Umschlaggestaltung: Lübbeke Naumann Thoben, Köln
Umschlagabbildung: © New Africa/Adobe Stock
Satz: Fagott, Ffm
Gesetzt aus der Minion Pro
Druck und Verarbeitung: CPI books GmbH, Leck
Gedruckt auf säurefreiem und chlorfrei gebleichtem Papier
Printed in Germany
ISBN 978-3-8321-6830-8

www.dumont-buchverlag.de